ゼロからわかる 術前・術後ケア

成美堂出版

監修；尾﨑 眞

西新井看護専門学校校長、前・東京女子医科大学医学部麻酔科教授。
著書に『手術患者の体温管理－温かみを大事にする看護技術』（メディカ出版）、責任編集『麻酔の実践マニュアル』（診断と治療社）、共同編集『今日から実践できるTCI』（真興交易医書出版部）など多数。

STAFF

本文デザイン・DTP；田代保友（大久保敏幸デザイン事務所）

イラスト；渡邉美里（うさみみデザイン）
川本 満（MEDICA）
松本 剛

編集；中出三重（エム・シー・プレス）
三石一也（小学館クリエイティブ）

はじめに

現在、手術を必要とする治療では、多くの職種からなる多くのスタッフが治療にかかわっています。主治医をはじめ、麻酔科医、看護師、臨床工学技士、薬剤師、理学療法士などが周術期管理チームとして協力して治療にあたっていくことになります。このように多くのメディカルスタッフが関与するということは、メンバー間の連携や情報の共有が重要なポイントになります。とくに看護師には、周術期管理チームのコーディネーターとしての働きが期待されています。

また入院中の患者さんやその家族にとって、看護師は最も身近で頼りになる存在です。看護師として、周術期の役割をしっかり把握して、安全な手術の実施と患者さんの早期回復に貢献することが大切です。

本書では、周術期の病棟看護師、手術室看護師の役割やケアを周術期患者さんが遭遇する場面の時系列に沿って構成し、看護師や看護学生の理解の助けとなるよう解説しています。まだ慣れない現場でのガイドとして、本書を活用していただければ幸いです。

尾﨑 眞

本書の使い方

- この本では手術を中心とした術前･術後のケアについて、治療の流れに沿って章立てしています。ただし、手術開始から術後の鎮痛にまでかかわる麻酔とそのケアについては、ひとつの章を別に設けました。

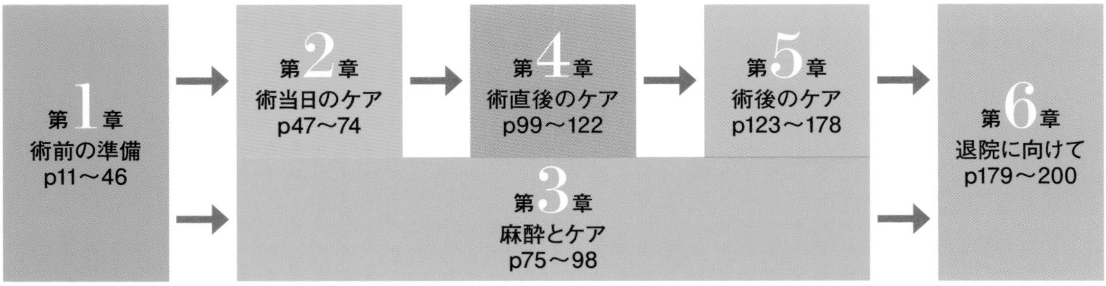

- 各章の冒頭では、その時期に行う治療やケアの流れを表し、アセスメントやケアのポイントを概観できるようにしています。

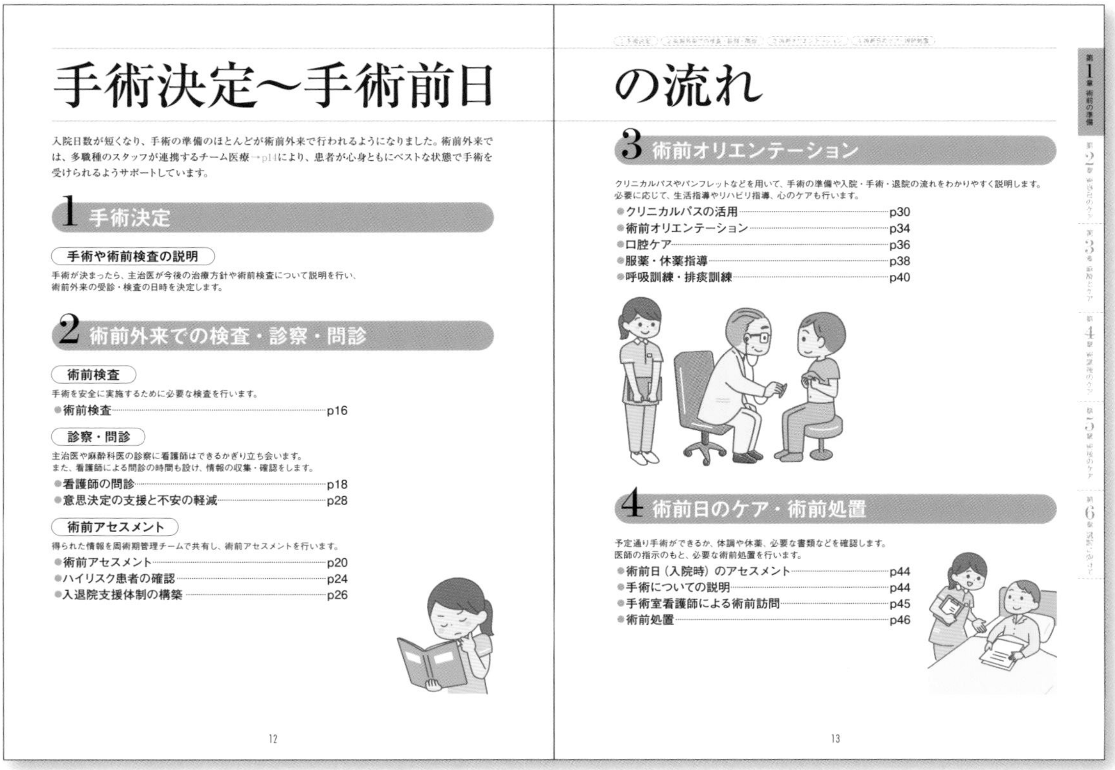

手術決定～手術前日の流れ

入院日数が短くなり、手術の準備のほとんどが術前外来で行われるようになりました。術前外来では、多職種のスタッフが連携するチーム医療→p14により、患者が心身ともにベストな状態で手術を受けられるようサポートしています。

1 手術決定

手術や術前検査の説明

手術が決まったら、主治医が今後の治療方針や術前検査について説明を行い、術前外来の受診・検査の日時を決定します。

2 術前外来での検査・診察・問診

術前検査

手術を安全に実施するために必要な検査を行います。
- 術前検査……p16

診察・問診

主治医や麻酔科医の診察に看護師はできるかぎり立ち会います。
また、看護師による問診の時間も設け、情報の収集・確認をします。
- 看護師の問診……p18
- 意思決定の支援と不安の軽減……p28

術前アセスメント

得られた情報を周術期管理チームで共有し、術前アセスメントを行います。
- 術前アセスメント……p20
- ハイリスク患者の確認……p24
- 入退院支援体制の構築……p26

12

3 術前オリエンテーション

クリニカルパスやパンフレットなどを用いて、手術の準備や入院・手術・退院の流れをわかりやすく説明します。必要に応じて、生活指導やリハビリ指導、心のケアも行います。
- クリニカルパスの活用……p30
- 術前オリエンテーション……p34
- 口腔ケア……p36
- 服薬・休薬指導……p38
- 呼吸訓練・排痰訓練……p40

4 術前日のケア・術前処置

予定通り手術ができるか、体調や休薬、必要な書類などを確認します。
医師の指示のもと、必要な術前処置を行います。
- 術前日（入院時）のアセスメント……p44
- 手術についての説明……p44
- 手術室看護師による術前訪問……p45
- 術前処置……p46

第1章 術前の準備

13

● イラストや図解を使って、わかりやすく解説。

ケアの流れを表すガイド。

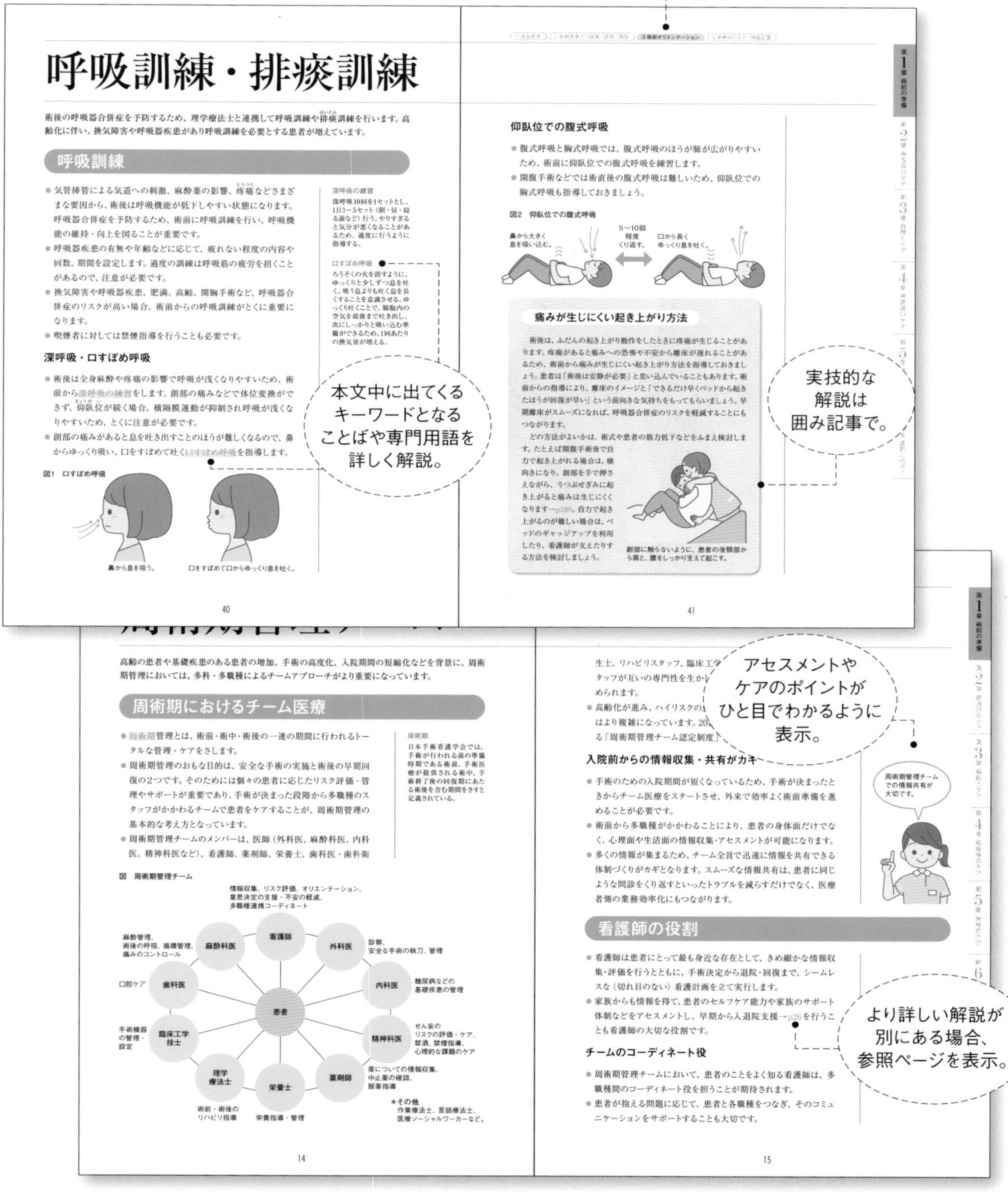

本文中に出てくるキーワードとなることばや専門用語を詳しく解説。

実技的な解説は囲み記事で。

アセスメントやケアのポイントがひと目でわかるように表示。

より詳しい解説が別にある場合、参照ページを表示。

ゼロからわかる 術前・術後ケア もくじ

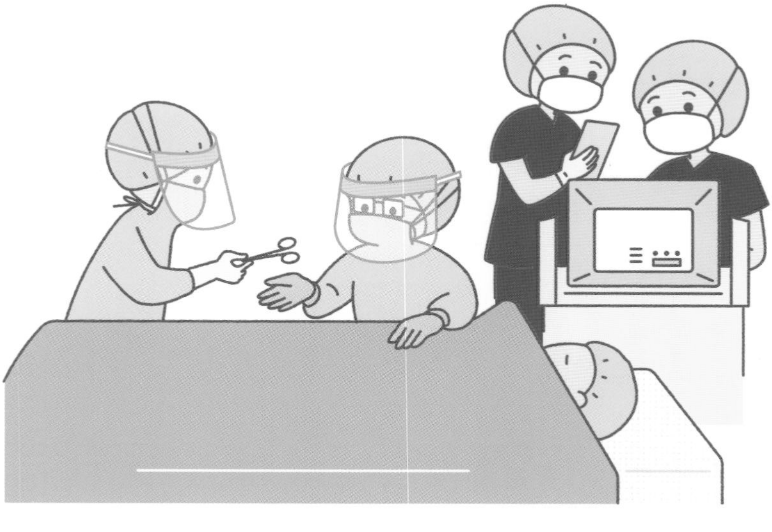

ゼロからわかる 術前・術後ケア もくじ

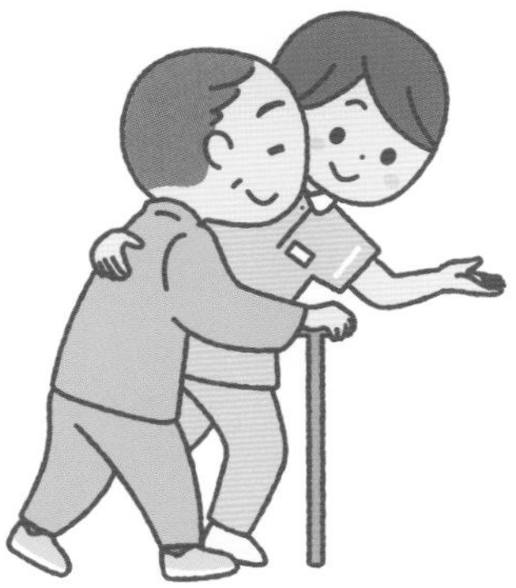

※本書は原則として2020年10月時点の
情報にもとづいて編集しています。

〈参考文献〉

急性腹症ガイドライン出版委員会／編『急性腹症ガイドライン2015』医学書院，2015

日本褥瘡学会／編『褥瘡ガイドブック　第2版』照林社，2015

日本褥瘡学会／編『在宅褥瘡予防・治療ガイドブック第3版』照林社，2015

日本外科感染症学会消化器外科SSI予防のための周術期管理ガイドライン作成委員会／編『消化器外科SSI予防のための周術期管理ガイドライン2018』診断と治療社，2018

日本麻酔科学会・周術期管理チーム委員会／編『周術期管理チームテキスト　第3版』日本麻酔科学会，2016

曷川元／編著『実践！早期離床完全マニュアル 新しい呼吸ケアの考え方』日本離床研究会，2007

満田年宏／監訳『医療現場における手指衛生のためのCDCガイドライン』イマ インターナショナル，2003

日本集中治療医学会早期リハビリテーション検討委員会；集中治療における早期リハビリテーション「日本集中治療医学会雑誌」2017；24：255-303

日本集中治療医学会重症患者の栄養管理ガイドライン作成委員会；日本版重症患者の栄養ガイドライン「日本集中治療医学会雑誌」2017；24：569-91.

石河隆敏ほか；手術後の回復過程「外科」南江堂、2007：69（7）

鈴木昌；ショック「日本内科学会雑誌」2011：100（4），1084-1088.

濱口眞輔；痛みの評価法「日本麻酔学会学会誌」2011：31（4），560-569.

日本褥瘡学会教育委員会ガイドライン改訂委員会；褥瘡予防・管理ガイドライン（第4版）「褥瘡会誌」2015：17（4），487-557

茨城県退院調整等マネジメント推進協議会／編「退院支援マネジメント　ガイドライン茨城県版」茨城県看護協会，2017

東京都福祉保健局医療政策部／編「東京都退院支援マニュアル（平成28年3月改定版）」

〈ウェブサイト〉

日本救急医学会ホームページ「医学用語解説集」https://www.jaam.jp/dictionary/index.html

日本区域麻酔学会ホームページ http://www.regional-anesth.jp/

日本外科代謝栄養学会ホームページ：「術後回復促進のESSENCEとは」http://www.jsmmn.jp/essense/

日本呼吸療法医学会「気管吸引ガイドライン 2013」http://square.umin.ac.jp/ jrcm/pdf/kikanguideline2013.pdf

日本手術医学会「手術医療の実践ガイドライン2013」http://jaom.kenkyuukai.jp/information/information_detail.asp?id=59767

日本循環器学会「肺血栓塞栓症および深部静脈血栓症の診断，治療，予防に関するガイドライン2017年改訂版」https://j-circ.or.jp/old/guideline/pdf/JCS2017_ito_h.pdf

日本褥瘡学会ホームページ http://jspu.org/jpn/patient/about.html

日本腎臓学会ホームページ https://www.jsn.or.jp/global/general/_3225.php

日本創傷・オストミー・失禁管理学会ホームページ「スキンテアについて」http://www.jwocm.org/medical/tear/

日本神経治療学会「脳卒中治療ガイドライン2009」https://www.jsnt.gr.jp/guideline/nou.html

日本麻酔学会「周術期管理チーム認定制度」https://public.perioperative-management.jp/

矢野邦夫／監訳「カテーテル関連尿路感染の予防のためのCDCガイドライン 2009」http://www.info-cdcwatch.jp/views/pdf/CDC_guideline2009.pdf

第1章

術前の準備

手術決定

術前外来での検査・診察・問診

術前オリエンテーション

術前日のケア・術前処置

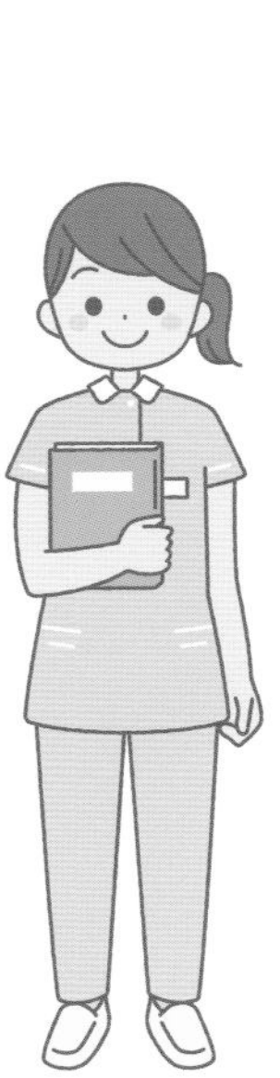

手術決定〜手術前日

入院日数が短くなり、手術の準備のほとんどが術前外来で行われるようになりました。術前外来では、多職種のスタッフが連携するチーム医療→p14により、患者が心身ともにベストな状態で手術を受けられるようサポートしています。

1 手術決定

手術や術前検査の説明

手術が決まったら、主治医が今後の治療方針や術前検査について説明を行い、
術前外来の受診・検査の日時を決定します。

2 術前外来での検査・診察・問診

術前検査

手術を安全に実施するために必要な検査を行います。

診察・問診

主治医や麻酔科医の診察に看護師はできるかぎり立ち会います。
また、看護師による問診の時間も設け、情報の収集・確認をします。

術前アセスメント

得られた情報を周術期管理チームで共有し、術前アセスメントを行います。

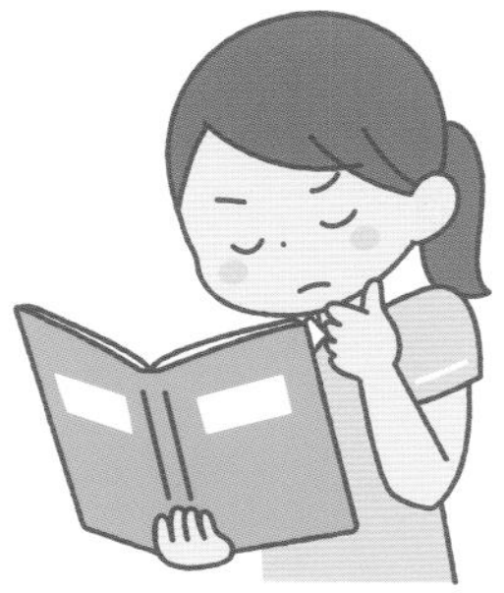

の流れ

3 術前オリエンテーション

クリニカルパスやパンフレットなどを用いて、手術の準備や入院・手術・退院の流れをわかりやすく説明します。
必要に応じて、生活指導やリハビリ指導、心のケアも行います。

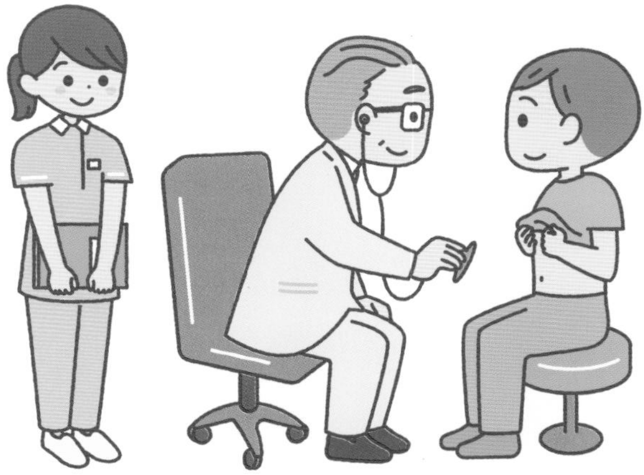

4 術前日のケア・術前処置

予定通り手術ができるか、体調や休薬、必要な書類などを確認します。
医師の指示のもと、必要な術前処置を行います。

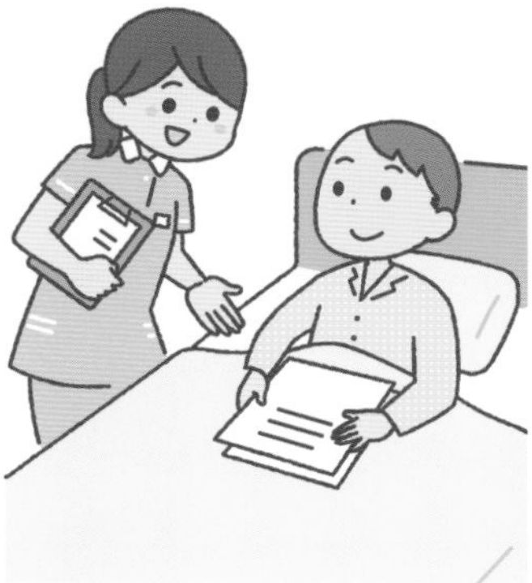

周術期管理チーム

高齢の患者や基礎疾患のある患者の増加、手術の高度化、入院期間の短縮化などを背景に、周術期管理においては、多科・多職種によるチームアプローチがより重要になっています。

周術期におけるチーム医療

- 周術期管理とは、術前・術中・術後の一連の期間に行われるトータルな管理・ケアをさします。
- 周術期管理のおもな目的は、安全な手術の実施と術後の早期回復の2つです。そのためには個々の患者に応じたリスク評価・管理やサポートが重要であり、手術が決まった段階から多職種のスタッフがかかわるチームで患者をケアすることが、周術期管理の基本的な考え方となっています。
- 周術期管理チームのメンバーは、医師（外科医、麻酔科医、内科医、精神科医など）、看護師、薬剤師、栄養士、歯科医・歯科衛

周術期
日本手術看護学会では、手術が行われる前の準備時期である術前、手術医療が提供される術中、手術終了後の回復期にあたる術後を含む期間をさすと定義されている。

図　周術期管理チーム

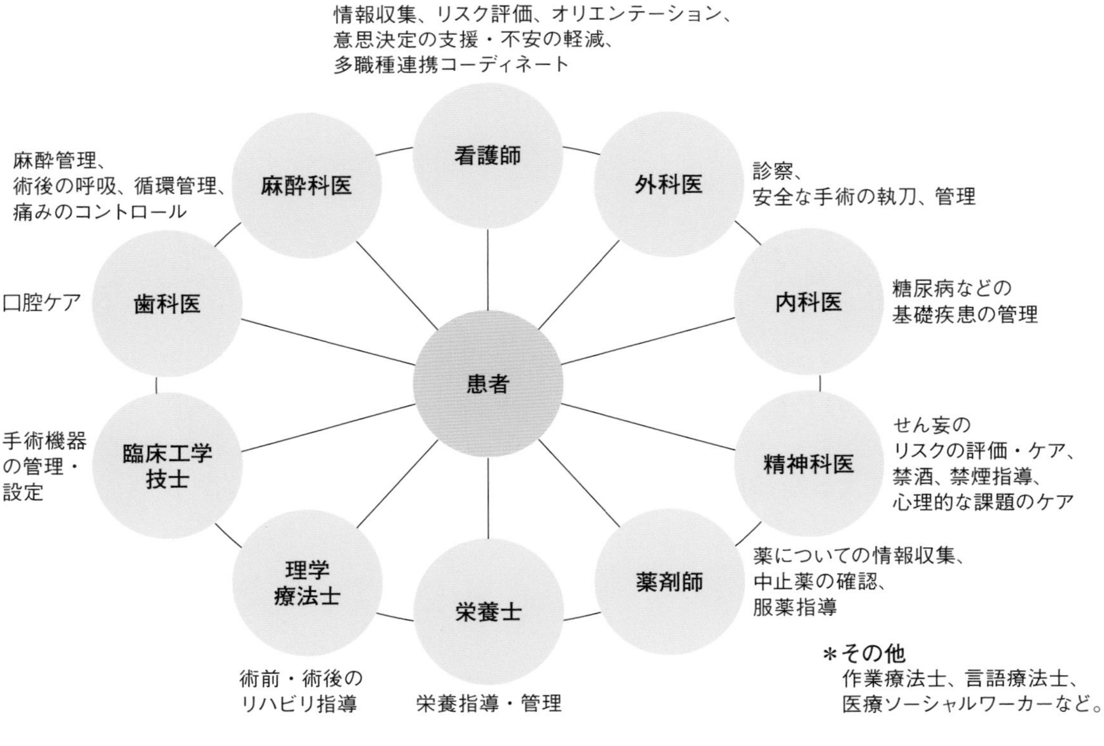

生士、リハビリスタッフ、臨床工学技士など。さまざまな職種のスタッフが互いの専門性を生かしつつ、連携できる体制づくりが求められます。

- 高齢化が進み、ハイリスクの患者が増えているため、周術期管理はより複雑になっています。2014年には日本麻酔科学会などによる「周術期管理チーム認定制度」も始まっています。

入院前からの情報収集・共有がカギ

- 手術のための入院期間が短くなっているため、手術が決まったときからチーム医療をスタートさせ、外来で効率よく術前準備を進めることが必要です。
- 術前から多職種がかかわることにより、患者の身体面だけでなく、心理面や生活面の情報収集・アセスメントが可能になります。
- 多くの情報が集まるため、チーム全員で迅速に情報を共有できる体制づくりがカギとなります。スムーズな情報共有は、患者に同じような問診をくり返すといったトラブルを減らすだけでなく、医療者側の業務効率化にもつながります。

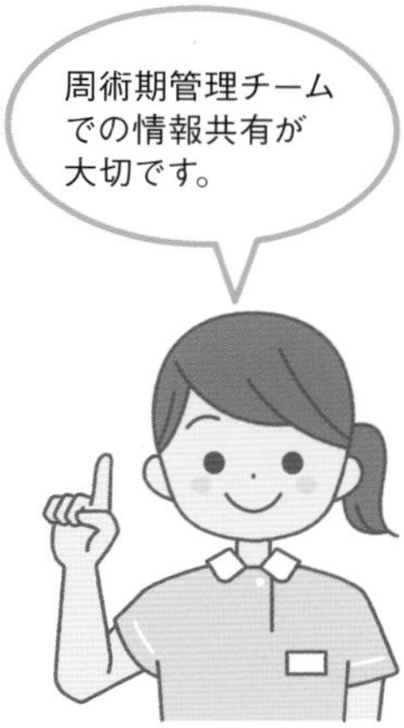

看護師の役割

- 看護師は患者にとって最も身近な存在として、きめ細かな情報収集・評価を行うとともに、手術決定から退院・回復まで、シームレスな（切れ目のない）看護計画を立て実行します。
- 家族からも情報を得て、患者のセルフケア能力や家族のサポート体制などをアセスメントし、早期から入退院支援→p26を行うことも看護師の大切な役割です。

チームのコーディネート役

- 周術期管理チームにおいて、患者のことをよく知る看護師は、多職種間のコーディネート役を担うことが期待されます。
- 患者が抱える問題に応じて、患者と各職種をつなぎ、そのコミュニケーションをサポートすることも大切です。

術前検査

手術が決まったら、術中・術後のトラブルや合併症を予防し、よりよい周術期管理対策を立案するために必要な検査を術前外来で実施します。検査結果は術前アセスメントのためのデータとなります。

一般検査

- 基本的な検査として、血液・尿検査、呼吸機能検査、心機能検査を行います。異常所見や大きなリスクが見つかった場合、必要に応じて専門医の診察や追加の検査をします。

血液・尿検査

- 採血、採尿をして、貧血の有無、止血・凝固能、血糖値、感染症の有無、腎機能、肝機能などを調べます。

表　基本的な術前検査項目

	おもな検査項目	検査の目的
血液型検査	・ABO型、Rh型	・輸血に備える。
一般血液検査	・Hb、Ht、RBC、WBC、CRP、PLTなど	・貧血、免疫力、骨髄機能などを調べる。
止血・凝固検査	・PT、APTT、FDPなど	・出血傾向や止血状態を調べる。
代謝・内分泌検査	・血糖、HbA1cなど	・糖尿病の有無を調べる。
感染症検査	・HBV検査、HCV検査、HIV抗体、梅毒	・合併症や医療者への感染のリスクを評価する。
肝機能	・ALT、AST、TP、ALBなど	・肝機能、栄養状態、血液凝固能障害の有無を調べる。
腎機能	・Cr、BUN、eGFR、電解質（Na、K、Cl）、尿タンパク	・腎機能や電解質バランスを調べる。

検査項目

Hb；ヘモグロビン
Ht；ヘマトクリット
RBC；赤血球数
WBC；白血球数
CRP；C反応性タンパク
PLT；血小板数
PT；プロトロンビン時間
APTT；活性化部分トロンボプラスチン時間
FDP；フィブリン分解産物
HbA1c；糖化ヘモグロビン
ALT；アラニンアミノトランスフェラーゼ
AST；アスパラギン酸アミノトランスフェラーゼ
TP；血清総タンパク
ALB；アルブミン
Cr；クレアチニン
BUN；血中尿素窒素
eGFR；推定糸球体ろ過量

心機能検査

- 脈拍・血圧測定や安静時12誘導心電図検査を行います。ペースメーカーや植え込み型除細動器を使用している患者は、事前に循環器内科の受診が必要です。

- 虚血性心疾患では安静時12誘導心電図で異常がみられないことがあるため、虚血性心疾患が疑われる場合、運動負荷試験を行うことがあります。また、心筋が障害されるとLDH（乳酸脱水素酵素）やクレアチンキナーゼ（CK）の数値が上昇するため、これらの検査結果もあわせて評価します。
- 胸部X線検査で心胸郭比を調べ、心肥大がないか確認することも必要です。
- 循環器疾患の既往歴や動《どう》悸《き》・息切れなどの自覚症状がある場合には、心エコー検査を行います。
- 深部静脈血栓症や肺血栓塞栓症のリスクを調べるためにDダイマー検査を行うこともあります。

Dダイマー検査
血栓性疾患の早期診断に有用。Dダイマーの増加は血栓が存在することを示唆する。フィブリン分解産物由来。

呼吸機能検査

- 呼吸機能を評価するため、胸部X線検査や肺機能検査（スパイロメトリー）を行います。
- 胸部X線検査では、呼吸器疾患や気道変形の有無を確認します。気道変形は低換気や気道閉塞、気管挿管の際のリスクにつながります。
- スパイロメトリーは、スパイロメータという機器を用いて呼気量と吸気量を測定し、肺活量、%肺活量、1秒量、1秒率を求め、換気障害を評価する検査です。%肺活量と1秒率により、換気障害の重症度と型を評価します。
- 追加の検査として、血液ガス分析を行うこともあり、ガス交換機能を評価します。

図　換気障害の分類

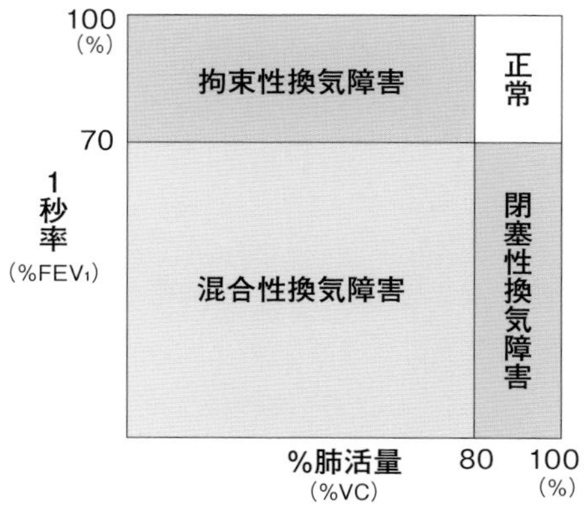

拘束性換気障害；%肺活量が80%未満
閉塞性換気障害；1秒率が70%未満
混合性換気障害；どちらも低下した状態

肺活量
空気を胸いっぱいに吸い込み、それをすべて吐き出したときの量。

%肺活量
平均的な肺活量に対して自分の肺活量がどの程度なのかを相対的に表す数値。80%未満が異常とされる。

1秒量
努力性肺活量のうちの最初の1秒間に吐き出した量。

1秒率
勢いよく息を吐き出したときに、最初の1秒でどの程度吐き出すことができたかを表す。1秒率が低いと息を速く吐くことが難しく、喀痰が貯留しやすくなる。70%未満が異常とされる。

問診

主治医の診察、麻酔科医の診察に加えて、看護師による問診も行います。看護師には、患者の身体面だけでなく日常生活や家族関係、社会的背景、心理状態など、多角的な視点から情報を集めることが求められます。

電子カルテからの情報収集

- 問診の前にかならずカルテを見て、基本情報とともに術前の一般検査データを確認しておきます→表1。
- 同じような質問をくり返されると患者には負担になりますので、効率的に問診をするためにも、チームで情報を共有しておくことが重要です。

関節可動域（ROM）
関節が生理的に運動することができる範囲（角度）。自然に立っている状態で体幹や四肢のとる肢位を0°とし、関節角度計を用いて関節の運動範囲を5°刻みで測定する。

表1　電子カルテから得ておくべき情報

- ☐ 基本情報；氏名、性別、身長・体重、血液型など。
- ☐ 現病歴；疾患名、現在の主症状
- ☐ 手術名・術式・予定日時
- ☐ 既往歴・手術歴
- ☐ 薬に関する情報；服用中の薬、禁忌薬
- ☐ 感染症の有無
- ☐ アレルギーの有無
- ☐ 身体的障害；視力、聴力、関節可動域（ROM）など。
- ☐ 検査データ；心電図、画像、血液検査、凝固能など。
- ☐ 栄養状態
- ☐ インフォームド・コンセントの有無
- ☐ キーパーソン

問診のポイント

- 問診では、カルテの情報を確認するとともに、カルテに書かれていない身体面、精神面、社会面の情報を得ます→表2。
- 一方通行のコミュニケーションにならないよう、患者の声に耳を傾け、患者が言い忘れていることや言いにくいことを引き出す働きかけをします。
- できれば家族など、キーパーソンに同席してもらい、その人からも

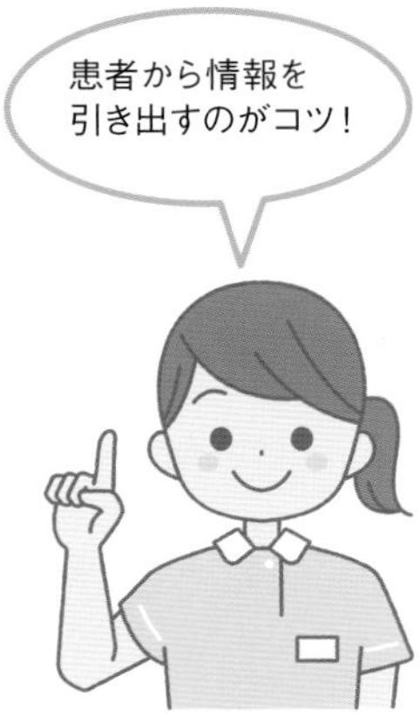

情報を得ます。

- 患者の母語が日本語でない場合、外国語の資料やコミュニケーションツール、通訳アプリ、通訳ができる人材などを手配します。

問診のおもな項目

- 既往歴、基礎疾患については追加の情報がないか、ていねいに確認します。高齢の患者では、複数の疾患を抱えるケースも多くあることに注意します。
- 常用薬、サプリメント・健康食品は持参してもらいましょう。
- アレルギーを確認することも重要です。
- 観察では、皮膚や口腔《こうくう》内の状態、関節可動域（ROM）などを確認します。早期からの口腔ケアは術後の肺炎や感染症を予防するために重要です→p36。
- 入院前後の生活にどのような問題があるかを知るため、家族構成や生活歴、職業などについて、できるかぎり多くの情報を得ます。
- とくに高齢患者では、早期に入退院支援の計画を立てることが重要になります→p26。

表2　問診で聴取するおもな情報

- ☐ 現病歴・既往歴の追加情報
- ☐ 疾患・手術についての理解度、受け止め状況
- ☐ 入院・手術についての希望
- ☐ 常用中の薬、サプリメント・健康食品
- ☐ アレルギーの有無
- ☐ 皮膚の状態；創傷、浮腫、乾燥、褥瘡（床ずれ）などの有無
- ☐ 疼痛の有無；痛みのある部位と程度
- ☐ コミュニケーション能力；視力、聴力、言語障害、認知機能
- ☐ 口腔内の状態
- ☐ 日常生活動作（ADL）
- ☐ 喫煙・飲酒歴
- ☐ 家族構成、サポート体制
- ☐ 職業、社会活動、経済状況
- ☐ 生活歴、セルフケア能力

サプリメント・健康食品

患者は手術とは関係がないと思い、使用を言い出さないことが多いため、かならず看護師の側から確認する。

アレルギーの確認

患者がアレルギーを自覚していないこともあるため、食べ物や薬剤、金属、ゴム製品などについて、「かぶれ、かゆみ、発疹が出たことはないか」「気分が悪くなったことはないか」を具体的にたずねる。また、「けがの処置や治療でかゆみやかぶれを起こしたことはないか」「歯科治療で気分が悪くなったことはないか」などの質問もして、処方薬や麻酔薬、消毒薬、医療用テープのアレルギーの有無を確認する。

日常生活動作（ADL）

日常生活を送るために最低限必要な日常的な動作で、高齢者や障害者の身体能力や日常生活レベルをはかる重要な指標となる。

術前アセスメント

術前検査の結果、診察や問診からの情報をもとに、患者の全身状態を把握します。手術によって起こりうる基礎疾患の悪化や術中・術後の合併症のリスクを予測し、ハイリスクの患者や特別なケア・サポートが必要な患者を把握することが重要です。

術前アセスメントのおもな項目

- 術前アセスメントは、各職種がそれぞれの専門性を生かして行います。看護師には、そのコーディネート役として、スムーズな情報共有や連携を図ることが求められます。
- 喘息《ぜんそく》、糖尿病、心筋梗塞など手術に大きく影響することがある疾患をもつ場合、ハイリスク患者として必要なケアを検討します→p24。隠れている疾患がないか検討することも重要です。

呼吸

- 換気障害、呼吸器疾患、喫煙、肥満、高齢は呼吸器合併症のリスク因子です。術前の禁煙指導や呼吸訓練・排痰《はいたん》訓練→p40を

表　術前アセスメントの項目

項目	アセスメントのポイント
呼吸	・換気障害、呼吸数、喫煙、喘息やCOPDなどの呼吸器疾患の既往、自覚症状（咳嗽、喀痰、息切れなど）
循環	・血圧、脈拍、心電図、心筋梗塞などの心疾患の既往
内分泌・代謝・栄養	・糖尿病、食事内容、栄養状態、肥満、やせ
血液	・貧血の有無、止血機能
排泄	・尿の回数・量、腎機能、便の回数・量
感染	・感染症の有無
常用薬・アレルギー	・常用薬、サプリメント・健康食品、アレルギー
身体機能・損傷・ADL	・疼痛の有無、皮膚の状態、ROM、ADL
コミュニケーション能力	・視力、聴力、言語障害、日本語力、認知機能
適応・ストレス	・疾患・病気についての理解度、不安、ストレス
家族・サポート体制	・キーパーソン、入退院のサポート状況
その他	・人間関係、職業、経済状況、宗教

COPD
慢性閉塞性肺疾患
chronic obstructive pulmonary disease
の略。

ADL
日常生活動作
activities of daily living
の略。

ROM
関節可動域
range of motion
の略。

検討します。

- 咳《せき》や痰、息切れなどの自覚症状を確認することも大切です。

循環

- 虚血性心疾患や心不全の既往はハイリスクです。心電図異常や胸部症状がある場合も含めて、精密検査や専門医の診察を慎重に検討する必要があります。
- 高血圧もさまざまなリスクを伴います。適切な血圧のコントロールが必要です。

内分泌・代謝・栄養

- 糖尿病はハイリスクです。血糖のコントロールが必須です。
- 肥満、やせもリスク因子です。栄養状態をアセスメントし、栄養士と連携して栄養指導を行います。手術のストレスが食欲低下につながっていることもあるので、注意が必要です。
- 多量の飲酒は合併症、創傷治癒遅延のリスク因子となるため、節酒指導を行います。

血液

- 貧血は手術で悪化するおそれがあるため術前に治療を始めます。
- 血小板が10万／μL以下では、術中の出血が増加する可能性があります。プロトロンビン時間やDダイマーの数値とあわせて出血のリスクを検討し、術中の輸液を管理する必要があります。
- Dダイマー値が高値（たとえば2.5μg／mL以上）である場合、下肢静脈瘤《じょうみゃくりゅう》の有無や、深部静脈血栓症の探索も念頭におきます。

排泄

- 尿検査などから腎機能障害が認められた場合、その原因と重症度を把握し、必要な管理・ケアを行います。心疾患や内分泌系疾患、糖尿病を合併しているケースが多いので、注意が必要です。
- ふだんから便秘、下痢がみられる場合、術前から整腸剤や下剤により排便コントロールを図ることもあります。

栄養状態

BMI（体格指数）だけでなく血清総タンパク（TP）、血清アルブミン（ALB）、皮膚の張りや髪のつや、歩行スピードなどから栄養状態を判断する。肥満でも低栄養のことがあるため留意する。

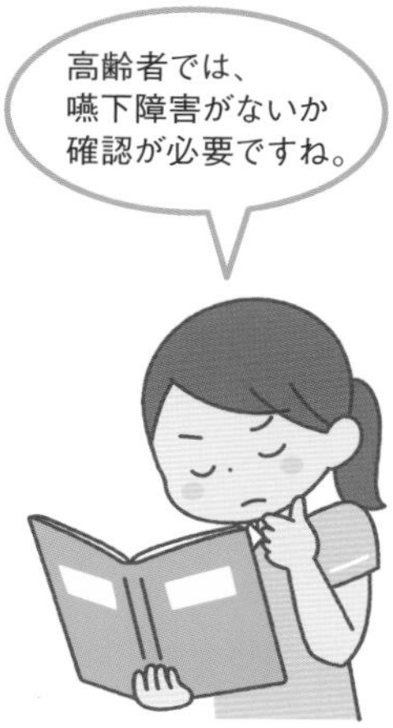

便秘

便秘ぎみの患者は術後、腸の蠕動運動の回復が遅れることがある。術後の便秘は苦痛、ストレスになるため、術前からのコントロールが必要になる。

術前アセスメント

感染

- 患者に感染症がある場合、かならずチームでその情報を共有し、感染症対策を徹底します。手術部に伝え、手術室の準備を整えてもらうことが術中の事故を防ぐためにとても重要です。

常用薬・アレルギー

- 手術に影響する薬→p38やサプリメント・健康食品があるときは、医師や薬剤師と連携して服薬指導を行います。
- アレルギーの情報はチームでかならず共有し、食事、手術や処置に使う機材などに反映させます。とくに注意すべきなのは、ラテックスアレルギーです。ゴム製品だけでなく、果物で症状が出たことがある場合、ラテックスアレルギーの可能性があります（ラテックスフルーツ症候群）。

身体機能・損傷・日常生活動作（ADL）

- 痛みのある部位はないか確認します。痛みがある場合は、いつからどのくらいの頻度で起きているか、どんなときにどのような痛みが起こるのか、どのくらい続くのかなどを聴取します。チームで情報を共有するには、NRSなどの疼痛《とうつう》スケールが有用です。
- 皮膚を観察し、乾燥、傷、浮腫などの有無を確認します。問題がある場合には、手術の体位や時間をふまえて身体損傷のリスクを評価し、対処します。傷の治療や保護、保湿などの予防的ケアを行うこともあります。
- 高齢者や障害者では、ROMやADLから日常生活の自立度を確

図1　NRS（疼痛スケール）

0～10の11段階から、現在の痛みがどの程度かを指示してもらう。
1～3；軽い痛み　4～6；中等度の痛み　7～10；強い痛み

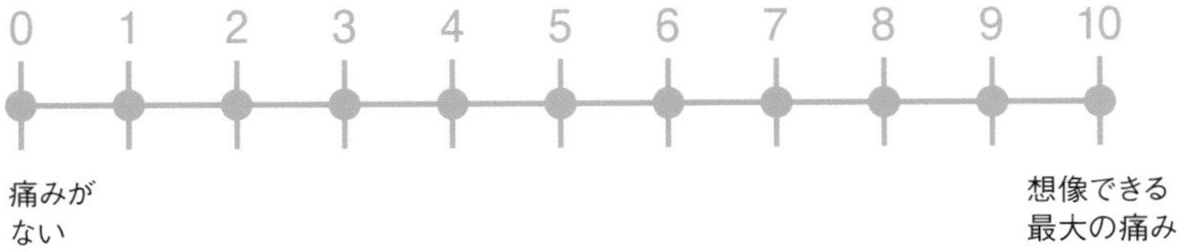

ラテックスフルーツ症候群

ラテックスアレルギーの患者は、キウイ、バナナ、アボカド、さくらんぼ、りんご、もも、くりなどでもアレルギーを起こすことがあるため、これらの果物にアレルギーがあれば、ラテックスフリーの扱いとする。

NRSなどの疼痛スケール

NRS→図1のほかに、VAS（長さ10cmの線を引き、左端を「痛みなし」、右端を「最悪の痛み」として、現在の痛みの程度がどの位置にあるか印をつけてもらう）、FRS（6段階の表情のイラストから、現在の痛みに近い顔を選んでもらう）→図2などの手法がある。

認します。転倒・転落予防のため、転倒歴やつまずきの有無についてもたずねます。

● 高齢者では、フレイルやサルコペニアの評価も行います。退院後の離床をスムーズに行えるようにするため、術前リハビリを検討することもあります。

コミュニケーション能力

● 聴力や視力に加えて、認知機能、理解力についてもアセスメントします。認知症のほか、脳血管障害や神経障害、精神疾患などの影響で理解力が低下していることもあります。

適応・ストレス

● 病気や手術をどう受け止めているか、正しく理解しているか、どのような不安やストレスがあるかを確認します。不安が強い場合は、専門家の支援を検討します。

● ストレスが身体的症状となって現れることもあるため、不眠、食欲不振、集中力の低下などの症状にも注意します。

家族・サポート体制

● 家族・親族のキーパーソンは誰か、入退院や手術に付き添えるかなどの情報をチームで共有します。手術が決まったときから入退院支援→p26の体制を築くことが重視されています。

その他

● 職場復帰や医療費への不安がある場合、ソーシャルワーカーと連携します。このような不安は社会資源を活用することで軽減でき、その調整役をソーシャルワーカーが果たしてくれます。

図2　FRS（表情尺度スケール）

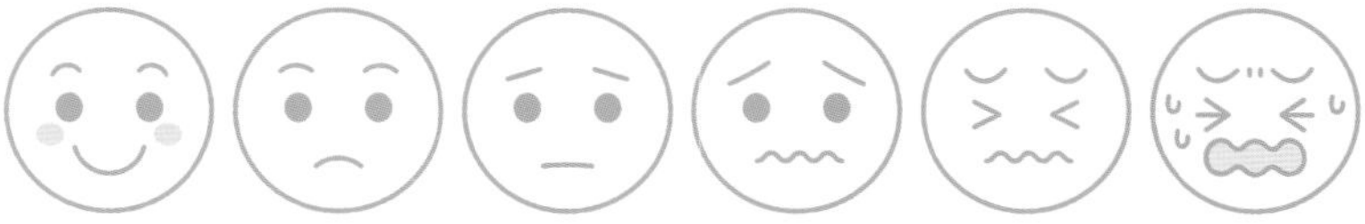

フレイル

身体的機能や認知機能の低下がみられる状態。健康な状態と要介護状態の中間に位置し、適切な介入・支援により、生活機能の維持・向上が可能。

サルコペニア

加齢や疾患により筋肉量が減少し、全身の筋力低下および身体機能の低下が起こること。

ハイリスク患者の確認

手術技術の進歩により、高齢者や基礎疾患のある人などハイリスク患者が手術を受けるケースが増えてきました。安全な手術を行うには、患者のリスクを個別にアセスメントし、専門家によるケアやサポートを行う必要があります。

手術や麻酔のリスクが高い患者

- 基礎疾患がある人、小児、高齢者はハイリスクです。
- 注意すべき疾患を知っておき、問診の際、その疾患の治療経過や服薬状況、症状などを詳細に聴取することが重要です。
- ハイリスク患者の多くは、術前の介入が必要になります。早期にアセスメントを行い、ニーズを把握して術前指導などのサポートを始めましょう。

糖尿病

- 感染や手術創の治癒遅延のリスクが高くなります。糖尿病合併症の増悪を起こすこともあります。
- 周術期を通して血糖コントロールを行うことが必要です。

高血糖と感染

高血糖になると、血流の悪化や好中球の貪食機能の低下、免疫反応の低下などにより、感染のリスクが高くなる。

換気障害・呼吸器疾患

- 換気障害、喘息《ぜんそく》やCOPD（慢性閉塞性肺疾患）などの呼吸器疾患、喫煙、肥満、高齢は呼吸器合併症のリスク因子です。術後は痰《たん》が増える傾向にあるので、痰の貯留を防ぐため、排痰訓練→p43を指導します。理学療法士と連携して、呼吸器リハビリテーションを行うこともあります。
- 喫煙はさまざまなリスクを伴うため、術前からの禁煙指導を徹底

表1　喫煙のリスク

- ・気道を狭めるため、低酸素血症が起きやすい。
- ・血圧のコントロールが難しい。
- ・痰の量が増え、気管挿管や呼吸器合併症のリスクが高くなる。
- ・痛みに敏感になりやすいため、疼痛コントロールが難しい。
- ・手術創の治癒遅延や感染が起きやすい。

して行います。

- 気管支喘息の患者では、気管挿管時の気道への刺激や入院・手術のストレスなどがきっかけとなり、発作を引き起こすことがあります。麻酔科医の診断のもと、手術の時期を判断します。

高血圧・循環器疾患

- 高血圧患者は、術後に血圧が急激に上昇し、心不全や脳出血を起こすリスクがあります。周術期を通して血圧コントロールを行うことが必要です。
- 虚血性心疾患や心不全の既往はハイリスクです。循環器内科専門医の診察や検査を受け、手術の適応や時期を決定します。

肥満

- 糖尿病、高血圧、脂質異常症、睡眠時無呼吸症候群などの疾患をもつ人が多く、さまざまなリスクを伴います→表2。手術までに減量を行うこともあります。

表2　肥満のリスク

- ・点滴や血圧測定、気管挿管などの手技が難しい。
- ・術後に気道閉塞、低酸素血症、無気肺などが起きやすい。
- ・生活習慣病などの基礎疾患があることが多く、術後合併症のリスクが高い。

高齢者

- 加齢による機能低下・障害やさまざまな基礎疾患をもつ人が多いため、合併症を引き起こしやすく、また重篤化しやすいという特徴があります。既往歴などから個々のリスクを予測し、周術期を通して異常を早く見つけられるようにケアする必要があります。
- 術前検査も患者の負担になることがあるため、安心して検査を受けられるようにサポートします。

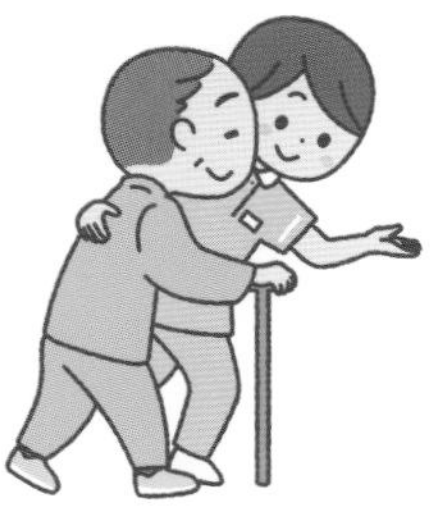

術後の血圧上昇

高血圧患者では、高い圧に耐えるため血管の壁が厚く、内腔が狭くなっているが、麻酔により血管が拡張すると血圧が大きく下がる。このために臓器への血流が悪くなり、心筋虚血や脳血管障害が起きやすくなる。その後、麻酔が切れると、血圧が急激に上昇して脳出血や心不全などを起こすおそれがある。

入退院支援体制の

高齢者を中心に入退院支援が必要な患者が増えています。退院後の生活も含めて、どのようなニーズがあるのかを探り、社会資源も活用しながら、チームで支援体制を構築します。

支援が必要な患者のスクリーニング

- 入退院支援は、手術が決まった段階からスタートします。入院前からのアプローチが重要であり、2018年より新たに入院時支援加算が算定されるようになっています。
- すべての患者に支援が必要なわけではありません。患者・家族から生活状況に関する情報を得て、支援が必要か否かを早期に判断することが重要です。
- 患者のADL（日常生活動作）やセルフケア能力、家族のサポート体制、退院後に必要なケア・処置などが判断のポイントになります。患者および家族ができること、できないことを具体的に確認して評価しましょう。

表　入退院支援のアセスメントのおもなポイント

- □ BADL；移動、食事、更衣、排泄、入浴などができるか。
- □ IADL；掃除、料理、洗濯、買い物、電話対応などのコミュニケーション、スケジュール管理などができるか。
- □ 住環境；居室は何階か（エレベーターはあるか）、バリアフリーの設備はあるか。
- □ 家族・親族のサポート体制；キーパーソンは誰か、同居か別居か、どのようなサポートができるか。
- □ 家族以外のサポート；訪問看護、ヘルパーなどのサービスを利用しているか。
- □ セルフケア能力；服薬管理、栄養管理、通院が安全にできるか。
- □ その他；患者・家族が不安に思うことは何か、退院後の生活をどのように考えているか　など。

入院時支援加算
入院しても住み慣れた地域で継続して生活できるよう患者を支援したり、地域の関係者と連携して、「切れ目のない支援」が行われることを目ざしている。

ADL（日常生活動作）
日常生活を送るために最低限必要な日常的な動作で、高齢者や障害者の身体能力や日常生活レベルをみる重要な指標となる。

BADL（基本的日常生活動作）
起居動作・移乗・移動・食事・更衣・排泄・入浴・整容。

IADL（手段的日常生活動作）
掃除・料理・洗濯・買い物などの家事や交通機関の利用、電話対応などのコミュニケーション、スケジュール調整、服薬管理、金銭管理、趣味。

ケアマネジャーとの連携

- 要介護認定を受けている場合は、担当のケアマネジャーや訪問看護師からの情報提供が有用です。

構築

- 退院後のサポート体制を構築するためにも、ケアマネジャーと連携を図ることが重要です。必要に応じて、家族を通じて連絡をとり、面談の機会を設けましょう。

図　入退院支援の流れ

外来	入院	外来（地域、在宅）
・入院生活のオリエンテーション	・検査・治療	
・患者情報や服薬中の薬剤の確認	・療養の支援	
・リスクアセスメントや退院支援スクリーニングなどを事前確認	・退院調整	

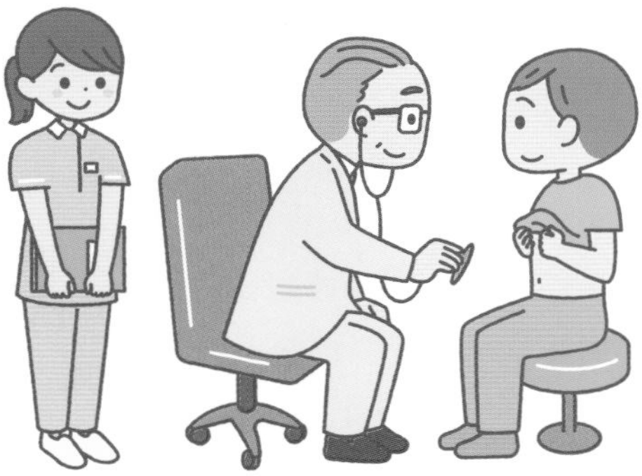

アセスメント・支援計画書の作成

- チームでニーズをアセスメントし、支援計画書を作成します。多職種が誰（患者、家族、ケアマネジャーなど）にどんなアプローチをするかを決定することが必要です。
- 看護師には、患者・家族が病気や手術による生活の変化を理解・受容できるように支援する役割が求められます。
- 服薬管理など、入院前や退院後に必要なケア・処置があれば、自宅で安全にできる方法を患者・家族と一緒に考えます。
- 術前から退院後の生活を見すえた情報提供を行っていきますが、なかには「病院が追い出そうとしている」と受け止めてしまう患者・家族もいます。患者・家族の思いに寄り添いながら、なぜ退院について話す必要があるのかをわかりやすく説明しましょう。
- 退院後の生活の課題は社会資源を活用することで解決できることが多くあります。手続きに時間がかかることがあるため、早めにソーシャルワーカーと連携して準備を進めましょう。

社会資源

退院後の生活を支えるため、医療保険や介護保険で利用できるさまざまなサービスがある。

医療サービス；在宅診療、訪問看護、訪問リハビリテーション、居宅療養管理指導など

生活支援サービス；福祉用品貸与、住宅改修、訪問看護、通所介護（デイサービス）、通所リハビリテーション（デイケア）、夜間対応型訪問介護など

意思決定の支援と

看護師には、患者が十分な情報を得て、自ら治療方法を決定できるよう支援する役割があります。患者や家族の心の状態を見守り、不安を軽減するためのケアを行うことも重要です。

インフォームド・コンセント

- 患者のQOL（生活の質）を高めるためには、患者・家族が十分な情報を得て、安心・納得して手術を受けること（インフォームド・コンセント）が不可欠です。
- 看護師は主治医や麻酔科医による手術の説明に、できるかぎり同席し、患者・家族の表情を見ながら、医師の説明を正確に理解できているかどうか確認します。
- 患者や家族の理解が不十分なときは、わかりやすいことばで伝えたり、補足の説明をします。
- 診断から手術決定までの時間が短いときなど、病気や治療方法についての理解が不十分なこともよくあります。手術だけでなく、病気や治療の全体像についての理解度を確認しておくことも大切です。
- 手術の方法やボディイメージの変容→p178を説明するには、パンフレットが有用です。

インフォームド・コンセント
患者とその家族が、医師や医療チームからの正しい情報提供にもとづいて、病気、検査、治療の内容を十分に理解したうえで、どのような検査や治療を受けるか意思決定をすること。

正しい情報収集をサポート

- 患者は病気や手術について、インターネットやSNSなどから誤った情報を入手していることもあります。ヘルスリテラシーを高めるサポートも必要です。
- 術後に障害が残るリスク、合併症のリスクなど、マイナスの面も正しく理解してもらいます。
- かならず質問の機会を設けましょう。わからないことや不安なことはないか、看護師の側から患者や家族に問いかけるようにしましょう。
- 場合によっては、治療法の変更やセカンドオピニオンの選択肢を示すことも考慮します。

ヘルスリテラシー
健康情報を入手・理解し、活用するための知識、意欲、能力。

不安の軽減

不安の軽減

- 患者はさまざまな不安を抱えています。どのような不安や葛藤があるのか、患者の声に耳を傾け、患者に寄り添う姿勢を見せることが患者の不安を軽減させるだけでなく、信頼関係を築くことにつながります。
- 手術の侵襲度と不安の大きさは、かならずしも比例しません。低侵襲の手術でも、手術に対する不安が強い患者がいることに注意します。
- ストレスコーピングには「問題焦点型」「情動焦点型」の２種類があります。ストレスになっているものは何か、それに対してどのようなコーピング反応をとっているのかを探り、患者と一緒に問題解決の方法を考える、患者の気持ちを共有・受容するなど、患者の心理状態に合わせてサポートします。
- 入院期間が短くなり、術前に患者にかかわれる時間が短くなっているため、不安や心配なことはないか看護師の側から積極的に働きかけることが求められます。
- 患者の心理状態は時間とともに変化していくため、つねにアセスメント・ケアすることが求められます。不安が強い場合は、精神科医や臨床心理士など専門職の援助も検討します。
- 職場復帰や経済的な事情が不安につながるケースでは、早期にソーシャルワーカーを紹介します。

ストレスコーピング
ストレスにうまく対処しようとすること。「問題焦点型」「情動焦点型」の2種類がある。前者はストレスの原因を取り除くよう行動すること（例；問題の解決方法を人に聞いたり調べたりする、仕事で担当を変えてもらう）。後者は気持ちを変化させ、ストレスをコントロールしようとすること（例；気晴らしをする、つらい気持ちを人に聞いてもらう）。

家族への心のケア

- 家族も患者と同じように、手術・入院のストレスや不安にさらされています。問診などの際には、付き添いの家族の表情や言動にも目を配ることが大切です。
- 家族が患者より強い不安を感じていることもあります。問題を抱えているときは、精神科医・臨床心理士、ソーシャルワーカーなど専門家のサポートを検討しましょう。

クリニカルパスの活用

クリニカルパスは、検査や手術がどのような流れで行われるのかを示す「スケジュール表」です。効率的なチーム医療を促進するツールでもあるため、積極的に活用しましょう。

患者用と医療者用の2種類

- 患者用と医療者用の２種類を、医師、看護師、薬剤師、メディカルスタッフなど多職種の医療者が一緒に検討して作成します。チームで作成することにより、全員が共通の認識をもち、相互の業務内容を理解することができるようになります。
- クリニカルパスの最大の目的は、医療の標準化と質の向上です。多職種がクリニカルパスをもとに情報の共有と連携を図り、標準的な医療を提供します。
- クリニカルパスにより個々の役割が明確になるために、無駄のない効率的な連携が可能になり、医師や看護師の業務軽減につながります。
- 不必要な検査や投薬を減らし、コストの削減や効率的な医療の提供が可能になることなども大きなメリットです。

クリニカルパス
日本クリニカルパス学会では、クリニカルパスについて「患者状態と診療行為の目標、および評価・記録を含む標準診療計画であり、標準からの偏位を分析することで医療の質を改善する手法」と定義している。

患者の不安がやわらぐ

- 検査や手術について患者に説明するときは、クリニカルパスを積極的に活用します。周術期の治療・検査・処置・指導などの過程が具体的にわかるので、インフォームド・コンセントにも役立ちます。質問もしやすくなり、患者と医療者のコミュニケーションが円滑になります。
- 患者はスケジュールがわかると、日常生活・社会生活の調整などがしやすくなります。見通しがつくことで不安がやわらぎ、手術・入院に向けて心の準備もできるようになります。

アウトカム評価とバリアンス分析

- クリニカルパスは、タスクに対してクリアすべき目標を達成できているかどうか、また患者が望ましい状態になっているか、といったアウトカム（達成目標）評価が必要です。

- クリニカルパスの予定・計画からはずれることをバリアンスといい、バリアンスの種類には、「正」と「負」があります。
- 正のバリアンスとは、患者にとってプラスにはたらくものをさし、順調に回復し退院が早まった場合などがあります。一方「負のバリアンス」は、術後合併症の出現などが代表例です。
- バリアンスが発生した場合は、クリニカルパスで計画した内容が妥当であったかどうかを確認するとともに、バリアンスの要因が患者によるものなのか、医療者によるものなのか、病院のシステムによるものなのかなどを分析し、改善・修正点を検討することで、よりよいクリニカルパスに改訂していくことができます。

定期的な見直し・改訂が必要

- パスは定期的に見直し、改訂します。見直しをしないまま使い続けると効率が下がることもあるので、注意が必要です。
- パスは標準化された医療を提供するためのツールであり、実際の看護現場ではイレギュラーな事態も起こります。パスに頼りきらず、個々の患者の問題やニーズに目を向け、イレギュラーな事態にも対応できる力をつけましょう。

表　クリニカルパスのメリット

対象	メリット
患者	・治療の内容やスケジュールがよくわかるため、不安がやわらぎ、入院・手術に向けて心の準備がしやすくなる。 ・仕事などの予定の調整がしやすくなる。 ・医療者とのコミュニケーションがとりやすくなる。 ・回復後・退院後のイメージがしやすくなる。 ・入院にかかる費用を事前に予測できる。
医療者	・チームでパスを作成することにより、共通の認識をもって連携できるようになる。 ・つねに標準的な医療を提供できる。 ・多職種の役割分担が明らかになり、業務の効率化、軽減を図ることができる。 ・人がかわっても、同レベルの医療を提供できる。 ・患者にわかりやすく説明することができる。 ・患者が主体的に治療することを促すことができる。 ・新人の教育に利用可能である。

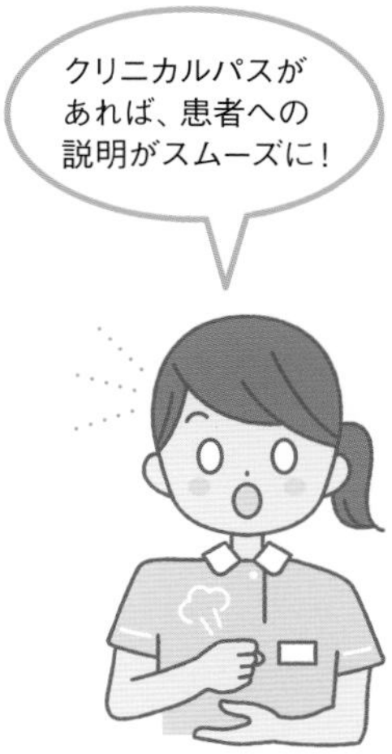

クリニカルパスの活用

クリニカルパスの例（患者用）

患者には、クリニカルパスにもとづいた医療を行います。

項目	4月 4日	4月 5日		4月 6日
イベント	手術前日	手術当日	術後（ICU入室）	術後1日目
食事	21時まで食事できます。	通常は0時より飲水できません。	絶飲食	飲水可能です。 全粥食になります。
清潔	制限はありません。 シャワー浴を してください。 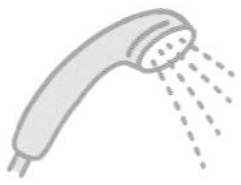			清拭を行い、着替えをします。
活動	制限はありません。	手術室へ移動します。 弾性ストッキングを着用します。	起き上がることはできません。	歩いたり、ベッドを離れることはできません。
排泄	制限はありません。	手術の10分前までにトイレをすませてください。	尿道カテーテルを留置します。	尿道カテーテルを留置中です。
検査・処置	採血します。 X線、CT、超音波検査などを行います。	手術が午後からのかたは、朝から点滴をします。	フットポンプをつけます。 抗生剤の点滴をします。	採血します。 CTをとります。 食事量に合わせて点滴を調整します。
内服薬	薬剤師が内服薬の確認をします。 入院中は、主治医の指示に従ってください。	担当看護師がお渡しした内服薬を少量の水で内服します。		医師の指示に従い、内服薬を再開します。
説明	主治医と担当看護師より、入院時の説明、病棟内の説明をします。 主治医が手術の説明をします。 また、麻酔科医と手術室看護師が病室に説明にうかがいます。	手術当日は、ご家族の来院が必要です。 ご家族のかたは、手術終了まで院内でお待ちください。	主治医が手術内容をご家族に説明します。 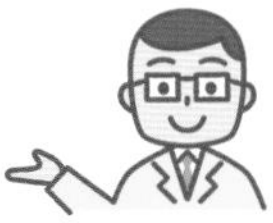	次のような症状があれば、ナースコールでお知らせください。 

4月 7日	4月 8日	4月 9日	4月 10日	4月 11日
術後2日目	術後3日目	術後4日目以降	術後5日目	術後6日目
飲水可能です。 全粥食です。	普通食になります。 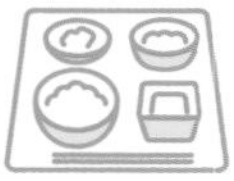	制限はありません。 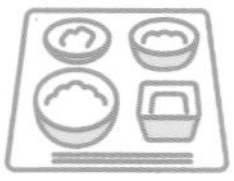	制限はありません。 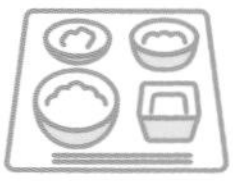	制限はありません。 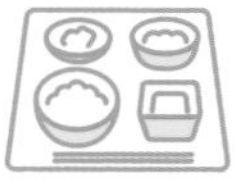
清拭を行い、着替えをします。	清拭を行い、着替えをします。	シャワー浴ができます。 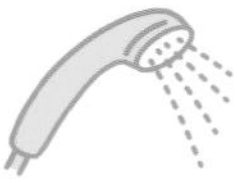	シャワー浴ができます。 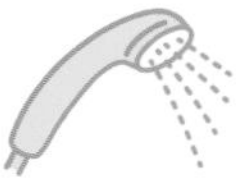	
歩行を始めます。初めは看護師が付き添いますので、お知らせください。	歩行できます。 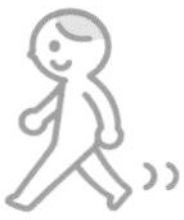	歩行できます。 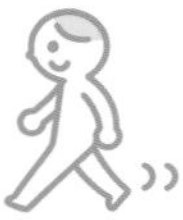	歩行できます。 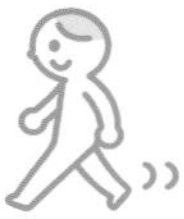	歩行できます。 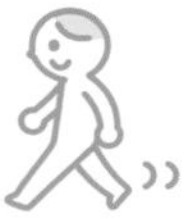
歩けるようになったら、尿道カテーテルを抜きます。 トイレに行けます。	トイレに行けます。 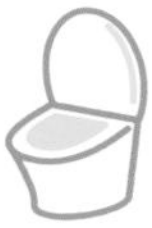	トイレに行けます。 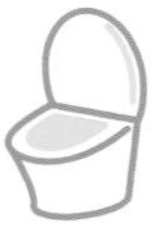	トイレに行けます。 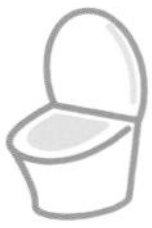	トイレに行けます。 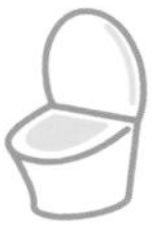
食事量に合わせて点滴を調整します。		採血します。 CTをとります。	手術創の抜鈎	
		内服薬について指導します。		退院時に、次回外来までの内服薬をお渡しします。
気持ちが悪い、 息苦しい、 寒気がする、 腹痛、 頭痛、 手術の傷が痛い。		退院日までに主治医が、病状、今後の診療について説明します。 退院日は、主治医の診断で決めます。 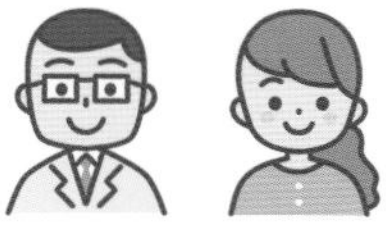		お会計をすませてください。

術前オリエンテーション

患者や家族に入院・手術について理解してもらうためのオリエンテーションです。手術の内容や流れだけでなく、合併症のリスクや術前訓練、術後のリハビリ、退院後の生活などについてもわかりやすく伝えることが重要です。

術前オリエンテーションの目的

- 術前オリエンテーションのおもな目的は、患者が手術の方法やリスク、術後の経過について理解し、安心して手術を受けられるようにすることです。
- 合併症のリスクや必要な術前準備・訓練などについて説明します。
- 手術についてはすでに医師が説明していますが、患者・家族の理解度をかならず確認します。十分に理解できていなかったり、疑問や不安を抱いているときは、わかりやすいことばで患者・家族が納得するまで説明しましょう。

スケジュールの説明

- 術前準備〜入院〜手術〜退院の流れはクリニカルパス→p30やパンフレットを用いて説明します。
- 手術当日の流れについて、術直前の準備、家族に来院してもらう時刻、貴重品やかつら、補聴器の取り扱い、手術室までの移動方法などを説明します。詳しく説明することで、患者は具体的に手術をイメージできるようになり、不安もやわらぎます。
- とくに重要なポイントは強調したり、理解度を確認することが必要です。
- 術後の離床、リハビリ、退院の目安、退院後の生活についても説明します。回復・社会復帰までの道筋が見えると、患者の手術への意欲が高まります。

手術に向けての準備・指導

- 入院時に持参する物品を説明します。同意書など必要な書類がそろっているかも確認しておきましょう。

パンフレット

術前オリエンテーションの患者向けパンフレットは有用だが、開腹手術が多いなど自施設の特徴を加味して作成する必要がある。クリニカルパス同様、多職種で作成することで連携がスムーズになる。

理解度を確認

一方的に説明するだけではポイントが伝わりにくい。休薬や絶飲食など重要な事項について「お休みするのはどの薬でしたか?」などと質問をし、患者に答えてもらうことで理解度を深めることができる。ただし、こうした質問を不快に感じる患者もいるため、場合によっては「私がどのくらいうまく伝えられたかを、念のために確認してもいいですか?」など断りを入れることも必要になる。

同意書など必要な書類

検査、処置などの説明・同意書、手術および麻酔の説明・同意書、輸血についての説明・同意書、身体抑制の同意書など。

表1　入院時に持参してもらう物品（例）

物品
・診察券、健康保険証
・印鑑
・服用中のすべての薬剤、サプリメント　など。
・お薬手帳
・患者手帳（糖尿病手帳、血圧手帳など）
・同意書などの必要書類
・（歯科で作成した場合は）マウスピース
・その他（必要に応じて）；腹帯、胸帯、T字帯、吸い飲み　など。

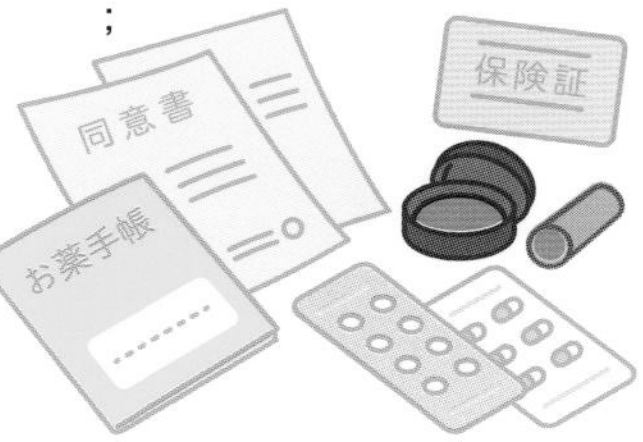

表2　手術に向けての準備・指導

準備・指導
・口腔ケア、歯科の受診→p36
・服薬・休薬→p38
・禁煙
・禁酒・節酒
・呼吸訓練・排痰訓練→p40

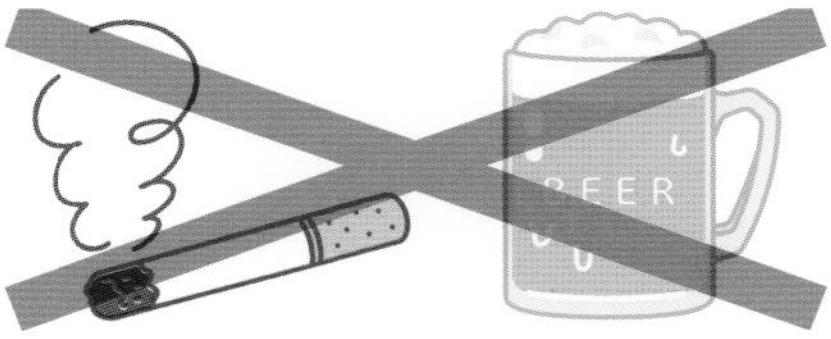

合併症予防の意識を高める

- 服薬・休薬、禁煙、禁酒・節酒、呼吸訓練など手術までに行っておくべき準備・指導→表2があれば、パンフレットなどを用いてわかりやすく説明します。禁煙や休薬をすでに始めている場合は、きちんと守られているかどうかかならず確認します。
- 術後合併症の予防について理解してもらうことは、オリエンテーションの大切な目的です。休薬や禁煙、呼吸訓練などがなぜ必要なのかをわかりやすく説明しましょう。
- 手術を決めた後も、患者・家族の心は揺れ動いています。表情や動作に目を配り、不安やストレスを感じていないか注意を払います。
- 術前指導が守られなかったり、術前訓練に前向きに取り組めないのは、不安があるためかもしれません。病気や手術を受容できていない可能性も考慮しましょう。

口腔ケア

周術期の口腔《こうくう》ケアに取り組む医療機関が増えています。適切な口腔ケアは、術後の感染や肺炎を防ぐだけでなく、QOL（生活の質）の向上にもつながります。

口腔ケアの目的

- 口腔ケアのおもな目的は、口腔内細菌のコントロールです。
- 術前に口腔環境を整えておくことで、気管挿管時の口腔トラブルや術後の感染、肺炎を予防できるだけでなく、術後早期に安全に食事を開始できるようになります。一部の手術においては、保険診療報酬で「周術期口腔機能管理料」の加算が認められています。

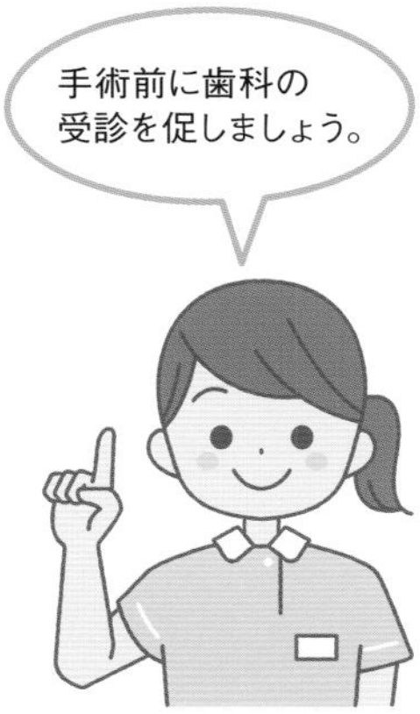

表1　口腔ケアのおもな目的

目的
・口腔内の細菌を減らし、術後の肺炎、創部感染などの合併症を予防する。
・全身麻酔の気管挿管時の歯のトラブル（歯が傷つく・折れる・抜け落ちる）を予防する。
・毎日の歯磨き、義歯の洗浄などセルフケアの方法や必要性を指導する。
・口腔内を清潔に保つとともに嚥下・咀嚼機能を把握することで、術後の食事開始をスムーズにし、低栄養を防ぐ。

肺炎や感染、気管挿管時のトラブルを予防

- 口腔内には多くの常在菌が存在しており、術後に肺炎や創部感染を引き起こすことがあります。口腔内の細菌を減らし、清潔に保つことで、合併症のリスクを低減できます。
- 術後に絶食期間があるケースや長時間の手術後には、口腔内の細菌の量が増加するリスクが高くなります。
- 気管挿管を伴う全身麻酔の手術では、気管チューブが入る際に口腔内の細菌を気管支や肺に押し込めてしまうため、気管支炎や肺炎を引き起こすリスクがより高くなります。また、グラグラしている歯があると、気管挿管時にその歯が傷ついたり、脱落して気管や食道に入るなどのトラブルが起こることもあるため、術前の口腔チェック・ケアが不可欠です。

絶食

絶食すると口腔内細菌が増加し、感染症を引き起こしやすくなる。術後のケアとして、細菌の量を減らすため、口腔粘膜の刺激・保湿を行い、唾液分泌を促す。

口内炎

がんの化学療法や放射線療法の副作用として口内炎が起こることもある。口内炎が悪化すると食事摂取にも影響するため、がんの患者ではとくに口腔ケアが重要になる。

- 術前に口腔環境を整えることで、口内炎、口腔乾燥などの口腔トラブルの術後の発症・増悪を防ぐこともできます。
- 高齢の患者が増えているため、咀嚼《そしゃく》・嚥下《えんげ》機能をチェックし、誤嚥のリスクを評価することも重要になっています。

口腔チェックと指導

- 口腔ケアの必要性を説明し、歯科の受診を促します。歯科チーム（歯科が併設されていない施設では地域の歯科医院）と連携します。
- 口腔チェックは看護師が行うこともあります。痛みや出血などの自覚症状がある場合、どんなときに症状が起こるか（いつも・ときどき・噛《か》んだとき・歯磨きのときなど）を確認することが重要です。
- 咀嚼・嚥下の機能をあわせて確認します。咀嚼・嚥下機能に問題がある場合、歯科の受診とともに栄養士による栄養相談を受けるようにすすめます。適切なケアを行うことで、低栄養を防ぐことができます。
- 歯科では、ブラッシング指導、歯垢《しこう》・歯石除去、入れ歯の調整、動いている歯の固定・マウスピースの作製、むし歯の治療、抜歯などの処置を行います。
- 口腔内を清潔に保つにはセルフケアが欠かせないため、看護師からも毎日の歯磨きや義歯の洗浄について指導しましょう。

表2　口腔チェックのポイント

- □ 歯；痛み、しみる、グラグラしている。
- □ 歯肉；痛み、腫れ・赤み、出血
- □ 義歯；痛み、ゆるい・合わない、噛みにくい。
- □ 咀嚼・嚥下機能；あごの痛み・口が開きにくい、飲み込みにくい。
- □ その他；乾燥、粘膜の痛み・出血、口臭、舌苔　など。

＊ 痛みや出血はどんなときに起きるかを確認する（いつも・ときどき・噛んだとき・歯磨きのときなど）

歯垢

歯垢（プラーク）は歯の表面に付着した細菌のかたまり。歯垢1mgの中には約1億個、300種類以上の細菌が存在しているとされる。

動いている歯の固定・マウスピースの作製

気管挿管の際に、動いている歯を傷つけたり、脱落させたりするリスクがあるため、固定させるための処置をかならず行う。

乾燥

唾液には口腔内の自浄作用を促す働きがあるが、術後は絶飲食などにより唾液の分泌が低下し、口腔内が乾燥しやすくなる。術前に乾燥がみられる場合、保湿ジェルによる保湿、唾液腺マッサージなどのケアを行う。

舌苔

舌に付着した汚れ（細菌、粘膜細胞、食べかすなどのかたまり）。薄く舌苔がある（少し白い）状態は正常だが、厚くなっていたり、舌全体が真っ白になっている場合はケアが必要である。

服薬・休薬指導

常用薬をすべて把握し、医師や薬剤師と連携して薬の服用や休止・再開を決め、服薬・休薬指導を行います。「お薬手帳」に記載されていない薬剤やサプリメントに注意が必要です。

常用薬の確認と服薬・休薬指導

- 問診や術前オリエンテーションの際に常用薬と「お薬手帳」を持参してもらいます。お薬手帳に記載されていない薬剤がないか確認することも必要です。薬剤の情報は重要なので、できれば家族からも聴取しましょう。
- 入院時にも常用薬をすべて持参してもらい、服薬・休薬指導が守られているかを確認します。休薬できていないと手術が延期になることもあるため、すぐに主治医に連絡します。

中止すべき薬とその期間を確認

- 最も重要なのは、手術に向けての休薬です。医師・薬剤師の指示のもと、どの薬をいつ休止し、いつ再開するかを患者に伝えます。できれば家族にも伝え、休薬が確実に守られるよう指導します。
- 手術に影響する薬はさまざまですが、中止することが多い「抗凝

表1　手術に影響を及ぼす薬

薬の分類	手術に及ぼす影響
抗凝固薬・抗血小板薬	・血液をサラサラにする薬。脳梗塞、心筋梗塞、心房細動、肺塞栓症などの疾患に対して処方される。術中の出血のリスクを下げるため、術前に休薬することが多い。抗凝固薬の休薬中に血栓ができないようヘパリンなどを投与することもある。
経口避妊薬・骨粗しょう症治療薬	・血栓症のリスクが高くなるため、長期の安静臥床を要する手術などで休薬が必要になる。
降圧薬	・手術では麻酔や出血により血圧が下がりやすくなるため、降圧薬を術前24〜48時間、休薬することがある。
その他	・ステロイド、糖尿病薬、生物学的製剤、抗がん剤　など。

抗凝固薬・抗血小板薬

抗凝固薬、抗血小板薬の休薬期間は個々の薬剤によって異なり、1〜14日前と幅広い。患者により変わることもあるため、注意を要する。

ステロイド

常用患者の急性副腎不全を防ぐため、ステロイドの投与（ステロイドカバー）を検討する。術後は感染の徴候や高血糖に注意が必要。

糖尿病薬

手術当日は経口血糖降下薬、インスリンを使用せず、術中・術直後はインスリンで血糖管理するのが基本。

生物学的製剤

リウマチ、乾癬などで使用される。免疫抑制作用があるため、明確な基準はないが、薬剤の投与間隔、投与量などを考慮して休薬期間が検討される。

固薬・抗血小板薬」「経口避妊薬・骨粗しょう症治療薬」「降圧薬」の3つは頭に入れておきましょう。

- 休薬期間は、手術の術式、個々の薬剤の作用機序や薬物動態、個々の患者のリスク因子などにより決定されます。薬によっては、中止することで原疾患が悪化したり、副作用が起きるリスクもあるので、中止・再開のタイミングをかならず確認しておくことが必要です。
- 一包化された薬剤がある場合、薬剤師と連携して、安全に休薬できるようサポートしましょう。一包化された薬剤のなかに中止薬がある場合、患者はその薬を抜いて飲むことになりますが、錠剤の見分けがつかなかったり、間違って別の薬剤を抜いたりするリスクがあるため、家族の協力を仰ぐなど安全に休薬できる方法を検討する必要があります。

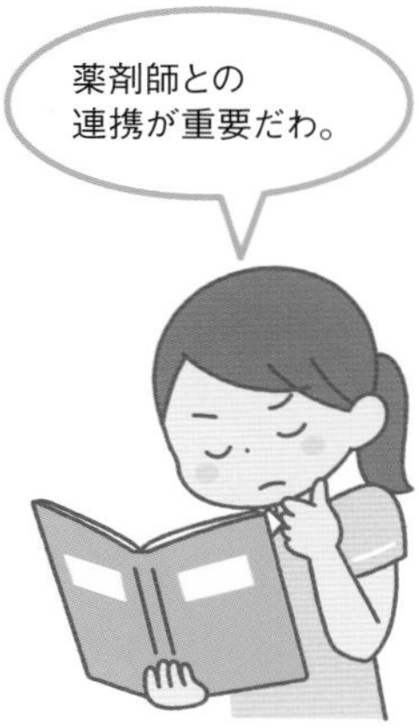

サプリメント・健康食品

- サプリメントや健康食品は、患者からは言い出さないことが多いので、看護師の側からかならず確認します。
- なかには出血のリスクを高めるものや麻酔効果に影響するもの、血圧を上昇させるものなどがあるため、周術期の使用について問題はないかを医師、薬剤師に相談します。
- 休止する場合は、どのようなリスクがあるのかをわかりやすく説明し、理解が得られるようにしましょう。

サプリメント・健康食品の休止

多くの場合、患者は自分が健康によいと思ったもの、気に入ったものを飲んでいる。その気持ちを否定することなく、手術にどんな影響を及ぼす可能性があるのか、いつからいつまで休止すればよいのかをていねいに説明し、休止の指示が守られるよう配慮する必要がある。

表2　注意したいサプリメント・健康食品

リスク	食品名
出血リスクがある	・アロエ、イチョウ葉エキス、朝鮮人参、ニンニク、DHA/IPA、ジンジャー、ノコギリヤシ、コエンザイムQ10　など。
麻酔に影響がある	・メラトニン、セントジョーンズワート、カバ、バレリアン（カノコ草）など。
血圧を上昇させる	・エフェドラ（マオウ）、カンゾウ　など。

呼吸訓練・排痰訓練

術後の呼吸器合併症を予防するため、理学療法士と連携して呼吸訓練や排痰《はいたん》訓練を行います。高齢化に伴い、換気障害や呼吸器疾患があり呼吸訓練を必要とする患者が増えています。

呼吸訓練

- 気管挿管による気道への刺激、麻酔薬の影響、疼痛《とうつう》などさまざまな要因から、術後は呼吸機能が低下しやすい状態になります。呼吸器合併症を予防するため、術前に呼吸訓練を行い、呼吸機能の維持・向上を図ることが重要です。
- 呼吸器疾患の有無や年齢などに応じて、疲れない程度の内容や回数、期間を設定します。過度の訓練は呼吸筋の疲労を招くことがあるので、注意が必要です。
- 換気障害や呼吸器疾患、肥満、高齢、開胸手術など、呼吸器合併症のリスクが高い場合、術前からの呼吸訓練がとくに重要になります。
- 喫煙者に対しては禁煙指導を行うことも必要です。

深呼吸・口すぼめ呼吸

- 術後は全身麻酔や疼痛の影響で呼吸が浅くなりやすいため、術前から深呼吸の練習をします。創部の痛みなどで体位変換ができず、仰臥位《ぎょうがい》が続く場合、横隔膜運動が抑制され呼吸が浅くなりやすいため、とくに注意が必要です。
- 創部の痛みがあると息を吐き出すことのほうが難しくなるので、鼻からゆっくり吸い、口をすぼめて吐く口すぼめ呼吸を指導します。

図1　口すぼめ呼吸

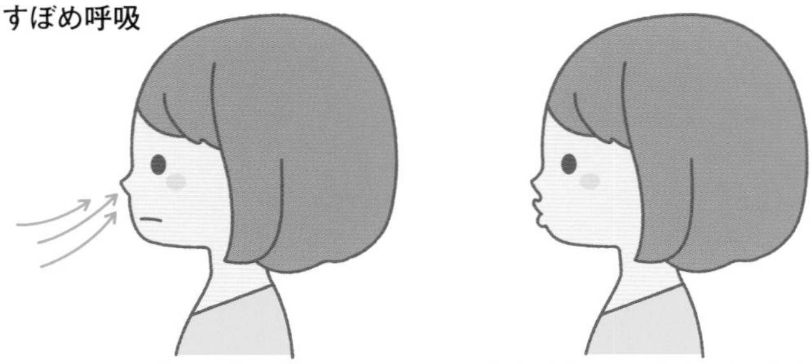

鼻から息を吸う。　　口をすぼめて口からゆっくり息を吐く。

深呼吸の練習

深呼吸10回を1セットとし、1日3～5セット（朝・昼・寝る前など）行う。やりすぎると気分が悪くなることがあるため、適度に行うように指導する。

口すぼめ呼吸

ろうそくの火を消すように、ゆっくりと少しずつ息を吐く。吸う息よりも吐く息を長くすることを意識させる。ゆっくり吐くことで、肺胞内の空気を最後まで吐き出し、次にしっかりと吸い込む準備ができるため、1回あたりの換気量が増える。

仰臥位での腹式呼吸

- 腹式呼吸と胸式呼吸では、腹式呼吸のほうが肺が広がりやすいため、術前に仰臥位での腹式呼吸を練習します。
- 開腹手術などでは術直後の腹式呼吸は難しいため、仰臥位での胸式呼吸も指導しておきましょう。

図2　仰臥位での腹式呼吸

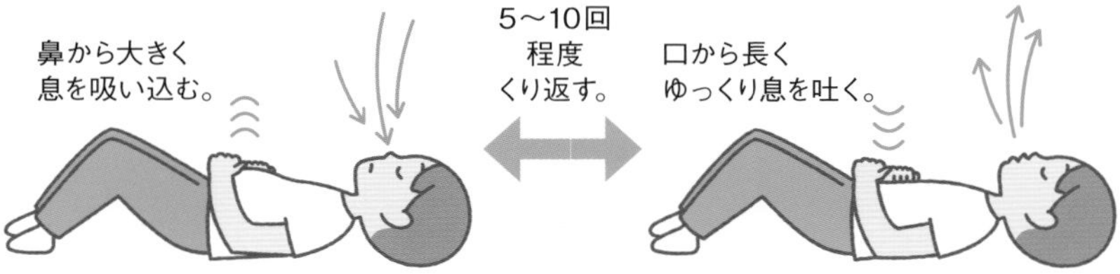

痛みが生じにくい起き上がり方法

術後は、ふだんの起き上がり動作をしたときに疼痛が生じることがあります。疼痛があると痛みへの恐怖や不安から離床が遅れることがあるため、術前から痛みが生じにくい起き上がり方法を指導しておきましょう。患者は「術後は安静が必要」と思い込んでいることもあります。術前からの指導により、離床のイメージと「できるだけ早くベッドから起きたほうが回復が早い」という前向きな気持ちをもってもらいましょう。早期離床がスムーズになれば、呼吸器合併症のリスクを軽減することにもつながります。

どの方法がよいかは、術式や患者の筋力低下などをふまえ検討します。たとえば開腹手術後で自力で起き上がれる場合は、横向きになり、創部を手で押さえながら、うつぶせぎみに起き上がると痛みは生じにくくなります→p189。自力で起き上がるのが難しい場合は、ベッドのギャッジアップを利用したり、看護師が支えたりする方法を検討しましょう。

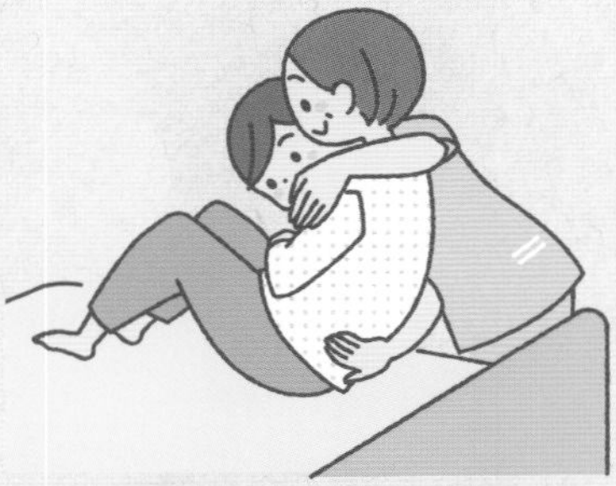

創部に触らないように、患者の後頸部から肩と、腰をしっかり支えて起こす。

呼吸訓練・排痰訓練

インセンティブスパイロメトリー

- ハイリスクの患者や開胸術、長時間の手術を行う患者では、呼吸訓練器具（インセンティブスパイロメトリー）を使った呼吸訓練を行うことがあります。
- 器具を使った訓練には、患者が自分の呼吸機能を目で見て理解できる、自宅でできるというメリットがあります。ただし、正しい器具の使い方をしっかりと指導することが必要です。
- 器具には、下記のトリフローⅡのほか、いくつかの種類があります。実際に使用する器具の特徴や使い方をよく知ったうえで、指導しましょう。
- 深呼吸ができない患者（肺活量が約10mL/kg以下）など使用禁忌の患者もいるため、注意が必要です。

図3　呼吸訓練器具による訓練の例

第１段階　　第２段階　　第３段階

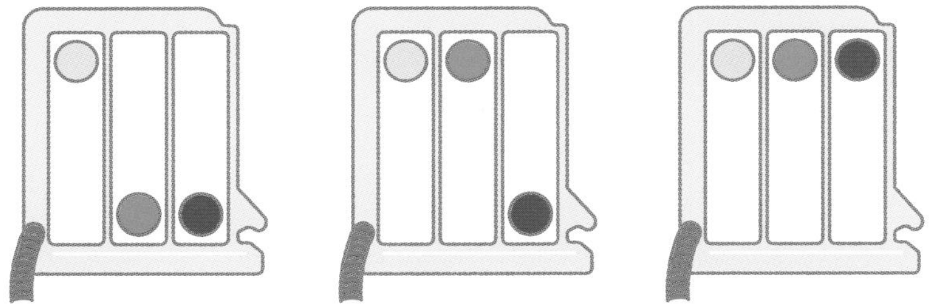

①器具を垂直に立て、マウスピースをくわえ、息を吐いてからゆっくり息を吸う。チューブ差し込み口に一番近いボールのみを最上部で3秒間上げ続ける。

②3個のボールのうち2個を最上部で、できるだけ長く上げ続ける。3つ目のボールが上がらないように注意する。

③ボール3個を最上部まで上げる。

＊ 1個も上げられないときは器具を45°に傾けて練習する。
＊ ボールを上げた後はマウスピースを口から離し、ふつうに息を吐き出してリラックスする。
＊ ボールは1個→2個→3個と段階的に増やす。複数のボールを上げるより、1個のボールを上げ続けるほうが吸気力を高めることができる。

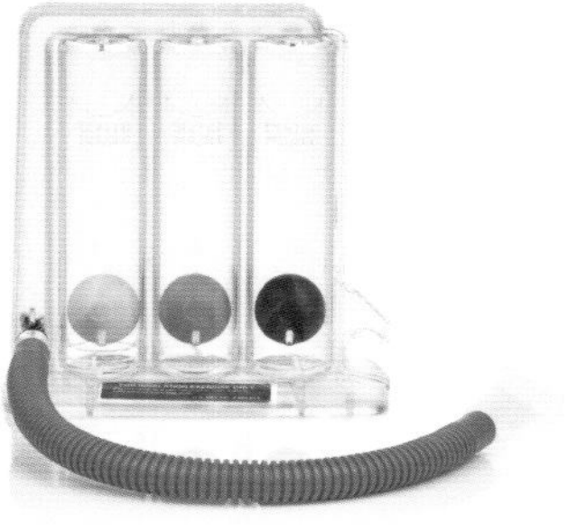

提供；テレフレックスメディカルジャパン「トリフローⅡ」

呼吸訓練器具（インセンティブスパイロメトリー）

呼気流量を増大させる流速タイプ（トリフローⅡなど）と呼気容量を増大させる容量タイプ（コーチ2など）の2種類がある。

インセンティブスパイロメトリーの使用禁忌

- 患者の協力や理解が得られない。
- 医療者が正しい使用法を指導できない。
- 深呼吸ができない患者（肺活量が約10mL/kg以下）。
- 過換気症候群の既往がある患者。
- その他；気管支攣縮、気管切開など。

＊器種によっても異なるので注意する。

排痰訓練

- 術中・術後は気道分泌物がたまりやすくなりますが、疼痛があったり、からだに力が入らなかったりするため、排痰が困難になります。痰がたまると肺炎を引き起こすリスクがあるので、創部に負担をかけず咳《せき》をする方法や痰を出す方法を指導します。
- 下記のハフィング法のほか、創部を手、バスタオル、枕などで押さえながら咳をすることで、痰を出しやすくなることもあります。

ハフィング法

- のど元に上がってきた痰を外に出す方法です。
- 数回深呼吸した後、大きく息を吸い、勢いよく「ハッ！　ハッ！」と声を出さずに息を吐き出して痰を気道上部に上げ、のど元に上がってきた痰を「コホン」と咳をして外に出します。

図4　ハフィング法

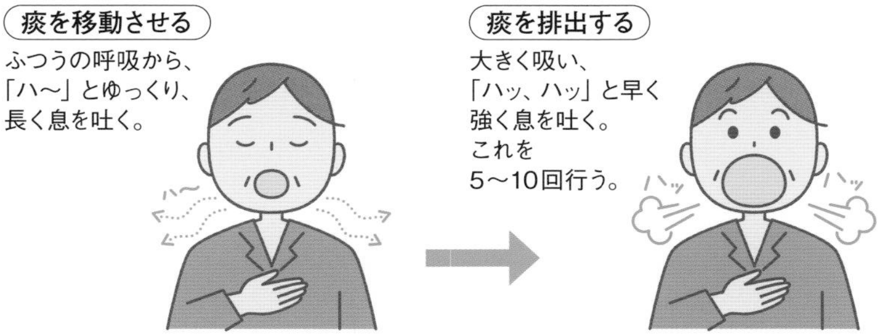

うがい（含嗽）の練習

- 術直後の口腔《こうくう》ケアや排痰のため、うがいを臥床で行う方法を指導します。
- 胸元にタオルやティッシュペーパーをあて、仰臥位で顔を横向きにし、吸い飲みで水を少し口に含んでうがいします。顔を上に向けるとむせることがあるので、横向きのまま、すすぎます。
- すすいだ後は、水を吐き出すための容器を口角の下にあて、静かに水を吐き出します。

術前日のケア・術前

予定通り手術が行えるか、体調や禁煙・休薬状況を確認します。患者は手術の直前までふだん通りに過ごせることが増えていますが、不安が強くなることも多いため、きめ細かなケアが求められます。

術前日（入院時）のアセスメント

- 術前日（入院時）に患者の体調を確認します。
- とくに発熱や下痢など感染症の徴候に注意が必要です。手術が延期になることもあるので、症状があればすぐに主治医に相談しましょう。
- 服用している薬剤やサプリメント・健康食品をすべて持参してもらうとともに、服薬・休薬や禁煙の指導が実践されたかどうか確認しましょう。休薬や禁煙が守れていない場合は手術が延期になることもあるので、すぐに主治医に相談します。

手術についての説明

- 手術当日のスケジュールを説明・確認します。とくに絶飲食時間については、決められた時間と内容を理解しているかかならず確認する必要があります。
- 手術に合わせて家族（キーパーソン）が来院できるかどうかなども確認し、必要なら家族に連絡をとります。
- 同意書などの必要書類がそろっているか、記入漏れがないかなどを確認します。
- 手術や入院生活について不安や疑問がないか確認します。不安が強い場合は、主治医や精神科医などとも連携して不安をやわらげるよう努めます。
- 不安が強く、眠れないときは睡眠薬を処方しますが、夜間の転倒や転落のリスクに注意します。

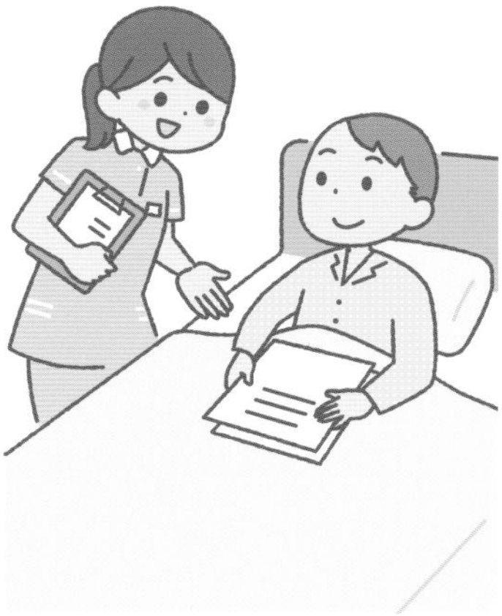

家族（キーパーソン）の来院

できれば手術室看護師の術前訪問に家族・キーパーソンが立ち会えるよう配慮する。全身麻酔の手術では原則として、術中の代理意思決定者として家族に院内に待機してもらう必要がある。

睡眠薬

常用している睡眠薬は医師、薬剤師に確認をとったうえで服用してもらう。ふらつきや転倒のリスクは、薬剤の作用機序により異なる。深夜から早朝にかけてリスクが高まる薬剤もあるため注意する。

処置

手術室看護師による術前訪問

- 入院後、手術室看護師が病室を訪れ、手術室での流れを説明します。手術室入室時の注意事項もあわせて伝えます。
- 患者の不安をやわらげることは術前訪問の大きな目的です。きちんと自己紹介をして自分が手術のときにそばにいること、責任をもってケアすることを伝え、患者が安心して手術を受けられるようにします。
- 患者は麻酔や術後の痛みに不安や恐怖を抱きやすいため、術後の回復や疼痛《とうつう》コントロールについて説明し、患者の不安をやわらげます。
- 皮膚の状態、手術体位に伴う問題点などを手術室看護師の視点で観察・アセスメントします。

病棟看護師と連携して患者をサポート

- 事前に病棟看護師が訪問の是非を確認し、訪問の時間を調整します。心のケアなども含め、病棟看護師と手術室看護師がスムーズに連携することが、行き届いたケアにつながります。
- 術前訪問で得た情報は、病棟看護師、主治医、麻酔科医、手術室スタッフと共有します。

表　手術室看護師による術前訪問のポイント

- ☐ 自己紹介をして手術に立ち会うことを伝え、患者が安心して手術を受けられるようにする。
- ☐ 患者が不安や恐怖を抱きやすい麻酔や術後の痛みについて説明し、不安を軽減する。
- ☐ 手術室入室時の注意事項を伝える。
- ☐ 電子カルテで患者情報を事前に把握しておくが、可能であればアレルギーや疼痛の有無など重要な点、気になる点を患者に確認する。
- ☐ 全身の皮膚の状態、手術体位に伴う問題点など、カルテからは得られない情報を観察・収集する。
- ☐ 手術についての希望、不安、疑問がないか確認する。
- ☐ 病棟看護師や主治医、麻酔科医、手術室スタッフと情報を共有する。

手術室入室時の注意事項

金属類は身につけない、化粧はしないなどの注意事項がある→p50。指輪は外れないことがあるため、事前にかならず確認する。

皮膚の状態

皮膚の損傷が手術体位により生じたものではないかを知るため、術前にかならず確認する必要がある。

手術体位に伴う問題点

栄養状態が悪い、皮膚が乾燥している、骨が突出しているなど、手術体位による身体損傷のリスクが認められる場合、主治医や手術室スタッフとともに問題点を検討する。

手術についての希望

かつらを外したくない場合は手術室に入室してから外すなど、患者のニーズに臨機応変に対応する。

術前日のケア・術前処置

術前処置

爪の手入れ

- 患者が手で創部に触れたときに感染のリスクを減らすため、爪を切り、爪の先や爪の間の細菌を減らします。
- マニキュアをしているとチアノーゼなどの発見が遅れることがあるため、除光液で除去します。

入浴・シャワー浴

- 入浴・シャワー浴が可能な患者では、手術部位も含め全身を洗い、清潔にします。入浴できない場合は清拭《せいしき》を行います。
- 気管挿管を行う場合、挿管チューブを固定するためひげを剃《そ》る必要があります。きちんと説明したうえで、ひげ剃りをしてもらいましょう。

食事・飲水の制限

- 医師の指示がある場合、術前日夜から絶飲食を行います。術式や麻酔の種類により制限が異なるので、注意が必要です。
- 絶飲食中も薬を服用することがあります。服用する薬、中止する薬を医師に確認しておきましょう。
- 絶飲食中は脱水のリスクを伴うため、患者の訴えや状態をよく観察します。輸液を行うこともあります。

弾性ストッキングのサイズ確認

- 血栓予防のため、弾性ストッキングを使用する場合は、事前に下肢の採寸を行い、適切なサイズのストッキングを準備します。
- サイズが合っていないと効果が得られないだけでなく、皮膚損傷のリスクもあるので注意しましょう→p52。

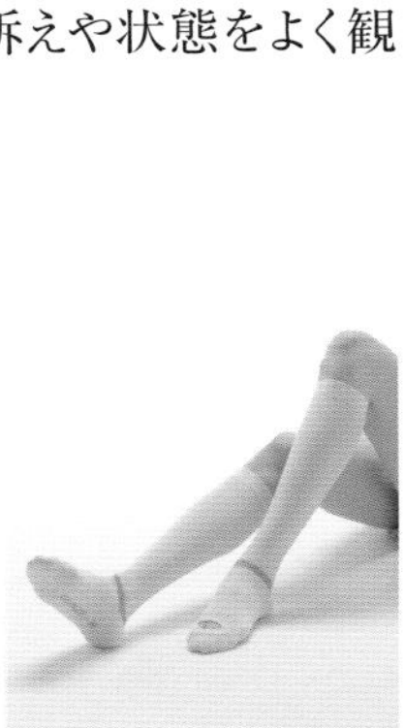

提供；日本メディカルネクスト(株)「レッグサイエンス」

第2章

術当日のケア

術直前のケア
移動・移送と申し送り
手術準備
術中のケア
帰室の準備

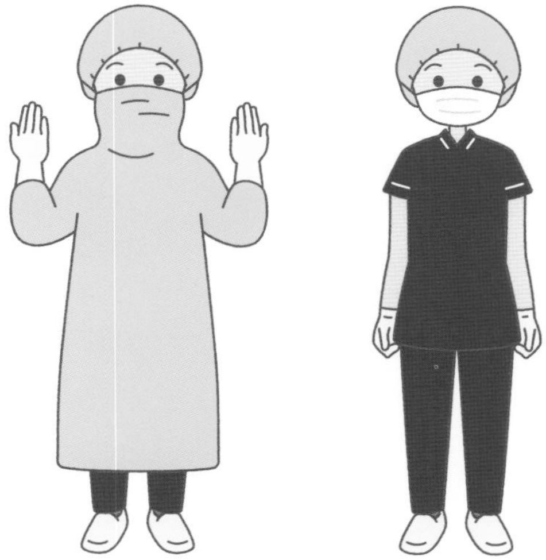

術当日の流れ

病棟看護師、手術室看護師が連携して、患者が安心して手術が受けられるように手術の準備を行います。手術室では、事故を予防するための安全管理対策を理解し、実行できるようにすることが大切です。

1 術直前のケア

予定通り手術が行えるかどうか患者の全身観察をし、必要な術前処置を施行します。
出棟前には更衣など患者の準備をサポートします。

2 移動・移送と申し送り

病棟看護師は患者を手術室へ移送し、手術室看護師に引き継ぎます。
待機する患者家族へのケア、術後に患者が帰室する部屋の準備も行います。

3 手術準備

手術室看護師→p56は患者入室前に手術室の環境整備、器械・器材の準備を行います。
また、更衣や手洗いを行います。安全管理のルールを守ることが重要です。

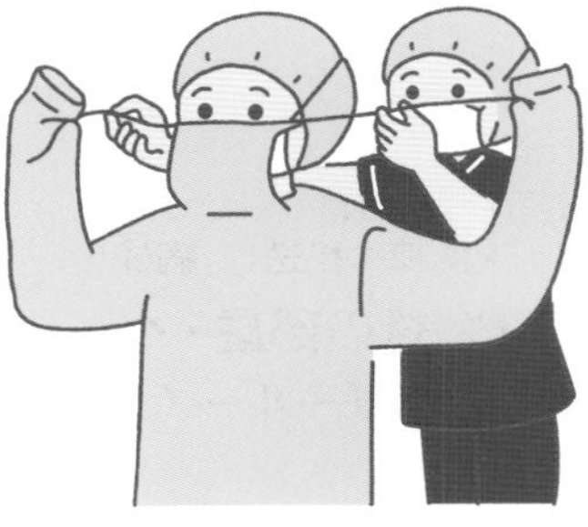

4 術中のケア

器械出し看護師はおもに器械出しを行います。
外回り看護師は麻酔や気管挿管の介助、術中のモニタリングなどを行います。

麻酔・気管挿管の介助

外回り看護師は患者入室後、ルート確保、麻酔導入、気管挿管の介助を行います。

術中のモニタリング

外回り看護師は術中、バイタルサインなどをモニタリングし、
異常があればすぐに報告します。

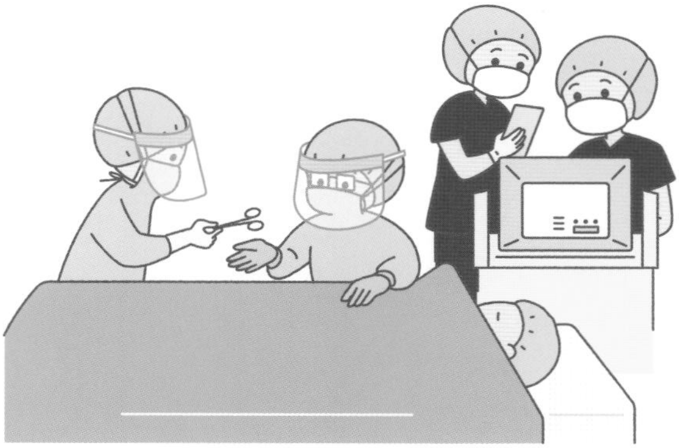

5 帰室の準備

手術終了後、リカバリールームなどへ移動し、バイタルサインを継続的に観察し、
安定するのを待ちながら帰室の準備をします。帰室の許可が出たら、
患者を病棟へ移送し、病棟看護師に引き継ぎます。

術直前のケア

手術に向けて準備をします。最近では、エビデンスにもとづき必要最小限の処置のみ施行されるようになっています。一方で、患者は緊張や不安から必要な準備を忘れてしまうこともあるため、注意が必要です。

手術へ向けて

- バイタルサインや発熱・気分不良の有無などをチェックし、患者の全身状態を把握します。異常があれば、すぐに主治医に報告します。
- 術直前は患者・家族の不安や緊張が高まることが多いので、心理状態にも注意します。手術の準備についてていねいに説明したり、患者・家族が安心できるような声かけをすることを心がけましょう。

医師の指示のもと、必要最小限の処置を

- 絶飲食の指示が守られているか、脱水がないかを確認します。原則として、清澄水であれば手術の2～3時間前まで飲むことができます。長時間の絶飲食はストレスや脱水のリスクにつながるため、注意が必要です。
- 排泄《はいせつ》の有無を確認し、腸管処置（浣腸《かんちょう》）を行うかどうか、行う場合はその方法について医師の指示を仰ぎます。腹部の急性炎症など、術前の浣腸が禁忌となるケースもあります。
- 除毛や臍《さい》処置は、処置の有無、実施の時間・方法を医師に確認しておきましょう。
- SSI（手術部位感染）予防のため、抗菌薬の点滴投与を手術の30～60分前から開始します。病室で投与を始める場合は、開始時間を患者に伝え、かならず在室してもらえるよう配慮します。

清澄水

水、茶、ジュース（果肉を含まない）、コーヒー（ミルクを含まない）など。手術2時間前までの清澄水の飲用は無害とされている。

腸管処置（浣腸）

全身麻酔や腰椎麻酔を行う患者で、排便がない場合や便の貯留が予測される場合に浣腸を行うことがあるが、最近は術後の早期回復を促すため、必要最小限にとどめられている。

除毛

創部感染予防のため剃毛はしない。除毛が必要な場合は必要最小限の範囲で、なるべく術直前に行う。カミソリは使わず、サージカルクリッパーを使用する。

臍処置

腹部の手術などで創感染予防のために行う。臍周囲の除毛を行い、オリーブ油を綿棒に含ませ臍垢を除去してから、10%石けん水を浸した綿棒で臍部の油分を取り除き、さらに乾燥綿棒で水分をふき取る。

出棟前の準備

- 洗面や歯磨き、ひげ剃《そ》り、メイク落としをすませているか確認します。また、義歯、かつら、補聴器、眼鏡、コンタクトレンズ、アク

セサリー、腕時計などをすべて外してもらいます。こうした準備が必要な理由を説明できるようにすること、患者の希望に添えるよう配慮することも重要です。

- 貴重品は家族に預けます。
- 排泄をすませてもらい、排尿・排便の有無や残便感などを確認します。
- 手術衣に着替えてもらいます。弾性ストッキングを着用する場合は、装着のサポートやチェックが必要です→p52。
- 術中は麻酔や手術侵襲により低体温になりやすいため、手術室までは上着、靴下を着用してもらうなどして、体表面や末梢《まっしょう》が冷えないようにしましょう。

検査データなどは前日から準備

- 術中に内容を確認できるように、カルテや各種検査データやX線写真などを手術室へ持参しなければならないことがあります。持参すべきものは個々の患者により異なるので、医師や手術室看護師に事前に確認してチェックリストを作成し、前日から準備しておきましょう。
- 患者の誤認がないように、患者の氏名、生年月日、性別、血液型、IDなどが記載されたリストバンド（患者認識バンド）→p52を患者の手首か足首に装着します。

表　出棟前のチェックポイント

- ☐ 全身状態および心理状態
- ☐ 整容（洗面・歯磨き・ひげ剃り・メイク落とし）
- ☐ 排尿・排便の有無
- ☐ 絶飲食の状況
- ☐ 抗菌薬の投与
- ☐ 更衣（手術衣、弾性ストッキング）
- ☐ リストバンドの装着、手術部位のマーキング
- ☐ 貴金属や義歯、かつら、補聴器、眼鏡などの取り外し
- ☐ カルテや検査データ、X線写真、輸血や検査の伝票
- ☐ その他；同意書、T字帯、腹帯　など。

歯磨き

術前の歯磨きは誤嚥性肺炎などのリスクを低減させる。絶飲食でも歯磨きは必要であることを患者に説明しておくとよい。

ひげ剃り

ひげが気管挿管の際、チューブの固定などの操作の妨げになることがある。

メイク落とし

化粧をすると術中の顔色がわからなくなるほか、気管内チューブ固定の妨げになることもある。素顔を見せることに抵抗がある場合は手術室入室までマスクをつけてもらう。

義歯

気管挿管の操作の妨げになる。入れ歯を外した顔を見られたくない場合は手術室入室までマスクをつけてもらう。

輸血や検査の伝票

輸血準備が必要な場合や術中迅速診断が行われる場合、オーダーがなされているか、伝票がそろっているかなどを確認する必要がある。

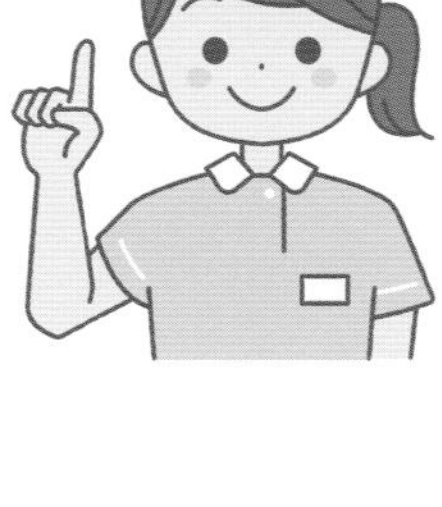

手術室への移動・移送

病室から手術室入室までの間、安心・安全なケアができるよう患者確認の方法、移動・移送の手段などを事前に検討しておきます。待機中の家族へのケアも看護師の大切な役割です。

手術室への移動・移送

- 部屋を出る前に患者確認を行います。
- 歩行機能に問題がなければ、歩いて手術室へ移動します。問題があれば、患者の状態に合わせてストレッチャー、車いすなどを使い移送します。最近は歩行での移動が増えています。
- ADL（日常生活動作）から転倒・転落のリスクを評価し、歩行や移乗の際の転倒・転落に注意しましょう。患者の不安をやわらげる声かけやタッチングも大切です。

患者確認

患者確認と手術部位の確認を患者または家族とともに行う。患者確認は院内のルール、手順に沿って行うが、リストバンドと同意書を照合するなど、2つ以上のものを照らし合わせて確認することが望ましい。

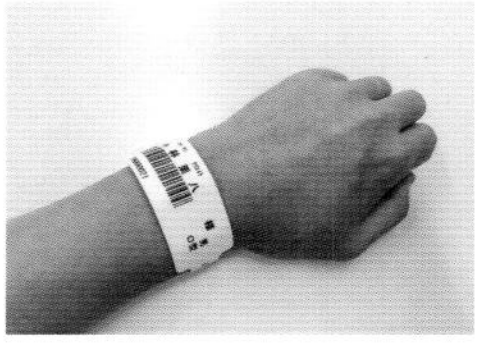

提供；小林クリエイト「E・ブレス」

弾性ストッキング

手術を受ける患者は、術中に長時間同じ体位をとることや、術後に横になっている時間が長くなることから、血栓ができやすい状態です。弾性ストッキングは血栓予防のひとつで、下肢を圧迫し静脈径を細くすることで、静脈血流の速度を増加させ、血流のうっ滞を防ぐものです。締め付けることで効果を発揮しますが、圧迫による皮膚損傷や神経損傷のリスクを伴うため、正しい装着のサポート・チェックが必要になります。装着後、皮膚の変色や痛みがないかを観察することも大切です。

表1　弾性ストッキング装着のチェックポイント

□ かかとの位置が合っている。
□ つま先が出ていないこと。
□ 上端部が丸まったり、折り返していないこと。
□ 全体にしわやねじれがないこと。

手術室入室時の申し送り

- 病棟看護師から手術室（外回り）看護師へ申し送りを行います。カルテやチェックリストなどのツールを用い、伝達漏れがないよう

と申し送り

にします。

- 入室時にかならず患者自身に氏名を名乗ってもらいます。看護師が先に名前をよぶと、間違っていても患者は返事をしてしまうことがあります。患者自身に氏名、生年月日、何の手術を受けるかなどを述べてもらうことで、患者の取り違えのリスクを低減させることができます。

表2　入室時の申し送り事項

- □ 患者確認；氏名、生年月日、ID（リストバンドの確認）
- □ 疾患名、手術部位のマーキング
- □ バイタルサイン
- □ 血液型、輸血の有無
- □ 術前処置の内容（絶飲食、排便、除毛など）
- □ 感染症、アレルギーの有無
- □ 既往歴、合併症（糖尿病、高血圧など）
- □ 同意書などの必要書類
- □ 必要な物品（カルテ、X線写真など）
- □ その他；患者のニーズなど

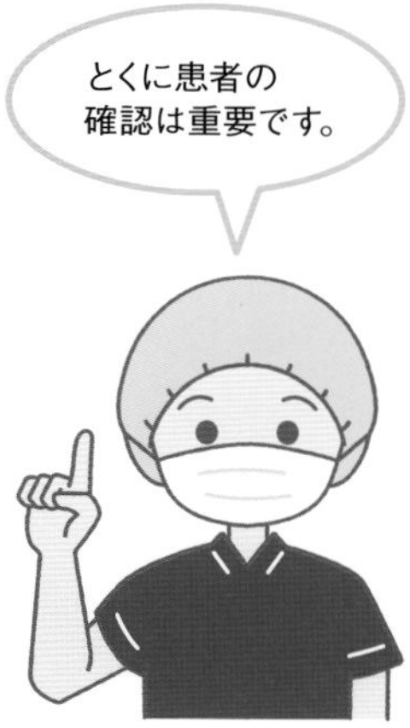

待機する家族へのケア

- 家族に術中の待機場所、手術の所要時間、患者が術後に帰室する部屋などを伝えます。
- 家族が待機場所を離れるときは、携帯電話番号を教えてもらうなど緊急時の連絡方法をかならず確認します。術中はいつでも連絡がつくようにしておくことが必要です。
- 手術終了予定時間が過ぎると、家族は時間の経過とともに不安が強くなります。家族の不安な気持ちに寄り添い、コミュニケーションを図ります。手術の終了時間が早まる、遅くなるといった情報はすぐに家族に伝えましょう。
- 術後に主治医から家族へ説明がある場合は、できるかぎり看護師が付き添います。

術中の待機場所

家族がリラックスして待機できるようにいすが用意されているか、周囲が騒がしくないかなどを確認する。食事ができる場所や売店なども必要に応じて案内する。

手術の終了時間

手術が予定より長引くと家族の不安が強くなるため、手術室看護師と病棟看護師が連携をとり、医師に確認したうえで進行状況を家族に伝える。

帰室の準備

病棟看護師は、帰室後にスムーズなケアができるように部屋・ベッドを整えておきます。術前のアセスメントや術式などから起こりうるリスクを予測して必要な医療機器・用具を用意し、すぐに使えるようにしておきます。

部屋の準備

- 帰室後の部屋に、必要な医療機器・用具をそろえます。正しく作動することをかならずチェックします。
- 必要なものは個々の患者の状態や術式によって異なります。術後のリスクに備え、万全の準備を整えましょう。
- 酸素吸入と口腔《こうくう》吸引、心電図や血圧計などモニタリングの準備をします。術後は痰《たん》が増えたり、麻酔からの覚醒時に吐き気や嘔《おう》吐《と》が起こるリスクがあるため、吸引セットをすぐに使えるようにしておきます。

ドレーン類

手術室で仮固定されてくることが多く、帰室後にドレーンの部位の確認と固定を行う必要がある。

表　部屋に準備するおもな医療機器・用具

- □ 酸素吸入機器
- □ 吸引器
- □ 点滴スタンド
- □ モニタリング機器;心電図モニタ、パルスオキシメータ、自動血圧計、フットポンプなど
- □ ドレーン類

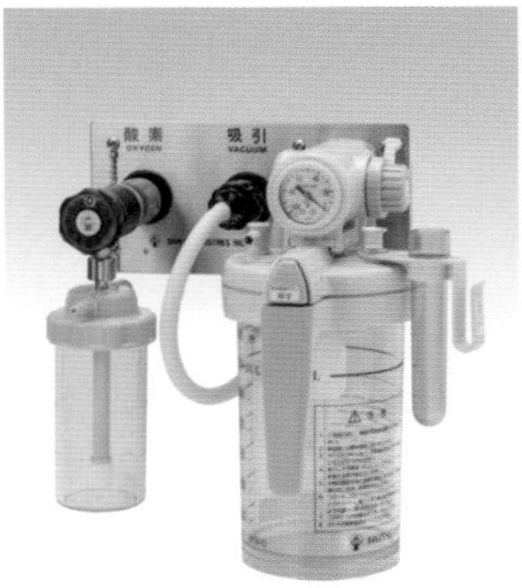

酸素流量計（左）と吸引器（右）

提供；新鋭工業

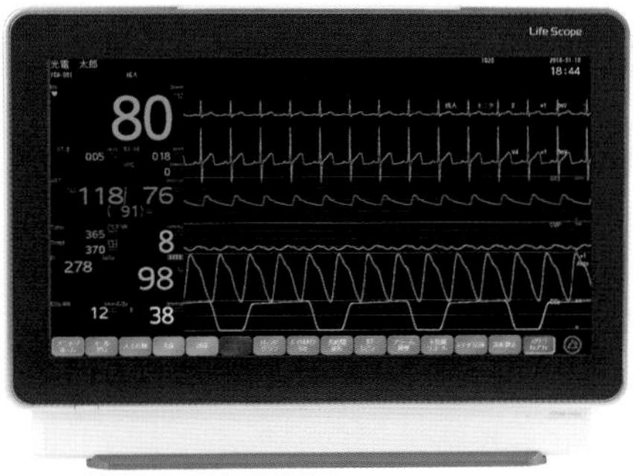

ベッドサイドモニタ

提供；日本光電工業「ベッドサイドモニタCSM-1000シリーズライフスコープG7/G5」

ベッドの準備

- ベッド・ベッド周りも個々のリスクに応じて準備します。
- ベッドの高さは、処置台から移動させやすいように高くしておきましょう。

ベッド準備の一例

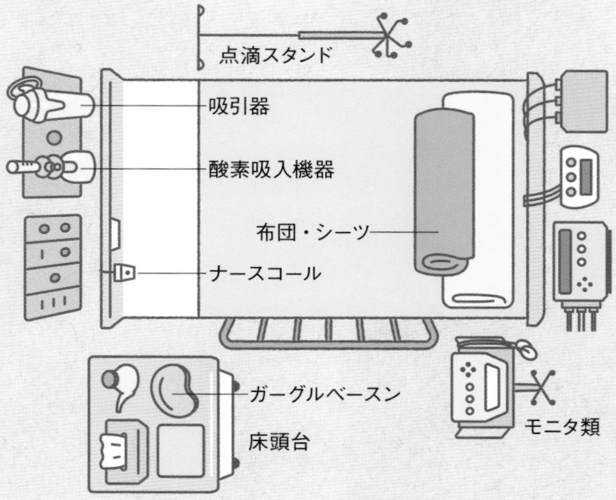

ポイント

防水シーツ；嘔吐物や出血などで汚染されたとき交換しやすいように、上半身と下半身にあたるように2枚敷く。
バスタオル；敷いておくと体位変換や体位調整がしやすくなる。
電気毛布；術後の低体温予防のために準備する。使用時は低温熱傷に注意する。
ガーグルベースン；麻酔による影響で吐き気や嘔吐が起こることがあるため、患者の手の届く位置に置く。
枕；全身麻酔や脊椎麻酔では使わないことに注意。
その他；腰帯、胸帯、T字帯、おむつなどを患者の状態に合わせて準備する。

枕

全身麻酔後は麻酔の影響で舌の筋肉が脱力しており、頭を高くすると舌が落ち、気道をふさぐリスクがあるため枕を使用しない。また、脊椎麻酔後は硬膜の穿刺孔から髄液が漏出し、頭痛が起こることがある。頭を高くすると髄液が漏出しやすくなるため、頭を低く保つ。

手術室看護師の役割

手術室看護師は、安全な手術の進行をサポートする「器械出し看護師」と、それ以外の業務を担う「外回り看護師」の2つに分けられます。患者とかかわる時間は限られますが、患者が安心して手術を受けられるようケアすることが求められます。

器械出し看護師の業務

- 器械出し看護師の最も大きな役割は、他職種と連携して、手術が安全かつスムーズに行われるように、正確で迅速な器械・器材の準備や術中の器械出しを行うことです。

術前

- 手術に使う器械・器材の準備をします。滅菌が完全であるか、器械の故障や破損はないか、正常に作動するかをかならず確認しておきましょう。
- 体内遺残防止→p64のため、器械や衛生材料の点数を記録しておくことも必要です。
- 手術時手洗いを行い、滅菌ガウン、滅菌手袋を着用します→p60。

術中

- 術中は術野全体を見渡せる位置に立ち、正確かつ迅速に器械・器材の受け渡しをします。
- 感染予防のため、清潔・不潔の区別を理解し、注意深く行動することが求められます。
- 体内遺残防止のため、術中・術後もガーゼカウントなどを行います→p65。

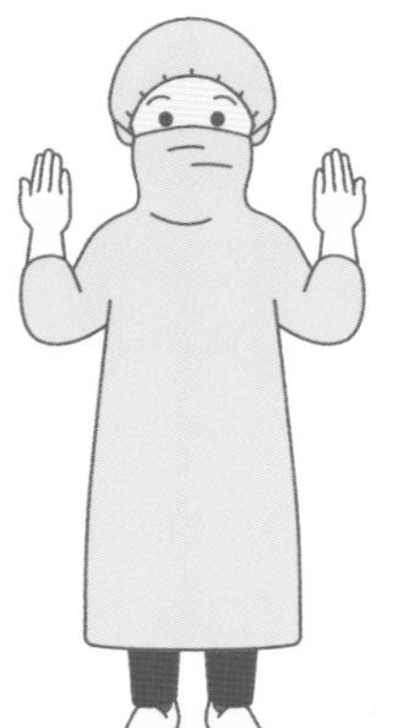

術後

- 器械・器材の後片付けを行います。廃棄物は一般ゴミと区別し、安全に廃棄します。

滅菌
すべての微生物を完全に殺滅・除去すること。各種のインジケーターを使用することで、器材が滅菌されているかどうかを判断することができる。

器械の故障や破損
とくに器械の先端の破損・欠損に注意する。ねじやチップなどの部品がある器械は、部品が緩んでいたり外れていないか点検することも必要である。

廃棄物
安全のため、まず針やメスなどの鋭利なものを専用のボックスへ廃棄する。ガーゼなどの感染性廃棄物は他のゴミと厳重に区別し、専用のボックスに安全に廃棄する。最後のカウント→p64が終わるまで廃棄物を手術室外に出さないことにも注意する。

外回り看護師の業務

- 外回り看護師は、患者が手術室に入室してから退室するまでのケア全般を行うとともに、手術チームの調整役を務めます。患者の不安や緊張をやわらげることも大切な役割です。

術前

- 病棟看護師と連携して、事前に患者の情報収集を行います。術前訪問→p45により、患者との信頼関係を築いておくと術当日のケアがスムーズになります。
- 術当日は病棟看護師から患者を引き継ぎ、モニタ類の装着、末梢《まっしょう》静脈ルートの確保、麻酔の介助などを行います→p84。
- 患者の不安や緊張は入室時にピークに達するため、温かな声かけやタッチングを行い、不安や緊張をやわらげます。行われる処置については、ひとつずつていねいに説明します。

術中

- つねに患者の全身状態を観察し、異常があればすぐに医師に伝えます。
- 起こりうる異常を予測し、輸液や輸血、投与薬の準備をします。また、不足している器械や材料があれば、迅速に補充します。
- 手術チーム全体に目を配り、連携がスムーズに行われるように、メンバー間の調整役・橋渡し役を務めます。

術後

- 麻酔覚醒からリカバリールーム（リカバリールームのない施設ではICUなど）で、酸素吸入などを行いながら、患者のバイタルサインの安定を確認します。病棟での管理が可能な状態であることを十分に確認し、帰室の準備をします。
- 帰室後もシームレスな（切れ目のない）看護が行われるように、病棟看護師への引き継ぎをすることが重要です→p74。

全身状態の観察
術中は体位→p68、体温→p72、呼吸、循環、輸液・輸血のモニタリング・管理を行う。

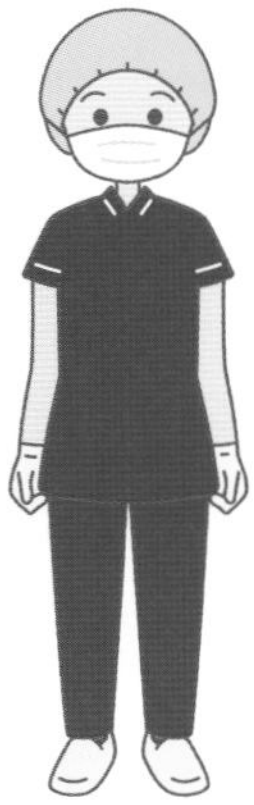

手術の準備

手術室看護師は、手術が安全かつ清潔に行われるように、手術室の環境や自身の身支度を整えます。感染予防のため、清潔・不潔の区別を厳密に行うことがとても重要になります。

必要な器械・器材の準備

- 患者が入室する前に、患者や術式に応じた手術台、器械・器材・物品などをそろえます。
- 準備する器械・器材・物品について、その使用目的や使用方法を熟知しておく必要があります。看護師が器械や器材についての知識、技術をもつことは、手術の円滑な進行や事故防止のために重要です。

手術室の環境整備

- 手術室は、高性能フィルタによる空気のろ過、室内圧など室内の空気清浄度を維持する空調システムが整っています。空気の清浄度はドアの開閉や人の出入り、動作により阻害されるため、ドアの開閉や室内の人の数、その動作を最小限にすることで、感染のリスクを減らすことができます。
- 手術部は、清潔度によってクラス分けされています。高度清潔区域（Ⅰ）にはバイオクリーン手術室、清潔区域（Ⅱ）は一般手術室、準清潔区域（Ⅲ）は手術時手洗いコーナー、一般清潔区域（Ⅳ）は手術部周辺のリカバリールームや一般病室などがあります。清潔な人・物と不潔な人・物が交差しないよう動線と搬送経路を決定し、必要な物品を配置します。
- すべての患者のケアに際し、スタンダードプリコーション（標準予防策）を行います。患者や周囲の環境、医療器具などに触れる前後に手指衛生（衛生的手洗い）を実施することが重要です。
- 患者は手術着1枚で入室するため、室温を24±2℃に調整し、必要に応じて手術ベッドを加温しておきます。術中は滅菌ガウンを身につけたスタッフが暑くならないように室温を低めにし、患者の保温は体温調節装置などにより行います。

手指衛生（衛生的手洗い）

WHO『手指衛生ガイドライン』では、「手指衛生の5つのタイミング」が示されている。

①患者に触れる前
②清潔・無菌操作の前
③体液に曝露された可能性のある場合
④患者に触れた後
⑤患者周辺の環境や物品に触れた後

清潔区域別の身支度

- 手術室では看護師は、清潔扱いの器械出し看護師と非清潔扱いの外回り看護師に分けられ、役割が異なります。
- 身支度もまた器械出し看護師と外回り看護師では、異なります。器械出し看護師は、滅菌ガウンを着て、マスクの上に滅菌ガウンのマスクをつけます。

清潔・不潔の区別

手術室では、感染予防のため、清潔・不潔の区別を厳密に行うことがケアの重要なポイントになります。

手術時手洗いをして滅菌ガウン、滅菌手袋を身につけた器械出し看護師は清潔扱いですが、背面などは不潔区域です。清潔・不潔区域を理解し、清潔器械に背を向けるなどの行為を避けることが大切です。

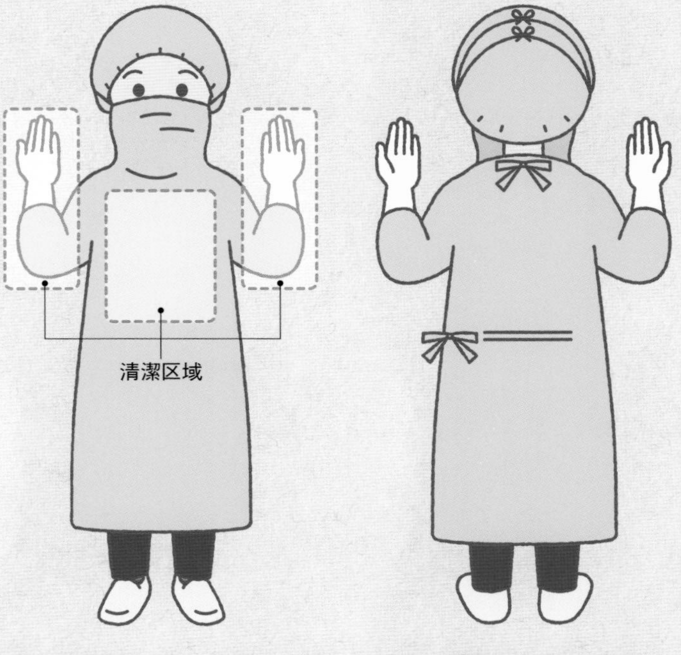

滅菌ガウン装着時、胸部から術野までの高さと、前腕までが清潔区域。

背部から側面など目視できない箇所は不潔区域。

手術の準備

更衣・手洗い

- 手術室は清潔区域であるため、看護師は入室時、衛生的手洗いを行い、手術室専用のユニフォームに着替えます。
- 頭髪をすべて覆うようキャップをかぶり、口と鼻を覆うようにマスクをつけます。
- 施設によって、入室時に足元を専用のシューズに履き替えたり、ナースシューズにシューズカバーをかぶせたりすることがあります。シューズを履き替えなくても、手術室の汚染にはつながらないとのアメリカでの報告もありますが、これらの対策は、血液などによる手術中の汚染を手術室外へ持ち出さないために行うと考えられています。
- 器械出し看護師は、ガウンテクニック→p62により滅菌ガウンを身につけ、手術時手洗いを施行し、滅菌手袋を装着します。

手術時手洗い

- 手術時手洗いは、スクラブ剤とブラシを用いるスクラブ法と、速乾性擦式アルコール製剤を用いるラビング法に大別されます。
- スクラブ剤でもみ洗いを行ってから（スクラブ法）、速乾性擦式アルコール製剤で消毒する（ラビング法）ツーステージ法もあります。
- 最近は、衛生的手洗い→図1の後にラビング法→図2を行う施設が増えています。
- 実際の方法は、使用する消毒薬の種類などにより異なります。施設のルールに従って、手洗いを施行しましょう。
- 手洗いはどの段階でも、末梢《まっしょう》から中枢に向かって行うのが基本です。指間や母指周辺は洗い残しが多いので注意しましょう→図3。
- 手洗いを始めたら、手をひじより下げないことが必要です。手洗い終了後は腕を曲げすぎず、手を下げないように保ちます。

手術室専用のユニフォーム
手術室での立場や役割がひと目でわかるように、手術室専用ユニフォームは、麻酔科医、術者、外回り看護師・器械出し看護師、臨床工学技士、薬剤師、医学生、看護学生などでユニフォームの色を変えている。

図1　衛生的手洗い

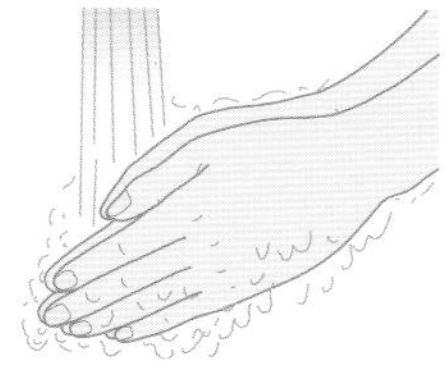

①流水で、手についた汚れをまず落とす。

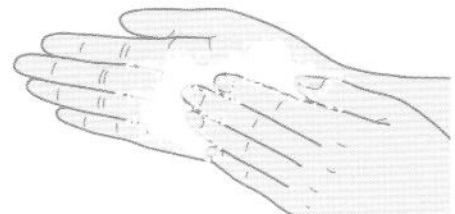

②石けんを泡立て、手掌、指先、爪、手背、指、指の間、母指、手関節から前腕部までを洗い、流水で流す。

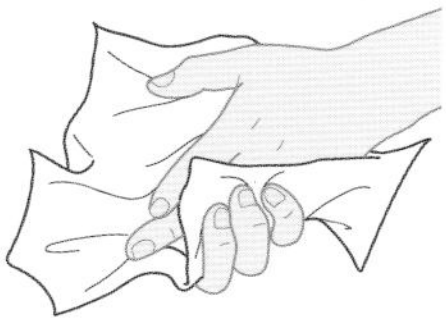

③ペーパータオルで水分をよくふき取る。

図2　ラビング法の例

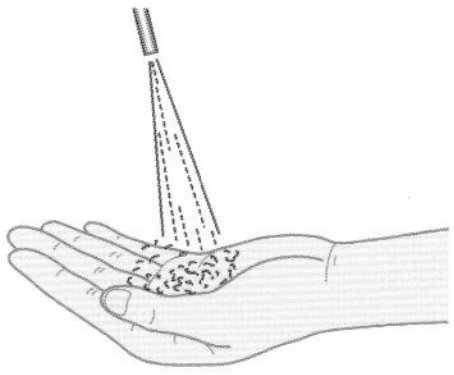

①速乾性擦式アルコール製剤を適量、手にとる。

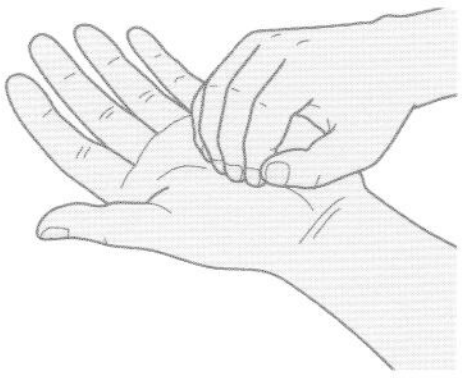

②片方の手掌に液体をためるようにして、反対側の手の爪を浸して消毒液をすり込む。

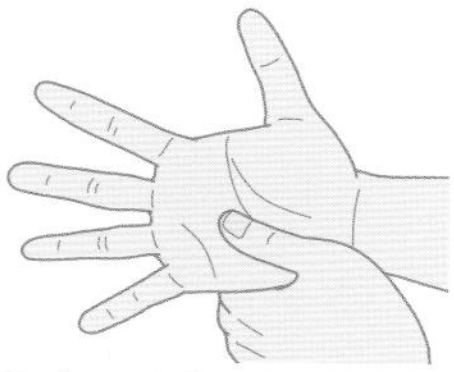

③次に手掌によくすり込む。

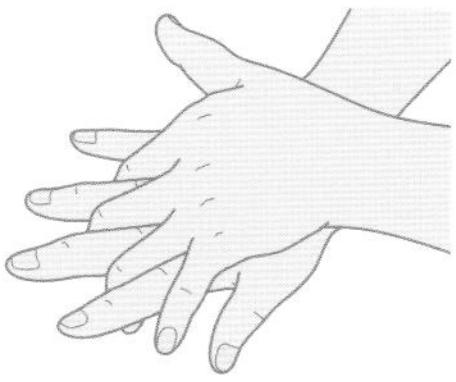

④手の甲にもすり込む。

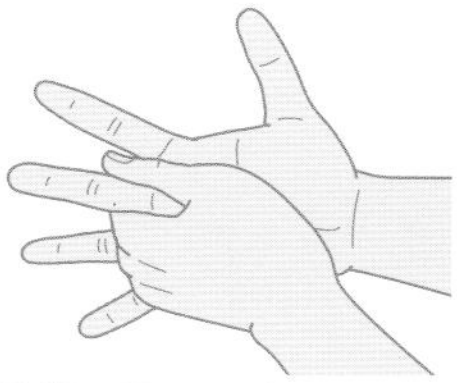

⑤指の間にすり込む。

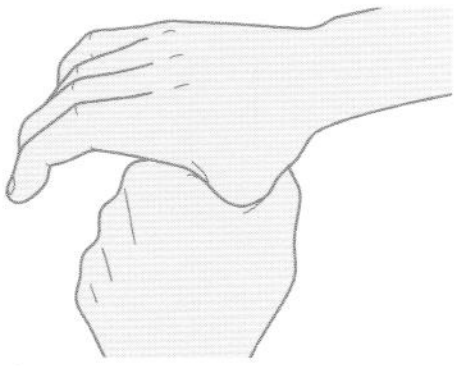

⑥母指にもすり込む。

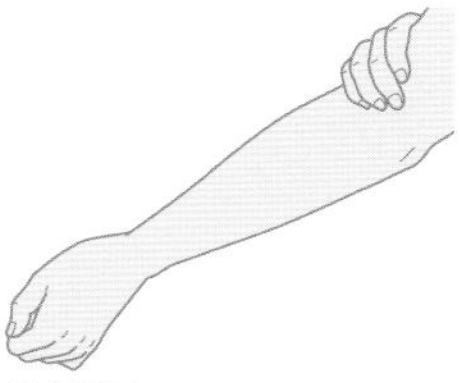

⑦前腕部にすり込む。

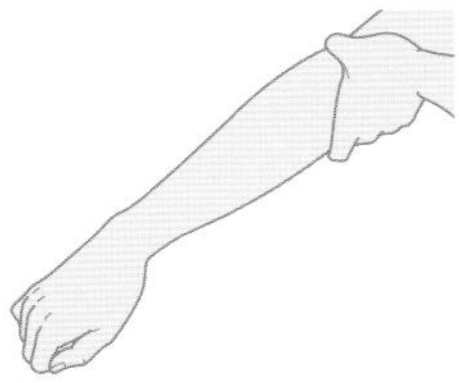

⑧反対側の手も同様に行う。

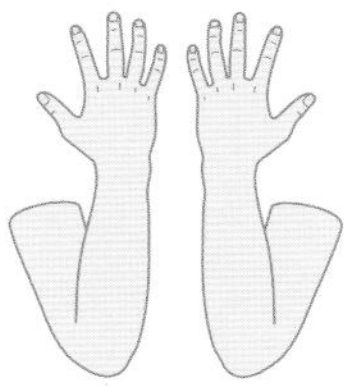

⑨消毒液が乾いた手は、ひじより下に下げない。

図3　洗い残しの多い部分

色の濃い部分を洗い残しやすい。

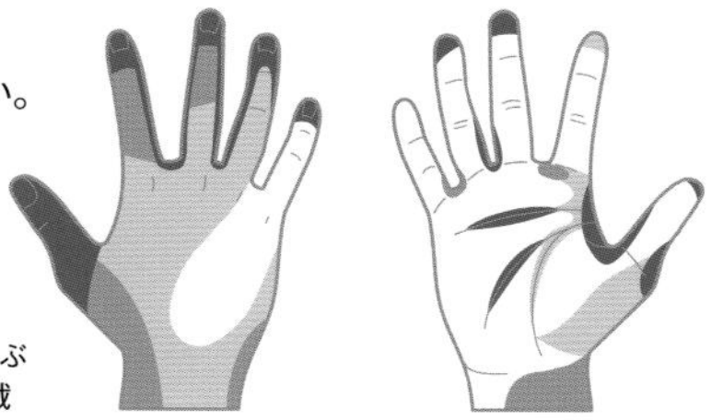

江口正信／編著『新訂版 根拠から学ぶ基礎看護技術』（サイオ出版）より転載

ラビング法

ウォーターレス法ともよばれる。2002年に発表されたCDC「医療現場における手指衛生のためのガイドライン」においてアルコール擦式製剤を用いた手術時手指消毒方法が推奨されてから、ラビング法を行う施設が増えている。ラビング法はスクラブ法に比べ皮膚へのダメージが少ない、手洗いにかかる時間が短い、コストが抑えられるというメリットがある。

手術の準備

滅菌ガウンの装着・ガウンテクニック

- 器械出し看護師はガウンテクニックにより、滅菌ガウンを身につけます。通常、外回り看護師が介助します。
- ガウンの表側は清潔扱い、裏側（自分に触れる側）は不潔扱いとなることに注意が必要です。

図4　ガウンテクニック

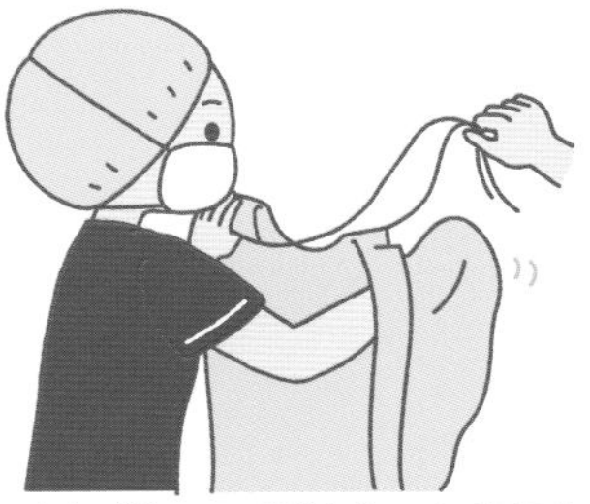

①介助者（外回り看護師）は無菌操作で滅菌ガウンの外装袋を開け、装着者（器械出し看護師）は滅菌ガウンの裏を持って広げる。

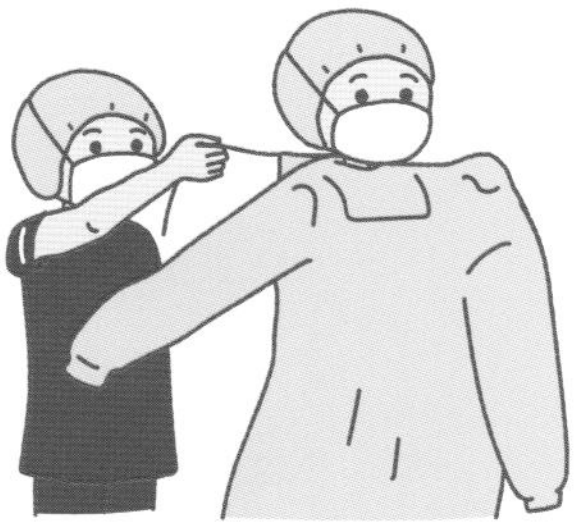

②装着者は片そでに腕を通した後、もう一方の首ひもを介助者に持ってもらって、腕を通す。

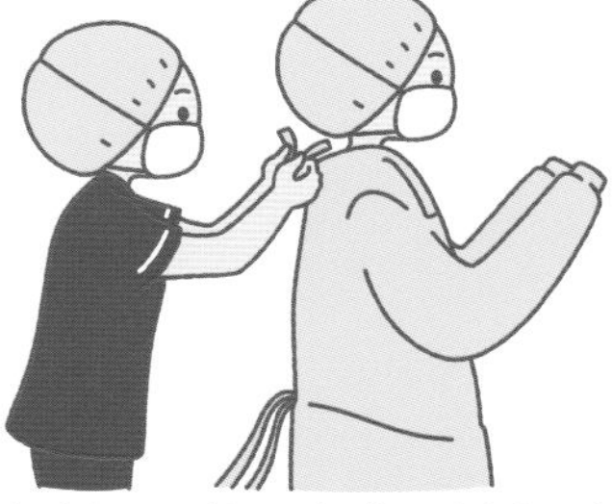

③介助者は、ガウンが不潔にならないよう首元の面ファスナーを留めて、首ひも、次に背の内ひもを結ぶ。

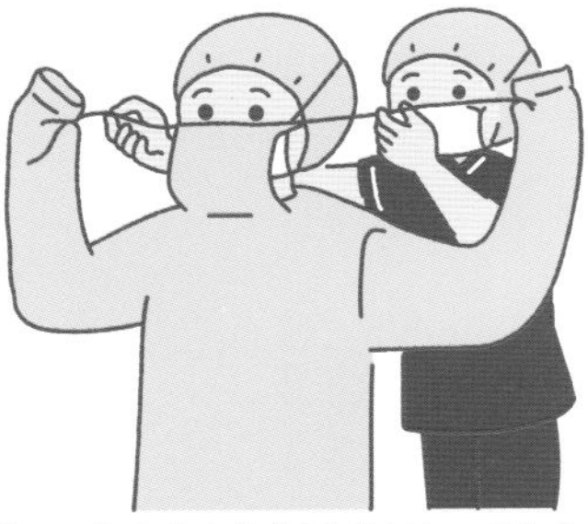

④マスクのひもを介助者にとってもらい、結んでもらう。

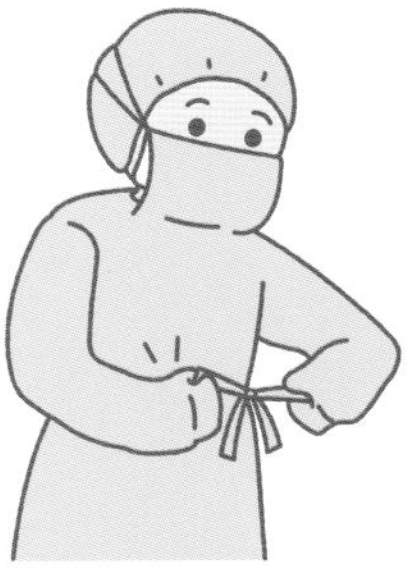

⑤介助者に、腰ひもを腰の周りに回してもらって、装着者が腰ひもを結ぶ。

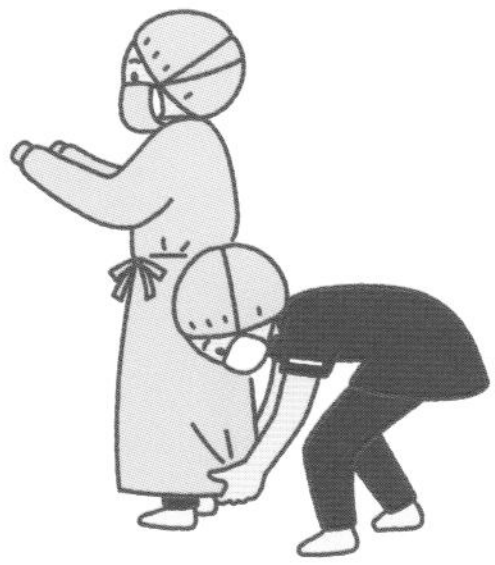

⑥介助者はガウンの下を引っ張り、しわを伸ばす。

無菌操作

滅菌された器具などを清潔に維持したまま取り扱うこと。

手袋の装着

- 手術時手洗いの後、ガウンテクニックにより滅菌ガウンを装着し、さらに滅菌手袋を装着します。
- 滅菌手袋はピンホールが空きやすいため、２枚重ねて装着する二重手袋（ダブルグローブ）にすることもあります。

二重手袋（ダブルグローブ）
色つきの手袋の上に肌色の手袋を着用すると、外側の肌色の手袋にピンホールができたときにわかりやすい。

図5　滅菌手袋の装着

手袋の包装は滅菌されていないため、包装を開ける際は介助者に開封してもらうか、あるいは手指をガウンのそで口に入れたまま開封し、不潔となったそで口を、手袋装着後に手袋で覆う。

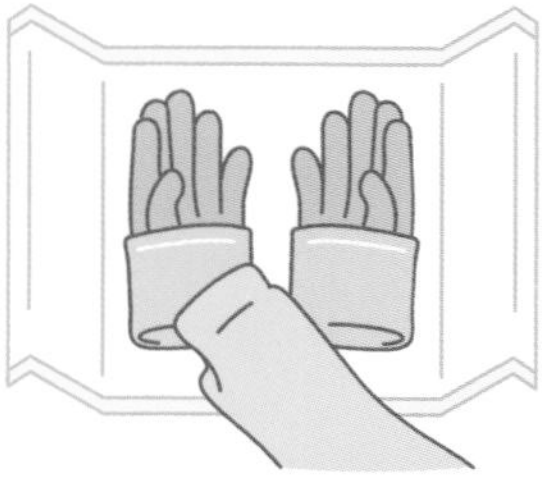

①折り返されている部分以外は触れないようにする。

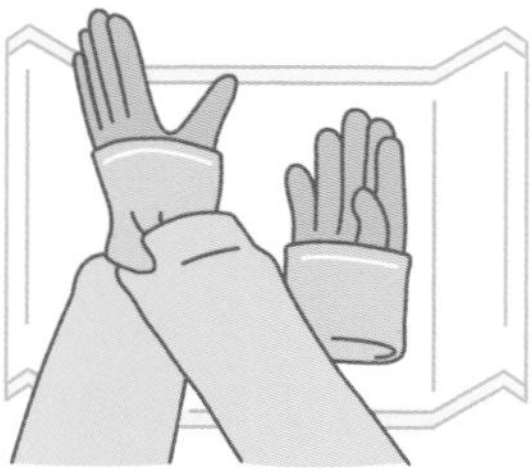

②手袋の折り返しの輪の部分を持ち手袋をはめる。

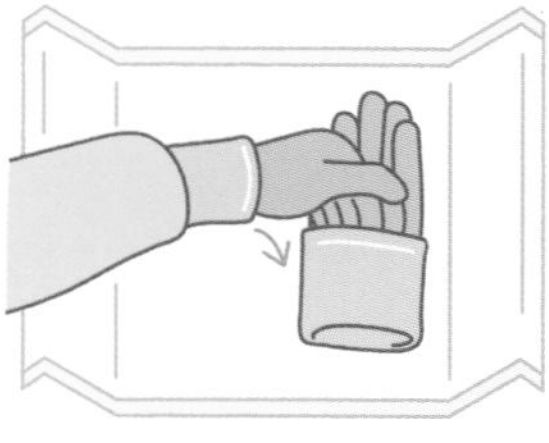

③装着した側の指先を反対側の手袋の折り返しの間に挟み、すくい上げるように持ち上げる。

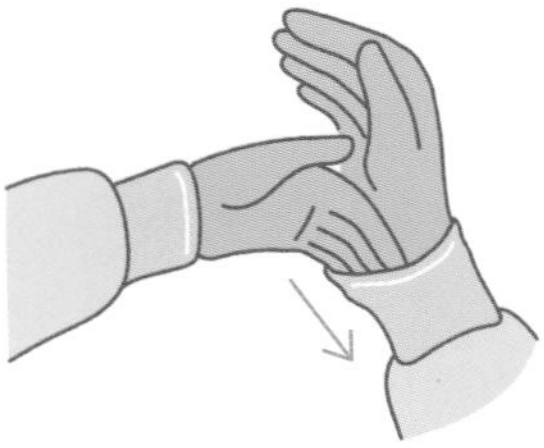

④反対側の手に手袋をはめる。

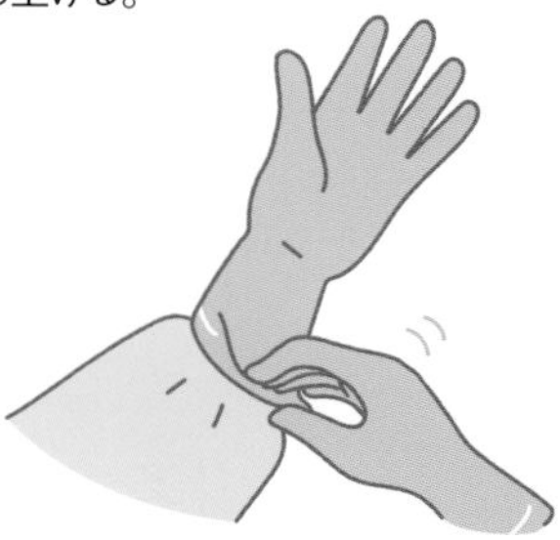

⑤装着した手袋が皮膚に触れないように注意して、滅菌ガウンのそで口に手袋の折り返した部分をかぶせる。

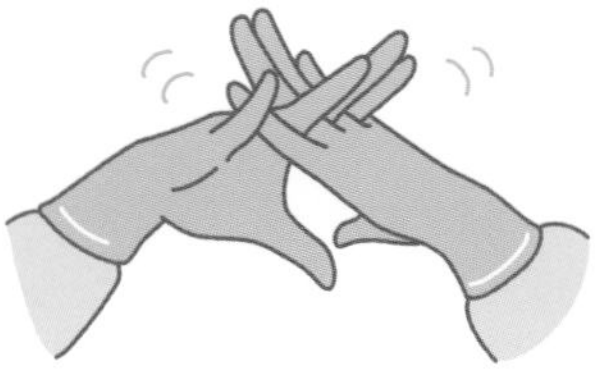

⑥両手を組むなどして、指先をフィットさせる。

手術室の安全管理

手術部位確認、体内遺残防止のためのカウントなど、手術中の事故を防ぐためにかならず実施すべきことがあります。重要な項目を理解したうえで、院内のルールや手順書を確認しておきましょう。

患者・手術部位の確認

- チェックイン（手術室入室）、麻酔導入前（サインイン）、タイムアウト（執刀直前）、サインアウト（閉創～退室前）のときに手術安全チェックリストを用いて、患者確認、手術部位の確認のほか、さまざまな項目を確認します。
- 手術安全チェックリストはコミュニケーションツールでもあり、チーム全体で確認を行うことで、情報の共有を図ることができます。
- 手術部位のマーキングは執刀医が患者・家族の確認のもとに行います。部位に左右がある場合、複数の構造物（手指、足指、肋骨《ろっこつ》など）や複数のレベル（椎骨など）がある場合にとくに重要です。

手術安全チェックリスト

WHO『安全な手術のためのガイドライン2009』の「手術安全チェックリスト」にもとづき、各施設でチェックリストが作成されている。

体内遺残の防止

- 手術に使用する物品の数を記録し、術前と術後ですべての数が一致することを確認することを「カウント」といいます。
- 手術に使用する医療材料・機器類はすべて体内に残留するリスクがあります。体内遺残のおもな原因はカウント忘れやカウントミスであるため、ルールに従い厳密にカウントを行うことが非常に重要になります。

表1　カウントのポイント

・2人以上で確認し、結果をカウント用紙などの記録に残す。
・数だけでなく形状の変化、破損の有無などを確認する。
・カウントは手術開始前から終了後まで、複数回行う。
・使用した医療材料・機器は手術終了後のカウントが終わるまで、室外に出さない。
・使用した医療機器類は破損、部品の脱落などがないか点検する。
・ガーゼなど、残存のリスクが高いものはダブルチェックする。

- カウントのタイミングや方法は院内のルールに従いますが、同時に2人以上（おもに器械出し看護師と外回り看護師）で徹底して行うこと、結果をかならず記録に残すことが必要です。
- ガーゼなど、遺残のリスクが高いものは、ダブルチェックでカウントします。
- 数だけでなく形状の変化、破損がないかなども確認します。

ガーゼカウント

- ガーゼは原則としてX線不透過性のものを、切断せず原形のまま使用します。使用前のガーゼが束になっている場合、1枚ずつ離してカウントします。
- 使用したガーゼは、重なっていないか、破れていないか、針などが紛れていないかを確認しながらカウントします。ガーゼカウンターの活用も有用です。
- 一時的に体腔《たいくう》内にガーゼを留置する場合、手術室内（ホワイトボードなど）にわかりやすく表示しておき、看護師がかならず除去されたことを確認します。

針カウント

- 針はパッケージごとに本数、種類、先端が折れていないかを確認します。
- 針は小さく見づらいので、針刺し事故や針の紛失を防ぐため、シャーレの上にガーゼを敷く、専用の針カウンターを使用する、ニュートラルゾーンを設けるといった工夫が必要です。

図　針カウンターの例

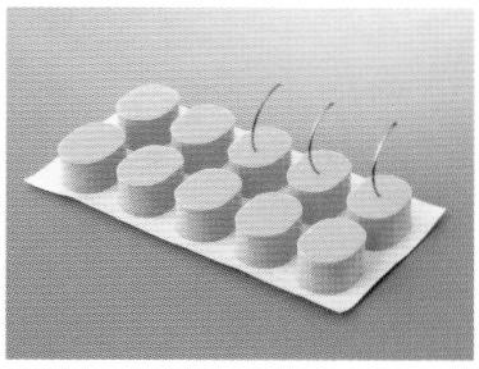

提供；アズワン

カウント不一致の際の対応

- カウントが不一致になった場合はただちに術者に報告し、術者は手術を中断して、チーム全員で捜索をします。
- それでも発見できない場合、X線撮影により体内遺残の有無を確認します。

カウントのタイミング

手術開始前、執刀前、看護師交代時、胸膜・腹膜閉鎖前後、筋層閉鎖前後、皮膚縫合前、手術終了後などに行う。

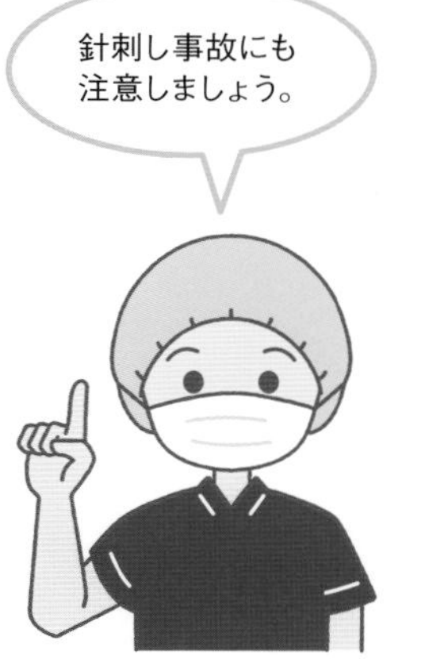

ニュートラルゾーン

術者と器械出し看護師の間に針などの鋭利器材を置くスペース（ニュートラルゾーン）をつくる。術者の視線は術野に集中しており、看護師を見ずに器材を渡すことが多いため、看護師から術者に鋭利器材を渡すときは手渡し、術者から看護師に返す際にニュートラルゾーンを介して受け渡すようにする。

手術室の安全管理

手術部位感染の予防

- 手術部位感染（SSI）には術前・術中・術後にわたり、さまざまな要因があります。術前・術中・術後それぞれに感染予防策をとる必要があります。
- 術中の低体温予防、酸素濃度の維持、血糖コントロールも重要です。術式によっては、予防的抗菌薬投与を行うこともあります。

表2　手術部位感染のおもな予防策（SSD）

タイミング	感染予防策
術前	・血糖値の管理を行う。 ・禁煙を指導する。 ・消毒薬を染み込ませたタオルで全身を清拭したり、消毒薬によるシャワー浴を実施する。 ・剃毛はせず、除毛が必要な場合にはサージカルクリッパーを使用して手術直前に行う。
術中	・術野の皮膚消毒を行う。 ・手術時手洗いなど医療者の手指衛生を施行する。 ・手術室の適度な換気を行う。 ・手術用ガウン・手袋などを適切に使用する。 ・手術環境の清潔を保持する。
術後	・適切な創部処置、創処置時の標準予防策、早期離床、ドレーンやカテーテル類の早期抜去、血糖コントロール　など。

手術部位感染（SSI）

Surgical Site Infectionの略。手術部位の創感染だけでなく、手術操作の加わった深部臓器や体腔を含めた手術部位の感染で、術後30日以内に発生したもの。

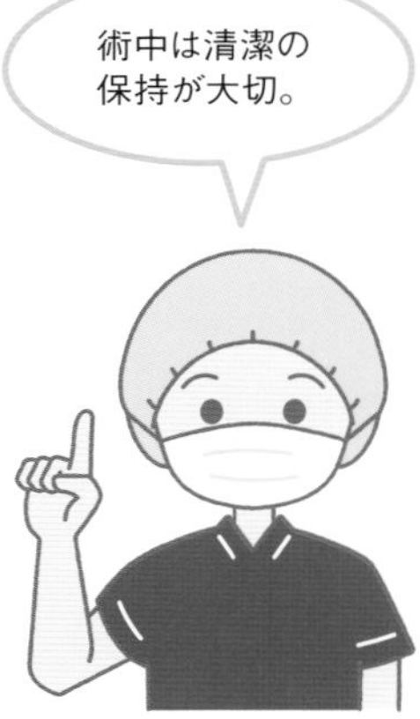

検体の管理

- 検体は重要な診療材料であるため、紛失や廃棄、取り違えなどの事故が起こらないように、適切な取り扱い・保管を行うことが重要です。
- 検体の採取が予定されている場合は、検体の名称・数・保管方法と検査について情報を得ます。術前に必要な物品を準備しておきましょう。また、術中迅速病理診断を行う場合や、検体をインフォームド・コンセントに使用する場合には、摘出後の検体の取り

検体管理に必要な物品

患者ラベル、保存容器、検査の伝票など。検体をインフォームド・コンセントに使用する場合、摘出臓器が乾燥しないように、ガーゼで覆い、生理食塩水をかけて保管する。術後はかならず医師に引き継ぐ。

扱いについてかならず確認しておきましょう。

- 検体が摘出されたら、術者と器械出し看護師で検体の名称・数・保管方法を声に出して確認します。器械出し看護師が外回り看護師に受け渡す際にも、外回り看護師がかならず復唱してから受け取り、ラベルに記載します。
- 手術終了後にも、患者氏名と検体名称・個数を2人以上で確認します。

輸血の注意点

- 輸血を行う際は、輸血同意書、交差適合試験票、輸血製剤、輸血関係伝票、輸血セットが必須です。
- 輸血製剤の受け渡し時や輸血準備時、輸血実施時には、患者氏名、血液型、製剤名、製造番号、有効期限を複数名でチェックします。製剤の種類によっては、さらに確認すべき事項があります。各施設の電子カルテ、手術室システム上での確認方法に準拠する必要があります。
- 製剤の血液の変色や溶血、凝固、血液バッグの破損など、異常がみられた場合は使用を中止します。

製剤の種類

赤血球製剤では交差適合試験の検査結果、放射線照射の有無を、血小板製剤では放射線照射の有無を確認する。

出血量の測定

術中の出血量は、血液を含んだガーゼの重さをはかりで計測し、ガーゼ総量の重さを引いたものと、吸引ボトルに吸引された血液で測定します。血液曝露《ばくろ》を防ぐため、測定の際にはかならず個人防護具を着用します。

ガーゼは15～30分に1回の目安で測りますが、急激な出血や大量出血の場合は状況に合わせて頻回に測り、報告することが必要です。手術野からの吸引での出血量報告も重要です。

近年は手術侵襲の少ない腹腔鏡《ふくくうきょう》下手術が増え、出血量は減っていますが、腹腔鏡下手術でも体内には開腹手術と同様に出血が起こりえることに注意が必要です。

手術体位の管理

手術体位は術式により決まりますが、体位固定が不十分であると、末梢《まっしょう》神経障害や褥瘡《じょくそう》（床ずれ）などの皮膚障害を引き起こすことになります。患者は麻酔のため痛みや違和感を覚えないことが多いので、術中も継続してモニタリングすることが必要です。

手術体位の固定

- 手術が安全かつ円滑に行われるように、十分な術野が得られることをおもな目的として術式に応じた手術体位が選択されますが、患者は術中、同じ体位をとり続けるため、合併症が起こらないように安全な管理を行う必要があります。
- 術前情報をもとにリスクアセスメントを行います。体位によって、褥瘡や神経障害が起こりやすい部位が異なります→p70表2。体位によるリスク要因と患者個人のリスク要因を合わせて評価し、枕、固定具、体圧分散マット、皮膚保護剤などを必要に応じて準備しましょう。
- 基本の体位は、仰臥《ぎょうが》位《い》、側臥位、腹臥位、砕石位、坐《ざ》位《い》→p70図の5つです。
- 他の体位は、術式に合わせて基本の体位が改良された特殊な体位ですが、術式の多様化に伴い、体位も多様化しています。肩関節の手術などでは坐位に近いビーチチェアポジションが増えています→p70図。
- 腹腔鏡《ふくくうきょう》下手術の増加とともに砕石位による手術が増えています。
- 泌尿器科や婦人科、消化器外科疾患などの手術で用いられることの多い砕石位では、最も体圧がかかる仙骨部の除圧や膝窩部《しっかぶ》の圧迫によるコンパートメント症候群の予防が重要です。

表1　安全な手術体位の条件

- 十分な術野が得られ、手術操作が安全・円滑に行われる。
- 全身観察や麻酔管理、循環・呼吸管理がしやすい。
- 局所の圧迫や過伸展がなく、神経障害、皮膚障害を起こさない。
- 関節可動域（ROM）を越えず良肢位が保たれる。
- 患者にとって安心・安楽な姿勢である。

患者個人のリスク要因

高齢、栄養不良、貧血、やせ・肥満、麻痺、皮膚の乾燥・湿潤・浮腫などは体位による合併症のハイリスクである。

ビーチチェアポジション

ビーチチェアにからだを預けるような体位。肩甲骨部、仙骨部、腸骨部、踵部に圧力がかかりやすく、とくにやせ型の場合は褥瘡ができやすい。骨が出ている部位にはクッションテープをはるなどして工夫をする。術後は圧迫部位をよく観察し、発赤や乾燥、損傷などがあればすぐに対処する。

コンパートメント症候群

筋膜・骨・骨膜などで囲まれた区画（コンパートメント）の内圧が上昇し、局所の筋・神経組織の循環障害を起こすもの。放置すると筋・神経組織などに不可逆的な機能障害をきたす。

良肢位

肩関節；外転0～30°（挙上時は90°以内）
肘関節；屈曲90°以内
前腕；回外と回内の中間位
手関節；背屈10～20°
股関節；屈曲0～10°、外転10～30°、外旋0～10°（砕石位では40°以内）
膝関節；屈曲10°
足関節；背屈0～10°、底屈0～10°

図　おもな手術体位 (1)

仰臥位

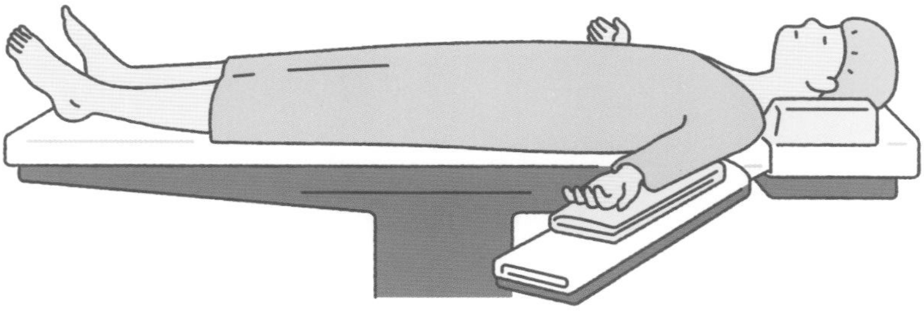

側臥位

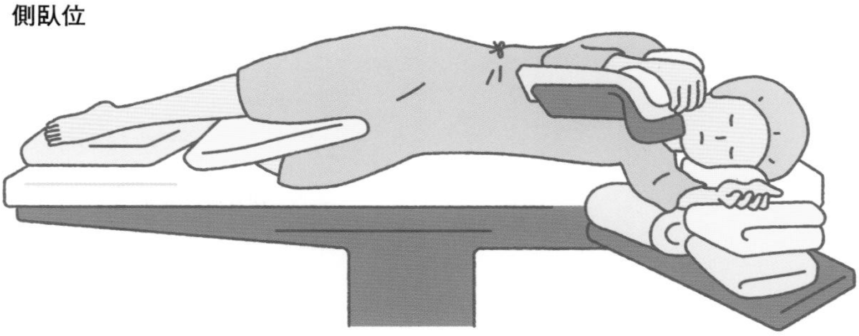

腹臥位

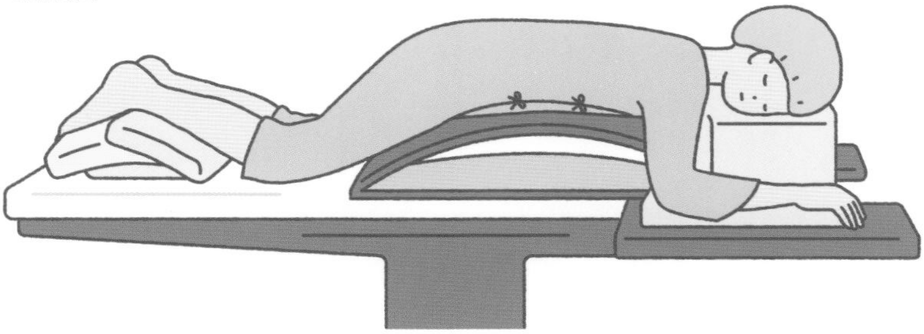

砕石位

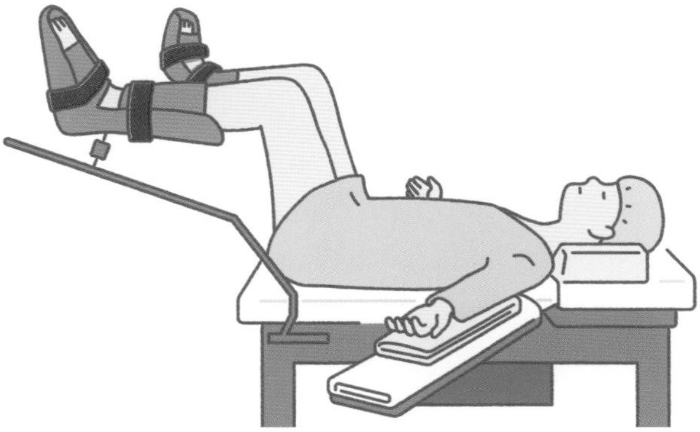

手術体位の管理

図　おもな手術体位（2）

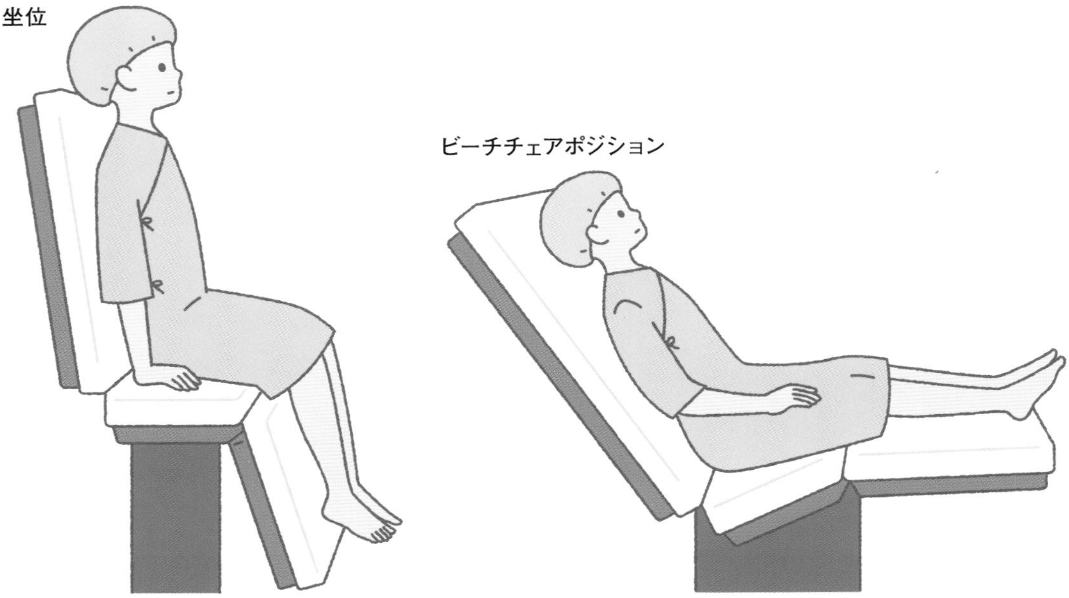

表2　おもな手術体位による合併症のリスク

手術体位	起こりやすい 神経障害の部位	圧迫部位 （褥瘡が起こりやすい）
仰臥位	・橈骨神経、尺骨神経、 腕神経叢、腓骨神経	・後頭部、肩甲骨部、 肘頭部、仙骨部、踵部
側臥位	・腕神経叢、腓骨神経、 顔面神経	・頬部、耳介部、肩甲骨部、 肋骨部、腸骨部、 大転子部、膝蓋部
腹臥位	・顔面神経、上腕神経、 橈骨神経、尺骨神経、 大腿神経、腓骨神経	・前額部、頬部、眼球、 肋骨部、膝蓋部、 下肢指先、胸部、腹部
砕石位	・坐骨神経、 腓骨神経	・後頭部、肩甲骨部、 肘頭部、仙骨部、 膝窩部（コンパートメント症候群）

- 体位固定は複数のスタッフで行います。過伸展や圧迫の有無、圧迫部位の除圧を確認するとともにバイタルサインの変化なども観察する必要があります→表3。
- 体位によっては羞恥心を伴うことがあります。不必要な肌の露出はタオルで隠すなどの配慮が大切です。

表3　体位固定時のチェックポイント

- □ 急激なバイタルサインの変化はないか。
- □ 良肢位は保たれているか、過伸展はないか。
- □ 脊椎の生理的弯曲は保持されているか。
- □ 圧迫部位が除圧・減圧されているか。
- □ 表在する神経は開放されているか。
- □ 循環障害の確認；腹部や心窩部、頸部、そ径部などの血管に圧迫はないか。
- □ 呼吸障害の確認；胸郭の圧迫はないか、肺機能を評価できるか。
- □ 器具類による接触・圧迫はないか。
- □ シーツのしわや湿潤はないか。
- □ 皮膚と皮膚の密着はないか。
- □ 枕などの位置、高さは適当か。
- □ 転落の危険はないか。

器具類による接触・圧迫

金属の部分に皮膚が直接触れていると、電気メスなどからの感電・熱傷のリスクがあるため注意する。挿管チューブ、点滴ルート、電極コード、尿道カテーテルなどはからだの下にないか、折れていないか、抜去のおそれはないかなどを確認する必要がある。

術中のモニタリング

- 術中は圧迫や血流の阻害はないか、固定がずれていないかなどをモニタリングします。患者は麻酔のために痛みや違和感を覚えないことが多いので、きめ細かな観察が求められます。
- 体位変換は複数のスタッフで声をかけ合いながら、慎重に行いましょう。

体位変換

血圧の変動、挿管チューブの屈曲やずれ、点滴・ドレーン類の抜去などの事故に注意する。とくに麻酔下では患者の骨格筋が弛緩しており、自力でからだを動かせないため、できるだけ多くのスタッフで行うことが必要である。

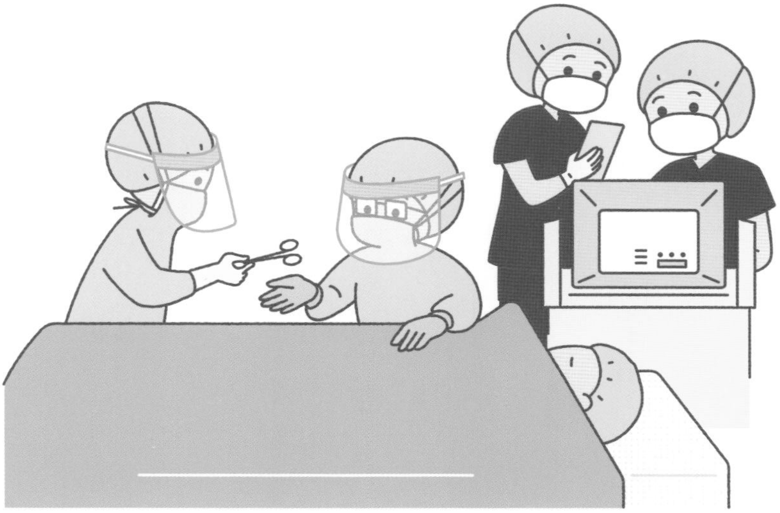

術中の体温管理

術中の患者は麻酔や輸液などさまざまな要因から、低体温に陥りやすくなります。術中は継続的に体温をモニタリングし、室温の調整や保温処置により体温低下を予防する必要があります。

術中の体温変化

- 術中は麻酔の影響や大気にさらされた体表面や臓器からの熱放射により、体温が下がりやすくなります。
- 麻酔により末梢《まっしょう》血管が拡張すると、深部の熱が血流とともに末梢へ移動し、中枢温が急速に低下して、からだの中の体温分布が変わり、再分布性低体温が起こります。
- 低体温はからだにさまざまな影響を及ぼし、心血管系や創部感染のリスクを高めるほか、麻酔の覚醒遅延を引き起こすこともあります。術中の中枢温の低下を防ぐことは困難ですが、保湿や加温により低体温を予防することが必要です。

中枢温

身体内部の温度を中枢温(深部温)、四肢やからだの外側の温度を末梢温という。中枢温は通常37±0.2℃にコントロールされている。周術期低体温は36℃未満とされるため、手術室看護師は入室から退室までの中枢温を36℃以上に維持する。

再分布性低体温

再分布性低体温は3相に分類される。

①末梢の血管拡張が起こり、熱が中枢から末梢に分散され、中枢温は急激に低下する(麻酔導入から1時間以内に0.5～1.5℃低下)。
②麻酔薬による体温調節の抑制、熱の放散などにより、ゆっくりと低下し続ける。
③体温低下とともに血管収縮反応が起こり、熱の放散が抑えられ、中枢温はほぼ横ばいの状態になる。

図1　再分布性低体温

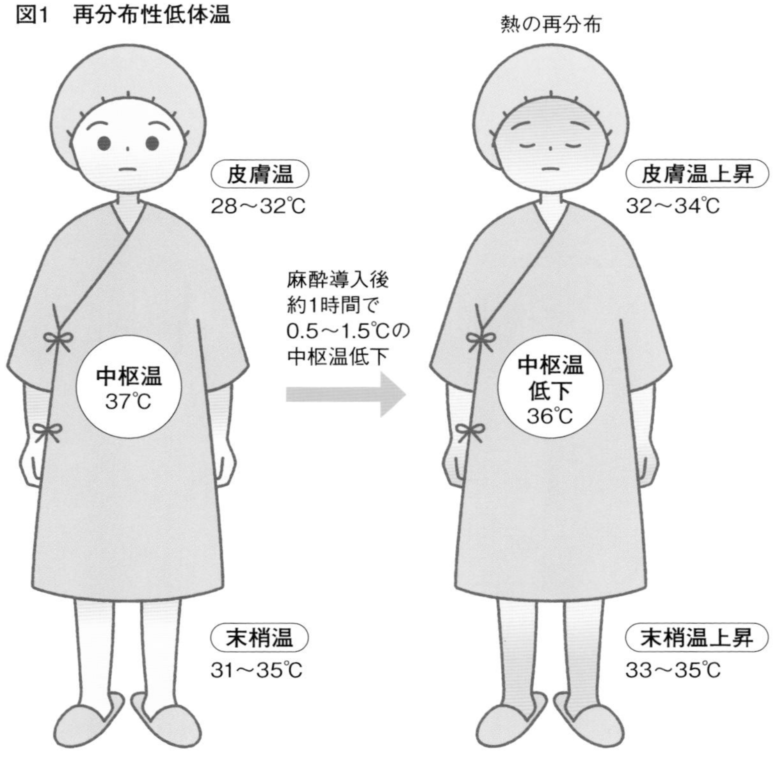

表　低体温のおもな徴候・症状

・末梢の冷感
・シバリング（ふるえ）
・悪寒
・血液凝固障害（出血量の増加）
・その他；心筋虚血、不整脈、覚醒遅延など

体温のモニタリング

- 術中は体温モニタにより中枢温をモニタリングします。
- 発汗の有無や四肢の冷感、シバリング→p113、チアノーゼなど、低体温の症状がないか観察することも必要です。

低体温の予防

- ひとたび低体温に陥ると、体温を正常に戻すことが難しくなるため、予防策を講じることが重要です。
- 術前から加温装置を用いて体表面を加温することで、体温維持を図ることができます。さまざまな加温装置があるため、医師と相談し、手術部位や手術体位に合わせた適切な装置を選びましょう。
- 熱のほとんどは体表や術野から失われていくため、体表面をタオルケットなどで覆うことも有用です。
- 過剰な保温、脱水、感染などによる体温上昇にも注意します。全身麻酔では、まれに悪性高熱症を引き起こすことがあります。

悪性高熱症
麻酔薬に特異な反応を起こして、高熱を出しショック状態に陥る全身麻酔の偶発症。発症には遺伝的要因が疑われる。最高体温が41℃以上になり、死に至ることがあるため、発生率は低いが、異常を早期発見することが重要である。治療薬にダントロレンがある。

図2　加温装置の例

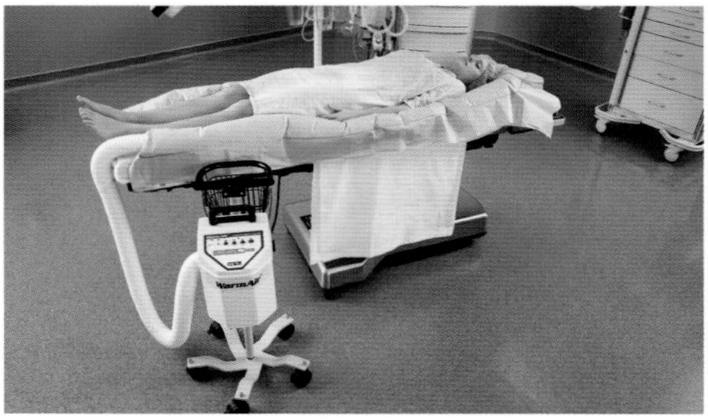

アンダーボディブランケット（成人）
提供；アイ・エム・アイ

帰室に向けて

患者は手術終了後、一般にリカバリールーム（回復室）へ移動することが理想的ですが、病室へ直接帰室することもあります。術直後は不安定な状態にあるため、呼吸・循環・意識状態をよく観察し、急変を見逃さないよう注意します。

病室やリカバリールームへの移動

- ハイリスク患者（合併症がある高齢者など）では、術直後は呼吸状態や循環動態がとくに不安定であり、すぐに一般病棟へ帰室するとさまざまなリスクを伴うため、いったんリカバリールーム（回復室）に移動することがあります。
- 移送時は状態が変動したり、ドレーンやカテーテル類が抜去されるリスクがあるため、複数のスタッフで移送します。

リカバリールーム（回復室）
施設の規模などにより術直後の患者の管理体制は異なる。重症度に応じて高度治療室（HCU）や集中治療室（ICU）で管理することもある。

帰室前のケア・アセスメント

- 回復室では、意識・呼吸・循環状態を継続的に観察し、急変を見逃さないようにしましょう。合併症予防・早期発見のため、低体温、悪心・嘔吐《おうと》、疼痛《とうつう》、褥瘡《じょくそう》の有無などにも注意します。
- バイタルサインが安定し、麻酔科医または主治医の許可が出たら移送の準備をします。病棟看護師への引き継ぎ時には、術後ケアに必要な項目を漏れなく申し送ります。

移送
術直後の移送は原則として2人以上で行い、1人が患者を、もう1人が機器や周囲の安全確認を行う。

病名・術式
手術によって確定診断がなされることや、術式や麻酔方法が予定と変わることもあるため、確実に伝える必要がある。

表　病棟へのおもな申し送り項目

- ☐ 病名・術式
- ☐ 麻酔方法・時間
- ☐ 術中経過；出血量、尿量、輸液・輸血量、合併症、使用薬剤
- ☐ 術後経過；バイタルサインの経過、覚醒度、吐き気・疼痛の有無
- ☐ 術後に行った処置
- ☐ ドレーン挿入の部位・種類・本数
- ☐ 輸液・輸血ラインの部位
- ☐ 創部の状態；部位、出血の有無
- ☐ 皮膚損傷や神経障害
- ☐ 最終バイタルサインと覚醒状態

第3章

麻酔とケア

麻酔のリスク評価
麻酔導入の準備
麻酔導入
気管挿管
術中のモニタリング
抜管・覚醒時のケア

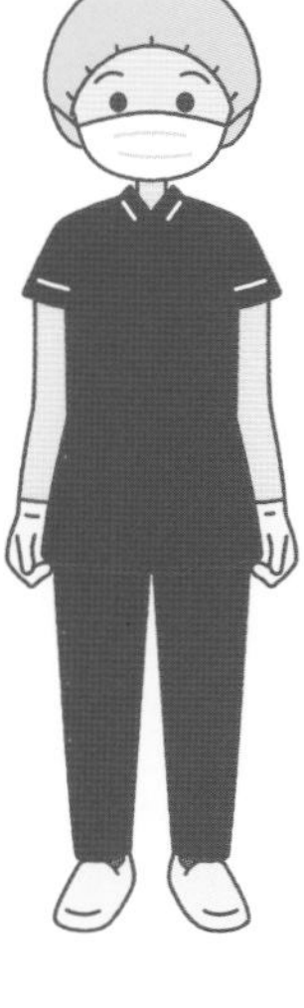

麻酔の流れ

よりよい麻酔看護を行うため、麻酔の手技や処置の内容、介助の方法を知っておきましょう。麻酔中に起こりうる問題を早期発見できるようにモニタリングのポイントを理解しておくことも必要です。

1 麻酔のリスク評価

麻酔科医は術前に麻酔のリスク評価を行います。
マスク換気困難・挿管困難が予測される場合は対策を立て、挿管困難カートなどの準備を整えます。
複数の鎮静薬、鎮痛薬と吸入麻酔薬や区域麻酔を組み合わせるケースが増えているため、
麻酔の種類や方法を理解しておくことも大切です。

2 麻酔導入の準備

麻酔導入に向けて、モニタ類を装着し、
末梢静脈ルートを確保します。

3 麻酔導入

純酸素・静脈麻酔薬を投与し、鎮静、催眠を促します。
意識が消失したらマスク換気を始め、筋弛緩薬を投与します。

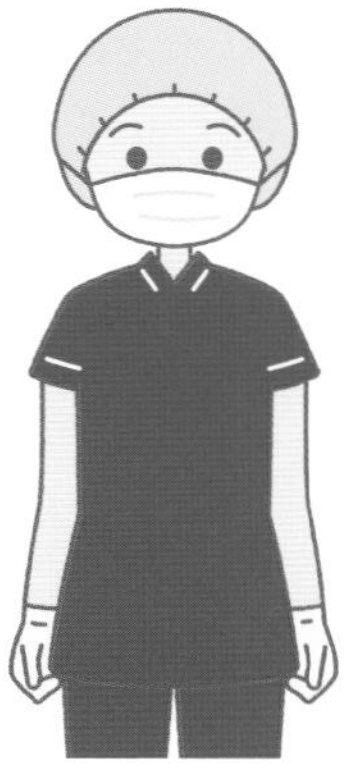

4 気管挿管

麻酔科医の喉頭展開、
気管挿管などの手技を介助します。

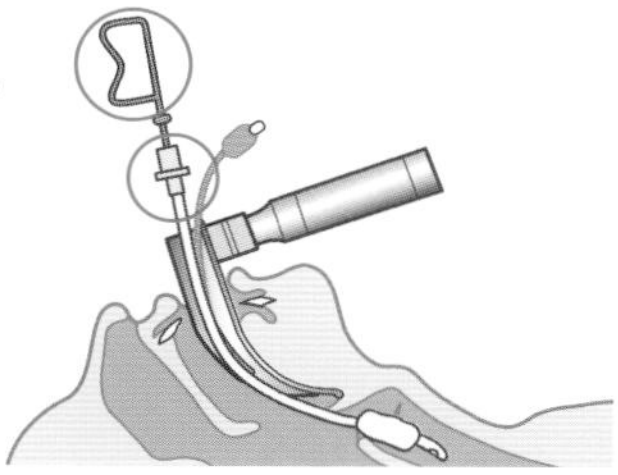

5 術中のモニタリング

術中は各種のモニタを使用して
全身管理を行います。

6 抜管・覚醒時のケア

気管チューブ抜管の介助をします。バイタルサイン、意識状態を観察・評価し、問題がなければ退室の準備をします。

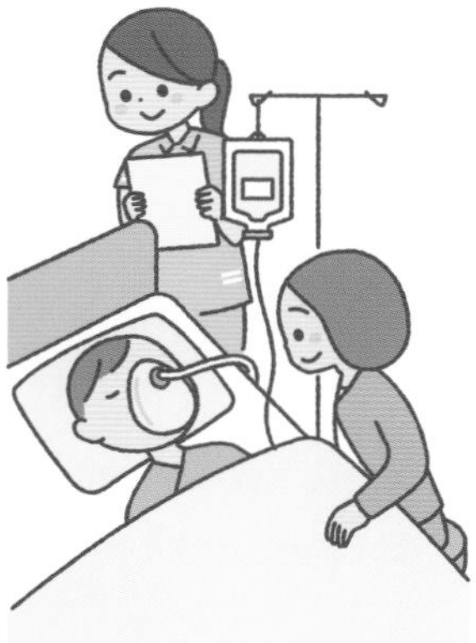

麻酔のリスク評価

安全に麻酔を行うには、麻酔科医による術前のリスク評価が重要です。とくに全身麻酔は呼吸や循環に大きな影響を与えるため、気管挿管や誤嚥《ごえん》のリスクを把握し、対策を立てておきましょう。

麻酔科医による術前のリスク評価

- 麻酔科医は術前外来での診察で得た情報や各種検査の結果をもとに、患者の全身状態や気管挿管・誤嚥のリスクを評価し、安全な麻酔計画を立てます。看護師には、術中のトラブルだけでなく術後合併症のリスクも知り、患者が安全に麻酔を受けられるよ

LEMON法（術前の気道評価）

L（look externally）
顔面や頸部を観察し、換気・挿管の障害がないかチェックする。

E（evaluate 3-3-2）
開口の程度、口腔内・上気道を指幅で評価する。

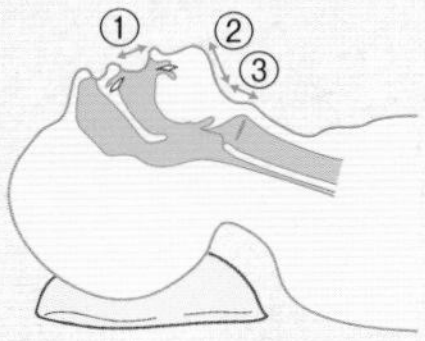

①開口距離（3横指）以上
②おとがいと舌骨の距離（3横指）以上
③口腔底と甲状軟骨の距離（2横指）以上

M（Mallampati；マランパティ分類）
坐位で舌を出してもらい、舌と口蓋垂の位置関係を評価する。クラスⅢ、Ⅳでは気道確保困難が予想される。

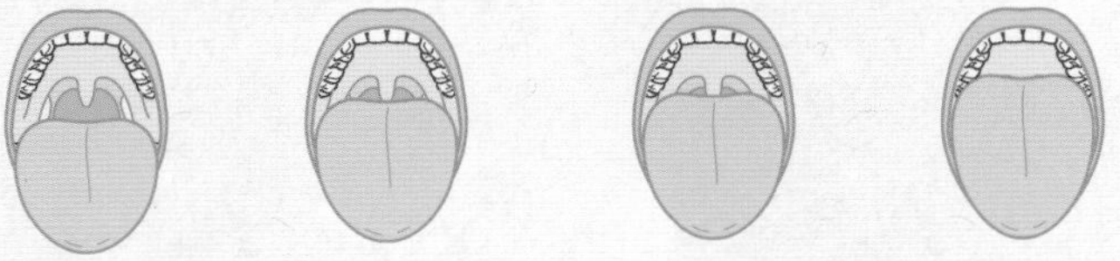

クラスⅠ	クラスⅡ	クラスⅢ	クラスⅣ
口蓋弓、軟口蓋、口蓋垂がよく見える。	口蓋弓、軟口蓋は見えるが、口蓋垂の先端は見えない。	軟口蓋と口蓋垂基部しか見えない。	硬口蓋しか見えない。

O（obstruction）
炎症、腫瘍、外傷など気道閉塞症状の有無を評価する。

N（neck mobility）
頸部の可動域を確認する。

換気・挿管の障害（顔面や頸部）
歯の欠損、義歯、口ひげ、肥満、舌の巨大、外傷、小顎症など。

頸部の可動域
下顎を前胸部にくっつけることができるか、首をそらした状態で前額部に鉛筆を置いても落ちないかを坐位で評価する。

うケアすることが求められます。

- 全身評価にはASA（米国麻酔科学会）術前状態分類が世界的に用いられています。
- 全身麻酔では呼吸機能が抑制されるので、患者の気道を確保し、人工呼吸管理を行います。麻酔中に気道確保が困難になると低酸素血症を起こし、致死的な状態に陥るリスクがあるため、術前に気道を評価し、気道確保時のトラブルを予測することが重要になります。

マスク換気困難・挿管困難の予測とその対応

- 気道評価のポイントは、マスク換気困難と挿管困難の予測です。さまざまな因子があり、多角的にアセスメントすることが求められますが、気道評価のひとつのツールとして「LEMON法」が用いられています。
- 全身麻酔時にはマスク換気の酸素が胃内へ送り込まれ、胃内容物が逆流して、窒息や誤嚥を引き起こすことがあります。このため、誤嚥のリスクを評価しておくことも大切です。
- 気道確保に問題がある場合は、特殊な麻酔導入や気管挿管の際に特殊な方法をとることもあります。麻酔科医に確認したうえで、挿管困難カートを準備しておきましょう。

ASA（米国麻酔科学会）術前状態分類

クラス1；全身的には健康な患者（そ径ヘルニア、乳がんなど）
クラス2；軽度の全身疾患を有する患者（貧血、高血圧、糖尿病など）
クラス3；高度の全身疾患があり、日常生活が制限される患者（高度の閉塞性肺疾患など）
クラス4；生命を脅かすほどの全身疾患があり、日常生活が著しく制限される患者（重症心不全など）
クラス5；手術の施行にかかわらず、24時間以内に死亡すると思われる瀕死の患者（大動脈瘤破裂など）
クラス6；脳死状態の患者にて、提供目的で臓器が切除される患者

誤嚥のリスク

胃腸障害、妊婦、高度肥満、糖尿病など。絶飲食をしていなければ誤嚥のリスクが高くなるため、術前にかならず絶飲食の指示が守られているか確認する。

麻酔科医との連携

- 術中は手術室（外回り）看護師が麻酔科医と連携して麻酔導入や全身管理を行いますが、病棟看護師が麻酔科医や手術室看護師と情報を共有し、覚醒遅延やPONV（術後の悪心・嘔吐《おうと》）、呼吸抑制など術後合併症のリスクに備えることも重要です。
- 術後の疼痛《とうつう》管理も麻酔科医の役割なので、術前から麻酔科医と連携し、適切な痛みのコントロールが行われるよう看護計画を立てるとともに、疼痛ケアについて術前オリエンテーションがしっかり行われるよう配慮します。術前から患者の痛みへの不安、恐怖を軽減することが大切です。

麻酔の種類

麻酔は手術による痛みを除去するだけでなく、手術侵襲による生体反応を抑えて、安全に手術を行うために不可欠ですが、からだに大きな影響を及ぼします。麻酔の方法やさまざまな麻酔薬の特徴について知っておくことが重要です。

麻酔の目的・方法

- 手術室で行われる麻酔は、目的、意識の有無などにより「全身麻酔」と「区域麻酔（局所麻酔）」に大別されます。
- 麻酔の大きな目的は、痛みをできるかぎり抑えることです。手術時の強い痛みは心拍数や呼吸数、血圧を上昇させるため、痛みを抑えることで全身状態の変動を防ぐことができます。

全身麻酔の特徴

- 中枢神経を抑制する全身麻酔の特徴は、意識消失です。患者は痛みを感じず、有害な自律神経反射が起こることもないため、長時間の手術も安全に行うことが可能ですが、呼吸機能や循環機能などの抑制を伴うため、術中・術後の全身管理がひじょうに重要になります。
- 「鎮静（意識消失）」「鎮痛」「筋《きん》弛《し》緩《かん》」を全身麻酔の三要素といいます。「有害反射の抑制」を加えて、全身麻酔の四要素とよばれることもあります。
- 全身麻酔薬は投与方法により、吸入麻酔薬と静脈麻酔薬に分け

全身麻酔の四要素

全身麻酔の4Aともいう。
Amnesia（鎮静）
Analgesia（鎮痛）
Akinesia（筋弛緩）
Abolition of Autonomic Reflexes with Maintenance of Homeostasis（有害反射の抑制）

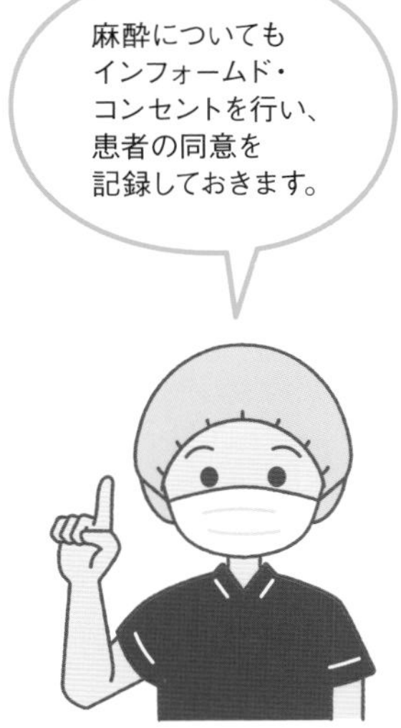

表1　麻酔の種類

	方法	特徴
全身麻酔	・吸入麻酔 ・静脈麻酔	・中枢神経を抑制し、意識を消失させる。どんな手術にも適応できるが、呼吸や循環に大きな影響を与えるため、術中・術後の全身管理が不可欠である。
区域麻酔	・脊髄くも膜下麻酔 ・硬膜外麻酔 ・局所浸潤麻酔 ・神経ブロック ・表面麻酔	・末梢神経から中枢神経への痛み刺激の伝達を抑えるため、患者の意識はあるが、痛みは感じない。全身への影響は比較的少ない。

られます。全身麻酔薬に鎮痛薬や筋弛緩薬を併用するバランス麻酔が主流となりつつあります。

- 成人において、多くは静脈麻酔薬を投与し患者の意識を消失させてから、吸入麻酔薬で麻酔深度を維持するのが一般的ですが、吸入麻酔薬を使用せずプロポフォールと超短時間作用性のレミフェンタニルを併用する全静脈麻酔法（TIVA）を行うことも増えてきています。

筋弛緩薬
緊急手術などで胃内容物が残ったままの状態で手術が行われる場合（フルストマック）には、迅速導入法としてスキサメトニウムが使われることがある。

全静脈麻酔法（TIVA）
適切な麻酔深度を維持し、速やかな覚醒を図ることができる、吸入麻酔薬による手術室内の汚染のおそれがないなどのメリットがあるが、脳波モニタなしでは術中覚醒の可能性が高いなどのデメリットもある。

表2　バランス麻酔の組み合わせ

目的	組み合わせる薬剤など	代表的な薬剤名など
鎮静（意識消失）	・静脈麻酔薬	・プロポフォール、チアミラールナトリウム
	・吸入麻酔薬	・セボフルラン、デスフルラン
鎮痛	・オピオイド鎮痛薬	・フェンタニル、レミフェンタニル
	・区域麻酔	・硬膜外麻酔、脊髄くも膜下麻酔、神経ブロック
筋弛緩	・筋弛緩薬	・ベクロニウム、ロクロニウム

麻酔の選択

- 区域麻酔は、末梢《まっしょう》神経から中枢神経への痛み刺激の伝達を抑制することで麻酔効果を得る方法です。患者の意識はありますが、痛みを感じることはありません。全身への影響が少ないのが特徴で、脊髄くも膜下麻酔、硬膜外麻酔などの方法があります→p96。
- 全身麻酔か区域麻酔かは、手術時間、手術部位、患者の全身状態などから判断されますが、一般に2時間を超える手術は全身麻酔で行われます。区域麻酔はおもに四肢、会陰部、下腹部などの短時間の手術で用いられます。
- 全身麻酔の手術において、術後鎮痛のため硬膜外麻酔、脊髄くも膜下麻酔、神経ブロックなどの区域麻酔を併用することもあります。

手術時間
硬膜外麻酔以外の局所麻酔薬の効果は比較的短く、効果が弱まると患者が痛みを感じることになるため、2時間以上の手術は全身麻酔で行われるのが基本である。

全身麻酔① 麻酔導入の

麻酔導入に向けて、モニタ類を装着し、末梢《まっしょう》静脈ルートを確保します。手術台に上がった患者の不安は極度に高まるため、温かな声かけ、タッチングをするなど心理的ケアを行うことも看護師の重要な役割です。

モニタ類の装着

- 患者の全身状態を評価するため、血圧計、心電図、パルスオキシメータなど必要なモニタ類を装着します。
- 全身麻酔の手術では、術中覚醒を防ぐため脳機能を解析するモニタを使用します。よく使われるのは、脳波から催眠・鎮静度を推測するBISモニタやSedLine®ですが、そのほかにMEPモニタ、AEPモニタなどが使用されることもあります。
- 筋弛緩《きんしかん》薬の効果をみるため、筋弛緩モニタを用いることもあります。
- 深部静脈血栓症予防の弾性ストッキングを着用している場合、適切に装着できているかどうか確認します→p52。必要に応じてフットポンプ→p155を装着します。
- 患者の不安をやわらげるため、一つひとつの処置について、わかりやすく説明します。皮膚の露出に配慮すること、室温や音に注意することも必要です。

表1　全身麻酔の手術で使用するモニタ類

- ・血圧計
- ・心電図
- ・パルスオキシメータ
- ・カプノメータ
- ・体温モニタ
- ・換気量モニタ
- ・脳波モニタ（例；BISモニタ）
- ・筋弛緩モニタ

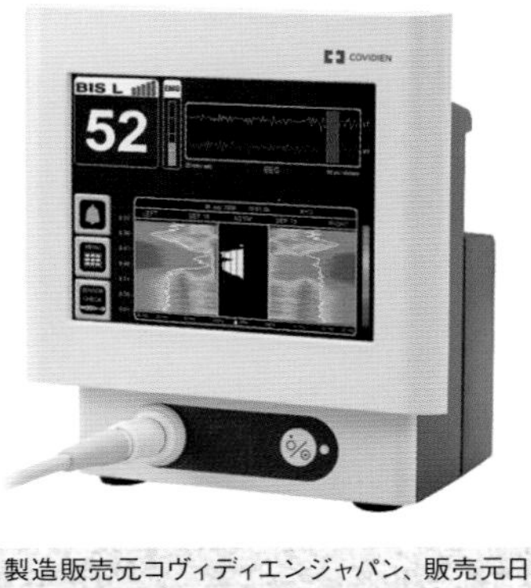

提供；製造販売元コヴィディエンジャパン、販売元日本光電工業「BISコンプリートモニタリングシステム」

MEPモニタ
運動誘発電位（Motor Evoked Potential）モニタ。脳の運動中枢に電気刺激を与えて手足の筋肉の筋電図を調べるモニタリング法で、運動神経の領域を手術する場合などに用いられる。

AEPモニタ
聴性誘発電位（Auditory Evoked Potential）モニタ。音刺激により誘発される脳電位を測定し、催眠・鎮静度を推定する。両耳に装着したイヤホンから音刺激を内耳に与え、頭部に装着した電極で脳電位を測定する。

フットポンプ
間欠的空気圧迫装置。足部や下腿を間欠的に圧迫することで深部静脈血栓症を予防する。患者のからだや術式、体位に合ったカフを選ぶことが重要である。

音
手術室内では、患者は視覚的に遮断された状態になることが多く、聴覚が鋭敏になりやすいため、不用意な会話をしたり、物音を立てたりしないよう注意する。患者がリラックスできるような音楽をかけるのも効果的である。

準備

表2　モニタ類装着のポイント

- □ 装着部位の皮膚トラブルの有無を確認し、トラブルのある部位を避けて装着する。
- □ 血圧計；適切な幅のマンシェットを選び、末梢カテーテルが留置されていない側の上肢に巻く。
- □ パルスオキシメータ；血圧計のマンシェットとは反対側の手指から、指先の汚れや爪の凹凸、マニキュアなどがない指を選び装着する。
- □ 心電図；電極の上から保護テープなどを貼り、血液や消毒薬で汚染されないようにする。

図　BISモニタの電極

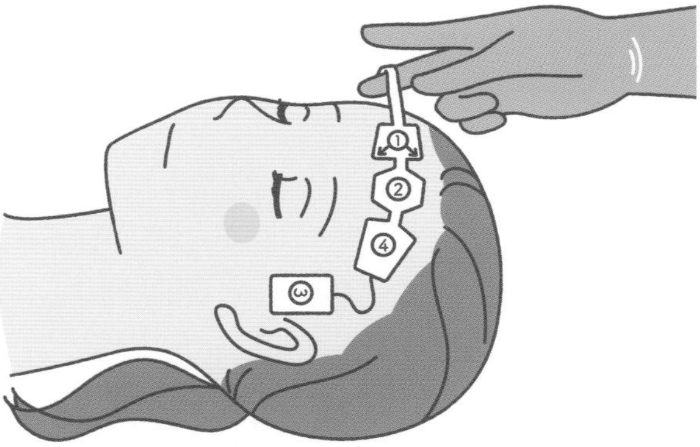

①鼻上4～5cmで額の中心部
②①と④の中間部
③こめかみ上
④まゆ毛の上方

装着部をアルコール綿などで清拭してから、図の位置に電極を装着（左右はどちらでも可）。BISセンサーとセンサーケーブルを接続し、電極を約5秒間押さえて固定する。電極の突起で痛みを生じる可能性があることを患者に説明する。

ルート確保

- 輸液や投薬のため、末梢静脈ルートを確保します。
- 穿刺《せんし》部位は、手背の血管の分岐部を探すのが基本です。痛みを伴うため、かならず患者に声をかけてから行いましょう。
- 病棟でルートが確保されてきた場合、手術体位によってからだの下に巻き込んだりするおそれがないか確認し、必要に応じて再固定をします。
- 刺入部位の腫脹《しゅちょう》、疼痛《とうつう》、輸液の滴下速度につねに注意を払います。麻酔を導入すると患者の意識はなくなるため、異常を早期発見することが重要です。

手背の血管の分岐部
この部位は血管が逃げにくく、また神経を傷つけるリスクが少ない。最初に選択した部位で確保できなければ、その部位よりも中枢側を選ぶ。

全身麻酔② 麻酔導入の

麻酔導入やマスク換気が安全かつ速やかに行われるよう介助します。麻酔導入後はバイタルサインの変化や換気の状態をしっかり観察し、異常を見逃さないようにしましょう。

①純酸素投与

- 純酸素を投与し、肺胞内の窒素を酸素に置き換えること（脱窒素）で、挿管時の無呼吸による低酸素血症のリスクを最小限に抑えます。
- 適切なサイズのマスクを装着し、純酸素を3～5分間投与します。パルスオキシメータにより、酸素化が十分に行われているかモニタリングします。純酸素投与後は酸素飽和度（SpO_2）が98％以上になるよう維持します。

表1　純酸素投与のポイント

- □ 適切なサイズのマスクを選択する。
- □ マスク換気困難が予測されるケース→p79では、事前に対策を立てておく。
- □ 患者に「酸素を投与する」ことを説明する。
- □ 必要に応じてヘッドバンドを使用し、マスクをフィットさせる。

適切なサイズのマスク

患者に説明したうえでマスクフィットテストを行い、適切なサイズのものを選ぶ。サイズが大きすぎると眼球を圧迫するリスクがあることに注意する。一般的にサイズは、小さいほうから1～6まであり、成人は3～5サイズが日本人には合う。

「酸素を投与する」ことを説明

マスクを当てるとすぐに眠くなると思ったり、マスクが顔に密着するのが怖いと思ったりする患者もいるため、マスクから酸素が流れてくることを説明し、しっかり息をするよう促す。

②麻酔導入薬の投与

- 静脈麻酔薬を末梢《まっしょう》静脈ラインから投与することで、鎮静、催眠を促します。
- 声かけ（呼名）をしながら睫毛《しょうもう》反射（まつ毛に触れたときに瞼《まぶた》を閉じようとする）の消失を確認します。意識消失が確認されたら、声かけをしながら掛け物をずらします。

表2　麻酔導入薬投与のポイント

- □ 投与時に薬剤名・投与量を声に出し麻酔科医に伝え、確認する。また、三方活栓の向きに注意する。
- □ 点滴刺入部の異常（発赤・腫脹）や滴下状況をつねに確認する。
- □ 意識消失後もかならず声かけをしながら処置を行う。

静脈麻酔薬

麻酔導入によく使われるのはプロポフォール、チアミラールナトリウムなど。

プロポフォール；血管痛が起こることがあるため、投与前に患者に説明する必要がある。卵・大豆アレルギーの患者には使用しない。防腐剤を使用していない製剤では開封後12時間以内に使用する。

チアミラールナトリウム；気管支収縮作用があるため喘息患者には使用しない。

介助

- 麻酔薬を投与すると循環・呼吸抑制が起こるため、バイタルサインを観察し、異常を見逃さないことが必要です。

③気道確保・マスク換気

- 麻酔導入時に自発呼吸は消失するため、下顎の挙上、頸部《けいぶ》後屈、開口により気道確保を行った後、マスク換気を開始します。
- 換気状態を確認するため、マスクのくもり、胸郭の上下運動、パルスオキシメータ、カプノメータなどを観察します。
- 換気できていない場合は、マスク保持の介助をします。換気できていないまま筋弛緩《きんしかん》薬を投与すると、無呼吸状態から低酸素血症に陥るため注意しましょう。

換気状態を確認

マスクのくもり；換気ができていればマスクがくもりやすい。

胸郭の上下運動、腹部の膨らみ；換気ができていれば胸郭の上下運動がみられることが多い。腹部が膨らむ場合は、胃に酸素が流れている状態なので注意する。

チアノーゼ、パルスオキシメータ；換気が十分に行われていないとパルスオキシメータのSpO_2が低下し、チアノーゼが出現しやすい。

カプノメータ；換気ができていれば正常な波形が現れる→p91。

表3　気道確保・マスク換気のポイント

- □ 急な嘔吐などに備え、口腔内吸引の準備をしておく。
- □ 舌根沈下に備え経口エアウェイを用意しておく。
- □ 換気が十分に行われているか確認する；マスクのくもり、胸郭の上下運動、腹部の膨らみ、チアノーゼ、パルスオキシメータ、カプノメータ
- □ 換気できていない場合は、マスク保持の介助をする。

図　マスクがフィットしない場合

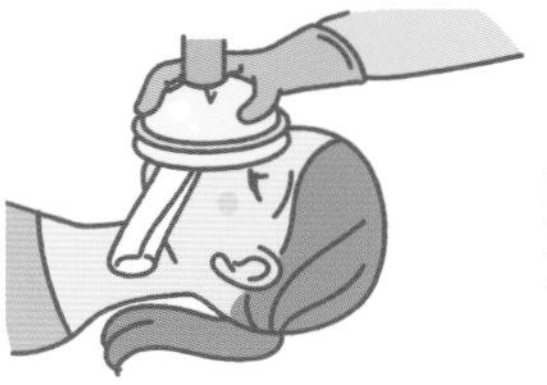

やせて頬のこけた患者、総義歯を外した患者などでマスクと頬のすき間から空気が漏れる場合、ガーゼを丸めて水に濡らしたものを頬とマスクの間に入れる、看護師が空気の漏れている部分を押さえるなどの方法で対処する。マスクがきつすぎると不快感を与えるので、注意する。

④筋弛緩薬の投与

- マスク換気が確認されたら、筋弛緩薬を投与します。静脈麻酔薬投与時と同じように、薬剤名・投与量、三方活栓の向き、点滴刺入部の異常、滴下状況に注意しましょう。
- 効果発現を待ち、筋弛緩モニタで筋弛緩が得られているか確認します。

筋弛緩薬の効果発現までの時間の目安

日本の臨床現場で頻用される筋弛緩薬は3剤で、作用発現までの時間はベクロニウム2～3分、ロクロニウム1～2分、スキサメトニウム約1分。

全身麻酔③ 気管挿管の

麻酔導入後、麻酔科医が人工呼吸のための気管チューブを挿入するため、看護師はその介助をします。つねに麻酔科医の視野を確保し、操作がスムーズに行われるようにすることが重要です。

①喉頭展開

- 気管挿管を行う際に口腔《こうくう》内から声門まで観察できるよう喉頭展開をします。
- 患者の顔・顎部を支えながら、スニッフィングポジション→図1をとります。顎部を後屈させやすいように、必要に応じて5～8cmの高さの枕を頭の下に挿入します。
- 声門を確認できなければ、BURP《バープ》法→図2などの介助をします。

表1　喉頭展開のポイント

- □ ベッドの高さや枕の高さを調整し、スニッフィングポジションがとりやすいようにする。
- □ 急な嘔吐などに備え、口腔内吸引の準備をしておく。
- □ 挿管困難が予測されるケースでは、特別な器具を用意するなど事前に対策を立てておく。
- □ 声門が見えることを確認する。

図1　スニッフィングポジション

口腔・咽頭・喉頭の3本の軸が直線に近づくため、喉頭展開が容易になる。横から見たとき患者がにおいをかぐような姿勢になっているか確認する。

自然位

声門は見えない。

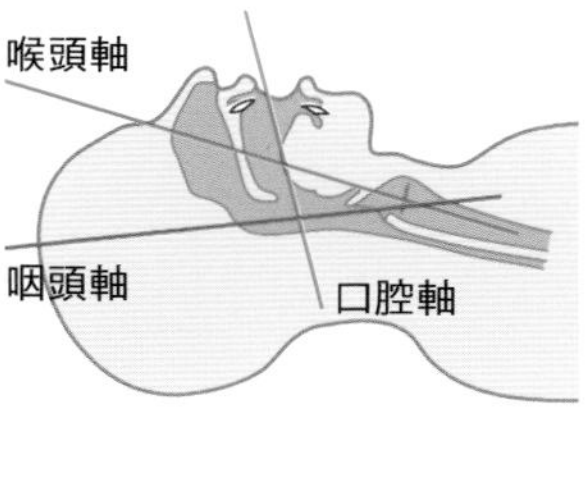

スニッフィングポジション

声門が目線上に現れ、喉頭展開が容易になる。

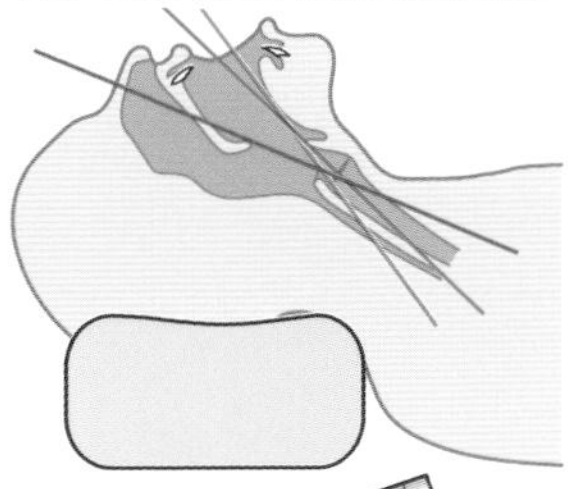

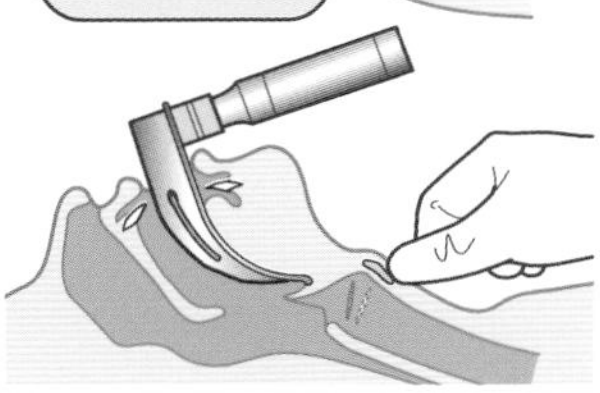

図2　BURP法

甲状軟骨を母指と示指でつまみ、背側(Backward)、上方(Upward)、患者の右側(Rightward)に向かって圧迫すると声門が見えやすくなる。

介助

②喉頭鏡の挿入

- 喉頭鏡のブレードの先端が患者の足先を向くようにして、麻酔科医の左手にブレードを手渡します。
- ブレード挿入時にはブレードが口唇や舌を巻き込んでいないか観察し、口唇を指で寄せるなどの介助をします。

表2　喉頭鏡挿入のポイント

- □ ブレードのサイズ、ブレードとハンドルの接続、ライトの点灯を確認する。
- □ ブレードの向きに注意して、麻酔科医に渡す。
- □ ブレードが口唇や舌を巻き込まないよう介助する。

喉頭鏡ブレードのサイズ

門歯から喉頭蓋までの長さより少し長いものを選ぶ。年齢、性別、体格などを目安に選ぶ方法もある。成人男性では4～5号、成人女性では3～4号が目安。小児や新生児では前後2サイズ用意しておくとよい。

③気管チューブ挿入

- 麻酔科医は声門から目を離さず気管チューブを挿入します。このため、看護師は気管チューブの回路接続コネクター付近を持ち、気管チューブ先端が患者の足先を向くようにして、麻酔科医の右手に手渡します。
- チューブが挿入しやすいように口角を引っぱり、麻酔科医の視野を確保します。

表3　気管チューブ挿入のポイント

- □ 気管チューブのサイズを確認する。
- □ 麻酔科医が声門から目を離さず使用できるようにチューブを手渡す。
- □ 挿入の際は指で口角を引っぱり、麻酔科医の視野を確保する。

気管チューブのサイズ

体格や年齢に合ったものを使用する。内径が成人男性で8.0mm、成人女性で7.0mmが基本。前後2サイズ用意しておくとよい。

④スタイレット抜去

- スタイレットが声門を1～2cmほど通過したところで、麻酔科医からスタイレット抜去の合図があります。
- 麻酔科医の合図に合わせて、スタイレットを気管チューブから速やかに抜去します。抜去のタイミングが早いと気管チューブ挿入が困難になり、遅いと声帯や気道粘膜を傷つけるリスクがあるので注意を要します。

- 抜去する際に、気管チューブが抜けると再挿管が必要になってしまうため、気管チューブをしっかりと固定し、気管チューブの形状に合わせ弧を描くように抜去します。
- 抜去後、かならずスタイレットの形状を確認します。

スタイレットの破損・欠損
スタイレットは折れたり破損したりすることがある。破損や欠損があると異物として残っているため、抜去後に形状をかならず確認することが必要である。

表4　スタイレット抜去のポイント

- ☐ 抜去のタイミングに注意する。
- ☐ 気管チューブが抜けないよう固定し、弧を描くようにスタイレットを抜去する。
- ☐ 抜去後、スタイレットに破損・欠損がないか確認する。

図3　スタイレット抜去の方法
片方の手で気管チューブを固定し、反対側の手でスタイレットを持ち、気管チューブの形状に合わせて弧を描くように抜去する。

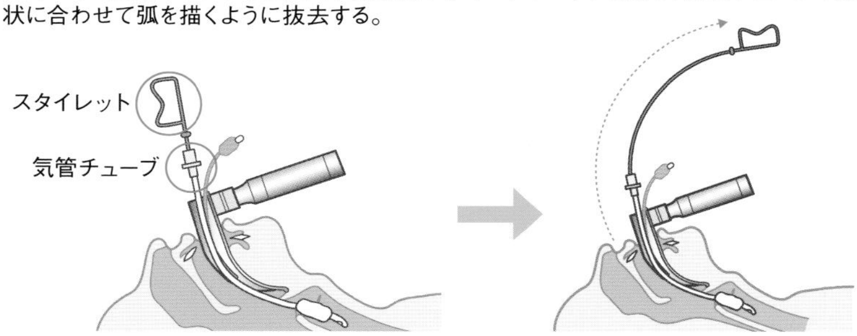

⑤人工呼吸器回路の接続・カフエア注入

- 麻酔科医が口腔内から喉頭鏡を抜き、気管チューブを保持したら、看護師はすばやく呼吸回路からマスクを外し、気管チューブに接続します。
- パイロットバルーンの張り、エア漏れの音に注意しながらカフにエアを注入します。エア注入の方法・量は麻酔の導入方法により異なります。麻酔科医の指示を仰ぎましょう。
- エア漏れがなくなるまで注入したら、カフ圧計でカフ内圧が25～30cmH_2Oとなるよう調整します。

パイロットバルーンの張り
張りがない場合はカフやパイロットバルーンの損傷、気管チューブのサイズが小さいなどの理由が考えられる。張りすぎている場合はエアの量が多く、気管粘膜を傷つけるリスクがある。適切な張り具合は耳介のやわらかさが目安。

表5 カフエア注入のポイント

- ☐ パイロットバルーンの張り、エア漏れの音に注意する。
- ☐ 注入した量を声に出して麻酔科医に伝え、指示に従ってエアの量を調整する。
- ☐ エア注入後、かならずカフ圧計を使ってカフ内圧が25〜30cmH_2Oとなるよう調整する。

気管チューブカフエア注入の方法・量

誤嚥のリスクが少ない場合、カフエアを3〜5mL注入し、エア漏れがなくなるまで1mLずつ追加するのが基本。

⑥気管挿管の確認

- 気管チューブが正しい位置に挿入され、換気できているかを確認します。麻酔科医が5点聴診を行うため、看護師は気管チューブを患者の口角で保持してその介助をします。
- 換気時の胸郭上下運動の左右差、呼気による気管チューブのくもり、カプノメータの波形→p91、パルスオキシメータの値を確認します。
- 胸郭の上下運動に左右差があるときは片肺挿管、上下運動がなく気管チューブがくもらないときは食道挿管のリスクがあるため、すぐに対処する必要があります。

5点聴診

麻酔科医は心窩部、左右前胸部、左右側胸部を聴診する。チューブがまだ固定されておらず、動かすことで挿入の深さが変わるおそれがあるので、深さが変わらないように看護師がチューブを患者の口角でしっかり保持する必要がある。

表6 気管挿管の確認のポイント

- ☐ 食道挿管に備え、すぐにマスク換気に戻れるようマスクを準備しておく。
- ☐ 麻酔科医の聴診の際、気管チューブを患者の口角で保持する。
- ☐ 換気時の胸郭上下運動の左右差、呼気による気管チューブのくもり、カプノメータの波形を確認する。

⑦気管チューブの固定

- 麻酔科医は気管チューブが適切な深さにあることを確認して、気管チューブを固定します。通常は、右口角にチューブを寄せ、テープで固定します。
- 固定する際は、気管チューブの深さが変わっていないか、口唇がチューブに巻き込まれていないか、舌が歯に当たっていないかなどを確認します。必要に応じて、バイトブロックや皮膚保護剤を使用しましょう。

バイトブロック

患者の口腔内に挿入し、患者が術中・覚醒時に気管チューブを噛むことを予防する。

全身麻酔④ 術中のモニタ

全身麻酔中の身体状態を把握しつつ各種鎮静、鎮痛薬などを調整しますので、術中は各種のモニタを使用します。全身麻酔中の患者は、痛みや異常を訴えることができません。看護師は患者の代弁者として、さまざまなサインを見逃さないよう努めることが大切です。

循環管理のポイント

- 全身麻酔中は血圧異常が起こりやすいため、少なくとも5分おきに血圧を確認する必要があります。
- 全身麻酔の手術では多くの場合、非観血的血圧測定（自動血圧計）または、観血的動脈圧モニタを使用します。使用方法、正常波形→図1を理解しておきましょう。

図1　観血的動脈圧の正常波形

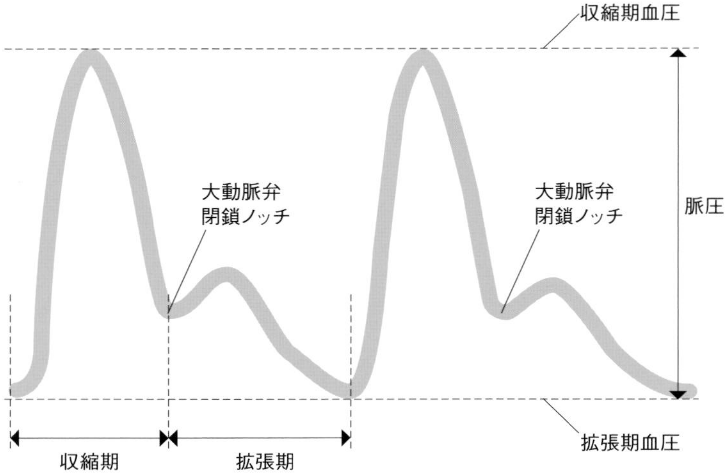

波形の立ち上がりが急なほど、心収縮力の機能がよいと考えられる。大動脈弁閉鎖ノッチは末梢血管抵抗を反映しており、この波形が認められる場合は血液循環量が保たれていると考えられる。

- 心電図モニタで心拍数、心電図波形の変化をチェックします。術中はさまざまな理由で徐脈や頻脈が起こりますが、大きな心拍数の変動はすぐに原因を調べ、対処します。
- 術中は不整脈が起こりやすく、緊急の処置が必要なこともあります。不整脈の種類、対処法を理解しておきましょう。

観血的動脈圧モニタ

橈骨動脈や足背動脈を穿刺し、動脈内にカテーテルを留置して動脈圧を測定する。脈圧のほか圧波形の性状、不整脈、呼吸性変動（循環血液量減少）など有用な情報を得ることができる。

不整脈の種類、対処法

術中の不整脈には緊急の処置が必要なもの、なんらかの処置が必要なもの、とくに問題とならないものがある。

緊急の処置が必要な不整脈／心室細動（VF）、心室頻拍（VT）、完全房室（Ⅲ度）ブロック、トルサード・ド・ポアンツ

処置が必要な不整脈／心房細動（Af）、洞停止、Ⅱ度房室ブロック

即座の処置が通常は問題とならないもの／Ⅰ度房室ブロック、心房性期外収縮、心室性期外収縮

リング

呼吸管理のポイント

- パルスオキシメータで酸素飽和度（SpO_2）をチェックします。麻酔中はSpO_2を98％以上に維持します。低酸素血症を防ぐため、SpO_2が低下したらただちに原因を調べ、速やかに対応します。
- パルスオキシメータはさまざまな理由で測定エラーが起こるため、エラーの要因を知っておくことも大切です。
- カプノメータは呼気ガス中の二酸化炭素（$EtCO_2$）を検出する装置です。波形から気道狭窄《きょうさく》や呼吸回路のトラブル、肺塞栓症、食道挿管などのトラブルを発見することができるため、正常波形、異常波形とその対処方法を頭に入れておきましょう。

図2　カプノメータの波形

波形	原因	対処法
・正常 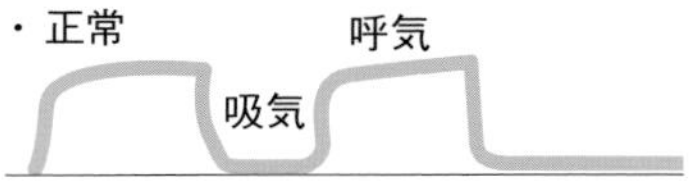	・正常	・正常
・ほぼ波形が出ない。 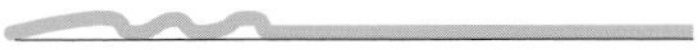	・食道挿管	・再挿管
・$EtCO_2$が検出されなくなる。 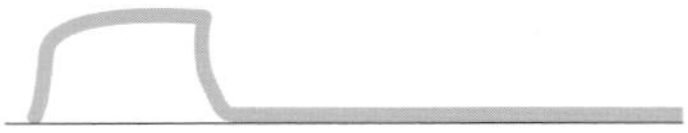	・呼吸停止、人工呼吸器回路や気管チューブの外れ	・人工呼吸器回路や気管チューブを確認
・波形の高さと$EtCO_2$が突然低下。 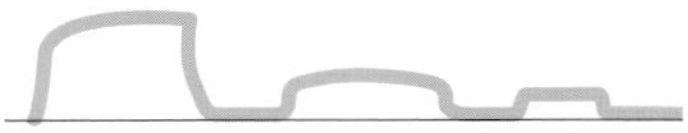	・肺塞栓症	・バイタルサインのチェック
・$EtCO_2$の上昇が緩やかになる。 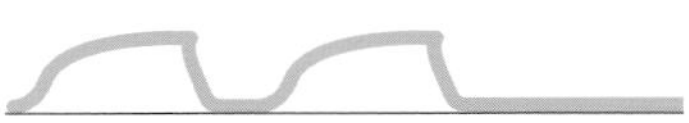	・COPDや気管支喘息、チューブの閉塞	・チューブの確認、聴診
・波形に切れ込みが現れる。 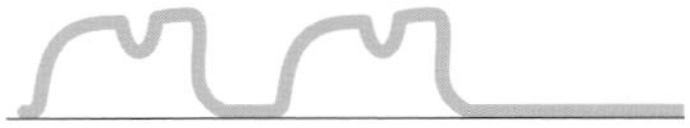	・自発呼吸の出現	・手術操作や鎮静深度の確認
・基線が0にならない。 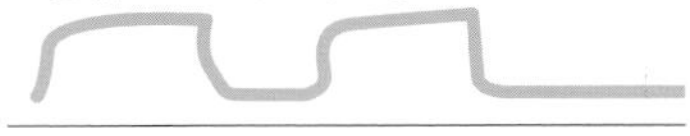	・呼気の再呼吸	・呼吸回路の弁やCO_2吸収装置の確認

酸素飽和度（SpO_2）

基準値は95％以上で、健常な人では麻酔中98％以上を維持することができるが、呼吸器疾患や心疾患があると値が低いこともある。このため、酸素投与前の術前値を確認しておく必要がある。

パルスオキシメータのエラーの要因

装着部位の汚れ、マニキュア、体動、痙攣、末梢循環不全、低体温、貧血、浮腫、電気メス、強い光、色素製剤の投与などが測定値に影響を与えることがある。

全身麻酔④ 術中のモニタリング

輸液管理のポイント

- 麻酔科医は出血量、尿量を輸液管理の指標にしています。看護師は出血量、尿量をチェックし、麻酔科医に報告します（出血量チェックについては→p67）。
- ディスポーザブル手袋を着用して30～60分間ごとに尿量、性状をチェックし、排尿バッグに尿を落とします。

排尿バッグ
患者のからだより上方に置くと逆行性尿路感染を起こすリスクがあるので注意する。また、床は清潔ではないため、排尿バッグを床に置かないようにする。

その他のモニタリング

- 体温管理→p73、体位管理→p68も看護師の大切な役割です。

鎮静度のモニタリング

- 全身麻酔中は術中覚醒を防ぎ、また適切な鎮静度を保つために、客観的指標としての処理済み脳波モニタであるBISモニタやSedLine® を使用して鎮静度をモニタリングします。

図　BISモニタの例

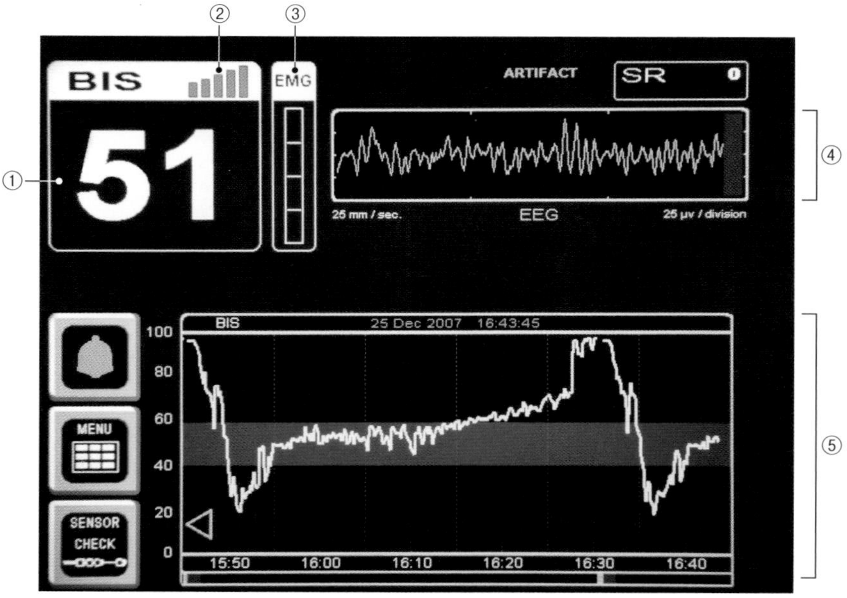

①BIS値；40～60が適正な麻酔深度。
②SQI；良好な信号の割合。バーが多いほどよい。
③EMG；筋電活動の混入度。表示されているときのBIS値は信頼度が低い。
④EEG；脳波波形。
⑤BISトレンド波形。

提供；製造販売コヴィディエンジャパン、販売元日本光電工業

- BIS値は0～100の数値で示されます。適正値は40～60で、75以上で術中覚醒のリスクがあるとされています。ただし推定値であり、BISモニタに表示される各種の数値をチェックする必要があります。
- 筋弛緩《きんしかん》薬の効果には個人差があるため、術中に十分な筋弛緩作用を得るとともに、その作用が遷延しないように筋弛緩モニタを使用することがあります。

全身麻酔の合併症とその対処法

マスク換気困難・挿管困難

術前に気道評価をしてマスク換気困難・挿管困難を予測し準備しておくことが重要だが、麻酔導入後に予期せぬ事態が起こることがあるため、すぐに対処できるよう挿管困難セットを準備しておく。

気管支痙攣・喉頭痙攣

気管に気管チューブを挿入する刺激で気道反射が起こり、気管支痙攣、喉頭痙攣が起こることがある。気管支痙攣に対しては治療薬を投与する。喉頭痙攣が起こると気道を閉塞させるリスクがあるため、呼吸管理を見直すとともに筋弛緩薬投与などの対処を行う。

悪性高熱症

頻脈、チアノーゼ、アシドーシスなどの症状の後に40℃以上の高熱が起きた場合、悪性高熱症の可能性が高い。症状の進行が速く、致死的な状態に陥るため、ただちに麻酔薬の投与を中止し、ダントロレンの静注、全身冷却などの処置を行う必要がある。

アナフィラキシーショック

術中に薬剤による急性の全身性アレルギー反応が起こることがある。呼吸困難や気管支痙攣、血圧低下、全身の発赤・じんましん、口唇の腫脹、喉頭痙攣など、症状は薬剤によって、また患者によって異なる。ただちに原因と考えられる薬剤を中止し、気道確保、酸素投与、輸液を行い、アドレナリン、ステロイドなどの薬剤を投与する。対処が遅れると死に至る危険があるため、迅速な対応が不可欠である。

術中覚醒

術中に覚醒しても痛みは感じないが、血圧の上昇や頻脈などがみられるほか、大きなストレスにより術後にPTSD（心的外傷後ストレス障害）を発症することもあるとされる。処理脳波術中モニタリングを行い、麻酔薬の投与量を増加するなどの対処により術中覚醒を予防することが必要である。

マスク換気困難・挿管困難

マスク換気可能・挿管困難な場合／マスク換気をしながら特殊な器具を使った挿管方法を検討する。
マスク換気困難／ただちに挿管を行う。
マスク換気困難・挿管困難／緊急性がなければ筋弛緩薬の拮抗薬を投与し、麻酔から覚醒させる。緊急時にはただちに輪状軟骨切開などを行うため、医師の指示のもと、必要な器具を速やかに準備する。

全身麻酔⑤ 抜管・覚醒時

抜管・覚醒時には呼吸状態や循環状態が変動しやすく、気道閉塞などの呼吸障害が起きることもあるため、バイタルサインの観察が不可欠です。患者の意識状態は不安定なので、声かけをしながら意識状態を確認するとともに患者を安心させるよう心がけましょう。

麻酔薬投与の中止

- 手術終了のタイミングを考慮して、麻酔薬を減量・中止します。速やかに抜管の処置が行われるようにマスク、カフ用シリンジなど必要な器具を準備します。
- 麻酔覚醒時の低体温によるシバリング（ふるえ）、覚醒遅延を予防するため、室温の調整、加温装置の作動などにより患者の体温を管理します。
- 麻酔覚醒時には体動やバッキングが起こり、手術操作が妨げられたり、ライン・チューブ類が誤抜管したりするリスクがあります。四肢・体幹の抑制、バイトブロックの使用・固定を確認、全身への目配りが重要です。

バッキング
気管チューブの刺激で起きる咳嗽反射。

バイトブロックの使用
気管チューブ挿入時から使用するケースと、抜管時のみ使用するケースがある。抜管前に口腔内に挿入されていなければ、使用の必要はないか確認する。

抜管の介助

- 抜管前に気管内・口腔《こうくう》内吸引を行い、気道分泌物を除去します。吸引時には咳嗽《がいそう》や体動が起こりやすいため、両肩を押さえることができる位置に立ちます。
- 意識がすでにある場合には、患者に吸引を行うことを説明してから処置を行うようにします。
- バイタルサインや覚醒状態を確認し→表1、問題がなければ抜管の処置を行います。
- 抜管後は呼吸・循環の変動が起こりやすいため、呼吸状態や循環状態をよく確認します。
- 患者は覚醒時、状況を把握できず混乱をきたすことがよくあります。つねに患者のようすを観察し、「○○さん、手術が終わりましたよ」などの声かけをしたり、状況を説明したりして安心させることが大切です。

覚醒時の声かけ
患者は状況を把握できていないことも多く、大きな声でよびかけられたり、強くたたかれたりすると、驚いて起き上がろうとしてしまうことがある。強い刺激を与えないよう注意しながら、意識状態を確認することが重要である。

のケア

表1　抜管の指標

- □ バイタルサインが安定している。
- □ 十分な自発呼吸がある；呼吸数、1回換気量、酸素飽和度（SpO_2）、カプノメータの波形などに異常がない。
- □ 十分に覚醒している；指示に従い開眼、開口、離握手、深呼吸ができる。
- □ 咳嗽反射が十分にある。
- □ 筋弛緩作用が消失している；筋弛緩モニタによる確認、舌をしっかり出せる。

退室前の観察・アセスメント

- 気管チューブを抜去すると、意識レベルが低下することがあります。声かけを行い、反応を確認しましょう。
- 抜管後は舌根沈下や上気道閉塞が起こりやすいため、麻酔科医が頭部や前胸部を聴診しますが、看護師も口腔内の分泌物や胸郭の上下運動、SpO_2などを確認します。分泌物が多いと誤嚥《ごえん》のリスクが高くなるため、口腔内を吸引するか喀痰《かくたん》を促します。
- 痛みや悪心がみられる場合はすぐに医師に報告します。早期に鎮痛薬や制吐薬を投与することで、呼吸抑制や誤嚥のリスクを軽減させることができます。

退室基準の確認

- バイタルサイン、意識状態が安定すれば退室可能ですが、院内の退室基準に沿って評価する必要があります。
- 移動前にドレーン・カテーテル類の固定をかならず確認します。

表2　退室前の観察・アセスメント

- □ 意識レベル
- □ バイタルサイン
- □ シバリング（ふるえ）
- □ 疼痛
- □ 皮膚トラブル、アレルギー症状
- □ 四肢のしびれ・麻痺
- □ 悪心

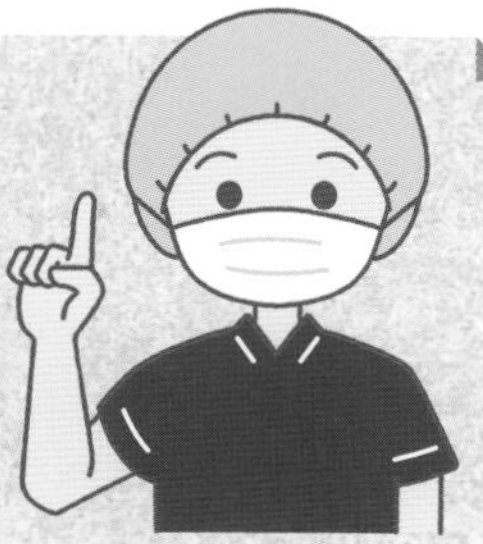

皮膚トラブル

手術体位やテープなどによる皮膚トラブルはないか確認する。皮膚に消毒液や分泌物・血液の汚れが付着していると皮膚炎や感染を引き起こすリスクがあるため、皮膚の汚れもチェックする。

四肢のしびれ・麻痺

手術体位や圧迫、弾性ストッキングの影響などで四肢のしびれ・麻痺が起こることがある。退室前に弾性ストッキングは脱がせて、しびれや皮膚トラブルがないか確認する。

区域麻酔のケア

区域麻酔には、さまざまな方法があります。脊髄くも膜下麻酔や硬膜外麻酔は術後鎮痛に使われることも多いため、術中だけでなく術後に起こりうる副作用や合併症について知っておくことが大切です。

区域麻酔の種類と特徴

- 区域麻酔とは、手術部位の痛みを伝える神経の伝達を遮断する麻酔法です。局部の鎮痛作用のみであるため、患者の意識は保たれます。
- 区域麻酔には、脊髄くも膜下麻酔、硬膜外麻酔、局所浸潤麻酔、神経ブロック、表面麻酔などの種類があり、手術部位や術式に合わせて使い分けられています。
- 硬膜外麻酔や脊髄くも膜下麻酔、神経ブロックを全身麻酔と併用するケースが増えています。
- 硬膜外麻酔や神経ブロックは、カテーテルを留置し持続的に薬剤を投与して、術後疼痛《とうつう》管理に用いることも多くなっています。

表　局所麻酔の種類と特徴

種類	特徴
脊髄くも膜下麻酔（脊椎麻酔、腰椎麻酔）	・脊椎（腰椎）を穿刺し、くも膜下腔に局所麻酔薬を注入して、脊髄レベルで神経伝達をブロックする。強い効果が速く確実に得られる。効果は2～3時間。下肢、下腹部の比較的短時間の手術に用いられる。
硬膜外麻酔	・脊椎を穿刺し、硬膜外腔に局所麻酔薬を注入し、脊髄レベルで神経伝達をブロックする。持続的な投与が可能なため、長時間の手術や術後の疼痛管理に使用できる。
局所浸潤麻酔	・手術部位周囲の皮下に局所麻酔薬を注入して末梢神経をブロックする。ごく小範囲の手術に用いられる。
神経ブロック（伝達麻酔）	・末梢神経やその周辺に局所麻酔薬を注入して、その神経の支配領域を麻痺させる。ひじから先など限られた範囲の比較的短時間の手術に用いられるが全身麻酔との併用も多い。術後鎮痛に使用することも可能。
表面麻酔	・粘膜表面に局所麻酔薬を塗布・噴霧する。口腔内（喉頭）・鼻腔内へのスプレーなどに用いられる。

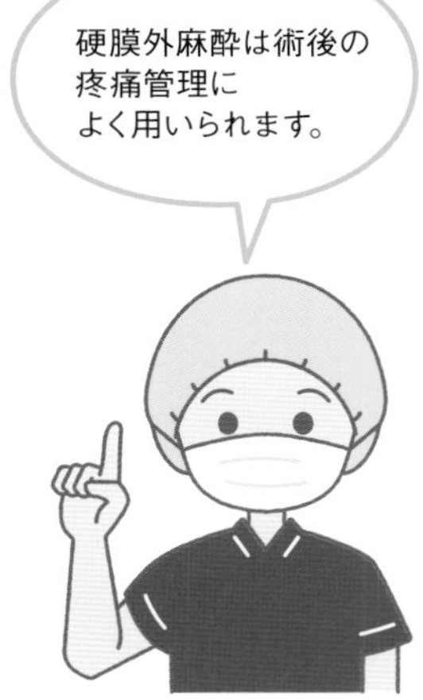

侵襲性が低く合併症のリスクが少ない

- 区域麻酔は全身麻酔に比べ、侵襲性が低いのが利点です。
- 区域麻酔は意識や呼吸が保たれるため気管挿管・人工呼吸管理の必要がなく、覚醒遅延や呼吸抑制などの合併症のリスクがありません。ただし穿刺《せんし》時の神経損傷、麻酔薬アレルギーなどの合併症・副作用が起こりうるため注意が必要です。
- 患者は意識のある状態で手術を受けるので、緊張や不安を強く感じることがあります。術中は処置の説明をしたり、声かけ・タッチングをするなど患者が安心して手術を受けられるようにするきめ細かなケアが求められます。
- 区域麻酔には術後の回復が早い、コストが抑えられるというメリットがあります。
- 周術期における区域麻酔の役割はますます重視されるようになっており、日本区域麻酔学会において認定医制度の運用やガイドライン作成などが進められています。

日本区域麻酔学会
区域麻酔・局所麻酔の領域を統合しリードするため、2012年に設立された学会。ガイドラインの作成、超音波ガイド下神経ブロックの教育、区域麻酔に関する多施設臨床研究や局所麻酔薬に関する基礎研究の充実などの課題に取り組んでいる。

硬膜外麻酔

- 硬膜外麻酔は、局所麻酔薬を硬膜外腔《こうまくがいくう》に注入する麻酔法です。腰椎のほか胸椎や頸椎《けいつい》、仙骨に穿刺することも可能で、頭部・顔面以外の手術部位に適応しています。
- 単独では鎮痛効果が高くないため、全身麻酔や脊髄くも膜下麻酔との併用がよく行われます。術後疼痛管理に用いる場合、硬膜外腔にカテーテルを留置し、持続的に薬剤を投与します。
- 穿刺は通常、側《そく》臥《が》位《い》で行います。適切な体位をとることが安全に穿刺を行うポイントになります。
- 患者は背部に穿刺されることになるため、患者に不安や動揺を与えないように説明をしながら処置を行います。
- 針が硬膜外腔に達したことを確認します。抵抗消失法では、シリンジに生理食塩水を入れ、生理食塩水が抵抗なく吸い込まれていくことで確認できます。ほかに、穿刺針の注入口に水滴をつけ

穿刺時の説明
いきなり穿刺すると患者を驚かせてしまうため、穿刺前にこれから針を刺すことを伝える。同時に、動くと危ないこと、痛みやしびれがあるときはすぐに声に出して教えてほしいことをかならず伝える必要がある。

区域麻酔のケア

る懸滴法などもあります。

- 硬膜外麻酔には頭痛、血圧低下、吐き気・嘔吐《おうと》、徐脈・不整脈などの副作用のほか、硬膜外血腫などの重大な合併症の危険があります。患者の表情やバイタルサインを観察することが重要です。

重大な合併症
誤穿刺による脊髄液の漏出、くも膜下腔への誤注、神経損傷、硬膜外血腫、硬膜外膿腫などのリスクがある。とくに抗凝固療法中は血腫の発生率が高い。

脊髄くも膜下麻酔

- 脊髄くも膜下麻酔は、局所麻酔薬をくも膜下腔に注入する麻酔法です。第3腰椎以下に穿刺するのが基本で、下肢や下腹部の短時間の手術が適応になります。
- 穿刺時のケアのポイントは、硬膜外麻酔と同様です。
- 注入が終わるとすぐに効果が現れるため、麻酔科医が麻酔範囲の確認を行います。
- 麻酔中に血圧低下、悪心・嘔吐、呼吸抑制が起こりやすいため注意が必要です

麻酔範囲の確認
冷やしたアルコール綿など、冷たいものを皮膚にあてるコールドテストや、針の外装など、とがったものを皮膚にあてるピンプリックテストを行う。

血圧低下
脊髄くも膜下麻酔では、薬剤投与後20分以内に血圧低下が起こりやすい。

神経ブロック

- 手術部位を支配する神経近くに針を刺し、局所麻酔薬を投与する方法です。
- 適応が広く、硬膜外麻酔・脊髄くも膜下麻酔を施行できない抗凝固療法中の患者に実施できることが大きな利点となっています。安全性の高い麻酔法ですが、麻酔後にしびれが残ることがあるため注意しましょう。
- 目的とする部位により、肋間《ろっかん》神経ブロック、閉鎖神経ブロック、腕《わん》神経叢《しんけいそう》ブロック、大腿《だいたい》神経ブロック、坐骨《ざこつ》神経ブロックなどがあります。
- 多くの場合、全身麻酔と併用します。カテーテルを留置し、持続的に薬剤を注入して、術後疼痛管理に用いることもあります。
- 近年、安全かつ確実な効果を期待できる超音波ガイド下神経ブロックが急速に普及しています。

神経ブロックと全身麻酔の併用
神経ブロックは神経損傷などの合併症を発見できるよう全身麻酔導入前に行うことが多いが、細い神経が走行している筋膜面など、神経損傷のリスクが低い場合は全身麻酔中に行うこともある。

超音波ガイド下神経ブロック
超音波下で目的とする神経を確認しながら針を進め、目的の神経に針が到達したら局所麻酔薬を注入する方法。安全性、成功率が向上し、神経ブロックの適応が広がった。最近は多くの施設でこの手法が行われるようになっている。

第4章

術直後のケア

意識レベル
呼吸
循環
体温
その他

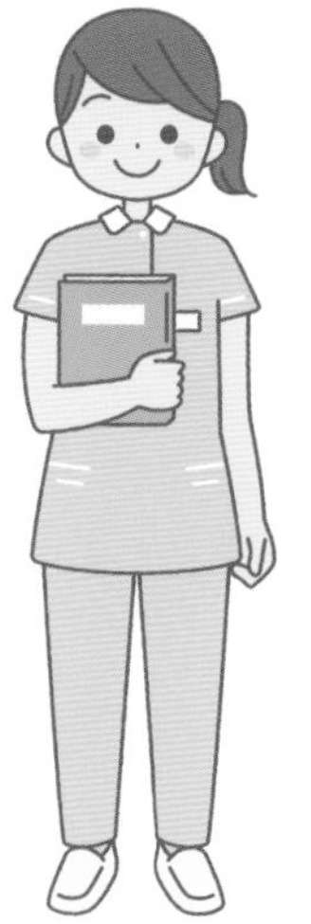

術直後の状態

術直後の患者は手術侵襲→p102や麻酔薬の作用残存などにより、急変しやすい状態にあります。気道閉塞や低酸素血症、循環血液量減少性ショックなど致死的な合併症を引き起こすリスクもあるため、つねにバイタルサインを確認し、危険なサインを見逃さないようにすることが必要です。

1 意識レベル

経時的なモニタリングを行い、意識レベルの低下を見逃さないようにします。

起こりやすい合併症

2 呼吸

起こりやすい合併症

3 循環

起こりやすい合併症

4 体温

起こりやすい合併症

5 その他

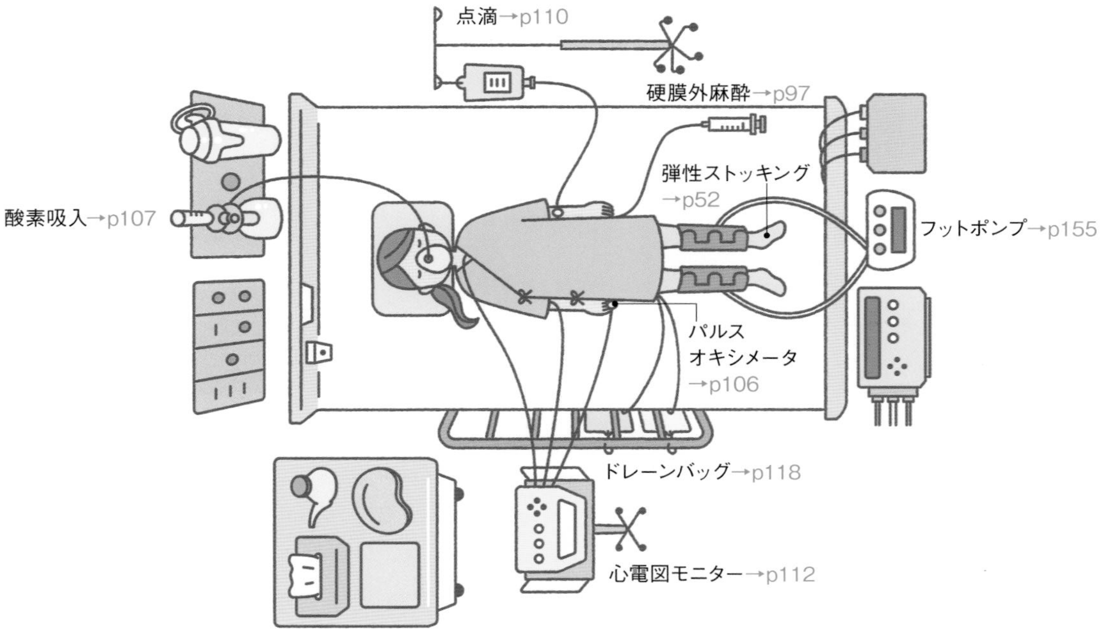

手術侵襲と生体反応

手術侵襲によって、からだの中でさまざまな反応が起こります。手術でからだが傷つくことだけでなく、手術への不安や術後の感染も侵襲となります。術後のケアは、侵襲による生体反応を理解したうえで行うことが大切です。

手術侵襲

- からだを傷つける行為すべてを「侵襲」といいます。手術だけでなく、投薬や注射などの医療行為、病気やけが、また精神的な不安などストレスも侵襲にあたります。
- 侵襲を受けると、からだはその刺激に対して、ホメオスタシス（生体恒常性）を維持するための防御反応を示します。この防御反応を「生体反応」といいます。
- 手術侵襲の程度は治療する疾患やその程度、術式、麻酔の方法、手術時間、手術体位、出血量などにより異なります。基本的には侵襲度が高いほど生体反応が大きくなり、バイタルサインの変動も大きくなります。
- 最近は低侵襲の手術が増えています。ただし低侵襲の手術であっても生体反応は起こります。また、手術に対する不安といった精神的な刺激、術後の疼痛《とうつう》や感染も侵襲となることに注意が必要です。
- 手術侵襲によって起きる生体反応は、術後、生体の回復とともに正常化していきます。周術期管理チームで連携して侵襲を最小限にするとともに、看護師は、術後の生体反応の変化をふまえ、早期回復を促す看護計画を立てます。

ホメオスタシス（生体恒常性）
体温や血圧、電解質など体内環境を保とうとする生物のしくみ。

生体反応
神経系や内分泌系に現れる「神経内分泌反応」と、免疫や代謝に現れる「免疫炎症反応」がある。手術侵襲による生体反応の回復過程は「ムーアの分類」→p127を理解しておくとよい。

侵襲による生体反応

- 手術侵襲によるおもな生体反応は、心拍数の増加・血圧の上昇、尿量の減少、血糖値の上昇の3つです。

心拍数の増加・血圧の上昇

- 手術では、循環血液量の減少や麻酔による血管拡張作用によっ

循環血液量の減少
術中・術後は出血やサードスペース→p110への水分の移行などにより、循環血液量が減少する。

図　手術侵襲と生体反応

手術侵襲

感染　疼痛　苦痛

身体的刺激	**心理的刺激**
術式；手術創、手術体位など	不安
麻酔；全身麻酔、区域麻酔	恐怖
手術時間	期待
出血量	葛藤
臓器摘出	

↓

生体反応

心拍数の増加　血圧の上昇　尿量減少　血糖値上昇

て血圧が下がりやすくなります。このため、末梢《まっしょう》血管を収縮して心拍出量や心拍数を増やし、循環血液量を維持しようとする生体反応が起こり、血圧も上昇します。

尿量の減少

- 循環血液量を維持するため、アルドステロン、バソプレシンというホルモンがはたらき、尿量が減少します。

血糖値の上昇

- 生体は侵襲を受けると、それに対抗するエネルギーを生み出すため血糖値を上昇させます。この生体反応を「糖新生」とよびます。
- 糖新生はカテコールアミンと副腎皮質ホルモンにより起こります。
- 副腎皮質ホルモンは血糖値を上げるだけでなく、タンパク質や脂肪の分解を促す作用をもっています。低栄養の患者などでは、栄養管理に注意が必要です。

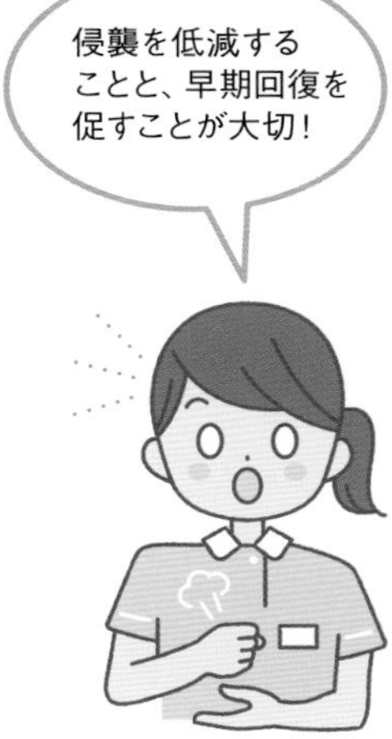

アルドステロン
腎臓の遠位尿細管に作用して水とナトリウムを再吸収し、体液量を増加させ、カリウムの排出を促す。

バソプレシン
尿量を抑える抗利尿ホルモン（ADH；Anti Diuretic Hormone）。有効循環血液量が減ると分泌が促される。

カテコールアミン
インスリンと拮抗する反応をして、肝臓からグルコースを放出、血糖値を上昇させる。

副腎皮質ホルモン
糖や脂質、タンパク質、電解質、骨などの代謝にかかわるホルモン。低血糖のほか、身体的・精神的ストレスなどで上昇する。

意識状態の確認

帰室後は、まず麻酔からの覚醒状態を確認します。合併症の影響により覚醒後に再び意識レベルが低下することもあるため、経時的にモニタリングすることが重要です。

意識レベルのモニタリング

- 帰室後、モニタ類の装着やドレーン・カテーテルの固定が終わったら、まず患者の覚醒状態を評価します。手術終了時と同様に、呼名反応があるか、指示に従い開眼・開口・離握手・深呼吸ができるかなどを確認します。
- 意識レベルの評価にはJCS（ジャパン・コーマ・スケール）やGCS（グラスゴー・コーマ・スケール）を用います。スコアが悪ければ、すぐに呼吸状態を確認しましょう。意識レベルが低下すると呼吸筋が弛緩《しかん》して舌根沈下、気道閉塞→p108を引き起こすリスクがあるため、ただちに気道確保を行い、医師に報告します。
- 術直後に意識レベルが低下している場合、まず覚醒遅延が疑われます。ただし脳血管疾患の合併症の可能性もあるので、神経学的所見も確認します。
- 覚醒後、意識清明になっていることが確認できても、術後疼痛《とうつう》、術後出血などさまざまな要因により再び意識レベルが低下するリスクがあります。意識レベルを経時的に観察し、変化に気づくことが合併症の予防につながります。

覚醒遅延

- 現在の全身麻酔後であれば、患者は麻酔薬投与中止から10～30分で覚醒します。術後、患者が予想を超えて麻酔から覚めてこない状態を覚醒遅延といいます。
- 覚醒遅延の要因は「麻酔要因」「患者要因」「手術要因」の3つに大別されます→表3。最も多いのは麻酔薬の作用残存で、その場合は全身状態をモニタリングしながら効果が消えるのを待つのが基本です。とくに低酸素血症に注意が必要です。
- 覚醒遅延は複数の要因が複雑にからみ合って起こることが多く、低体温、低血糖、電解質異常、換気障害、酸塩基平衡の異常

覚醒
自発呼吸が現れ、意識が戻ること。自発呼吸が現れないことを遅延性無呼吸、意識が戻らないことを覚醒遅延という。

脳血管疾患の合併症
術後は肺塞栓症のリスクが高いが、高血圧患者などでは脳出血を起こすリスクもある。もちろん、脳梗塞の可能性もある。

神経学的所見
瞳孔不同（左右の瞳孔の大きさが異なる）や対光反射（光を当てたとき瞳孔が小さくなる反応）の有無、四肢の動きの左右差などをチェックする。

意識清明
覚醒しているだけでなく、周囲を認知できること、ことば・動作・からだへの刺激や情報に反応できることも必要である。

麻酔薬の作用残存
現在は代謝の速い麻酔薬が使われているが、代謝には個人差がある。効果が残っている場合、麻酔薬の拮抗薬を使うこともあるが、拮抗薬の効果発現後、麻酔薬の作用が再び現れることがあるため、注意深く観察やモニタリングすることが必要である。

表1　JCS　　点数が多いほど意識障害が強い。

Ⅰ　刺激しないでも覚醒している状態	
1	・だいたい意識清明だが、今ひとつはっきりしない
2	・見当識障害がある
3	・自分の名前、生年月日が言えない
Ⅱ　刺激すると覚醒する状態、刺激を止めると眠り込む	
10	・ふつうのよびかけで容易に開眼する
20	・大きな声または揺さぶることにより開眼する
30	・痛み刺激を加えつつ、よびかけをくり返すとかろうじて開眼する
Ⅲ　刺激をしても覚醒しない状態	
100	・痛み刺激に対し、払いのけるような動作をする
200	・痛み刺激で少し手足を動かしたり、顔をしかめる
300	・痛み刺激に反応しない
その他	
	・R（不穏状態）、I（失禁）、A（自発性喪失）などの付加情報を付け加える

表2　GCS　　合計で15点が正常。

E（開眼）	
4	・自発的に開眼
3	・よびかけにより開眼
2	・痛み刺激により開眼
1	・開眼なし
V（言語による最良の反応）	
5	・見当識あり
4	・混乱した会話
3	・不適当な発語
2	・理解不明の音声
1	・発声なし
M（運動による最良の反応）	
6	・指示に従うことができる
5	・痛み刺激を払いのける
4	・痛み刺激に対して手足を引っ込める（逃避屈曲）
3	・痛み刺激に対して手足の異常な屈曲反応（除皮質肢位）
2	・痛み刺激に対して手足を異常伸展させる（除脳肢位）
1	・反応なし

表3　覚醒遅延のおもな要因

分類	要因
麻酔要因	・麻酔薬の作用残存
患者要因	・高齢、心機能低下、腎機能低下、肝機能低下、肥満
手術要因	・侵襲度が高い手術（開心術、脳神経外科手術など）、長時間の手術、出血量の多い手術

などが影響していることもあります。これらの症状を見逃さず、適切な処置を行うことも必要です。

覚醒時興奮

- 患者は麻酔覚醒直後、興奮状態に陥ることがあります。リスクが高いのは侵襲の大きな手術や脳神経系の手術を受けた患者、認知症患者、小児患者などです。
- 興奮時には患者が暴れてベッドから落ちたり、カテーテルや点滴ラインが抜けたりするリスクがあります。患者の安全を確保できるようにベッド周りを整えておきましょう。
- また、痛みによって興奮が引き起こされることもあります。

呼吸状態の確認

術直後は麻酔の影響により、気道閉塞や舌根沈下、低酸素血症などの呼吸トラブルが起こりやすくなります。経皮的酸素飽和度（SpO_2）だけでなく、呼吸数や呼吸音、喀痰《かくたん》の有無などを十分に観察し、速やかに対処できるようケアすることが不可欠です。

呼吸状態のモニタリング

- 術後約3時間は15～30分おきに呼吸状態を観察します。
- 観察のポイントはSpO_2と呼吸数です。SpO_2に頼らず、呼吸数をかならず数えることで、異常を早期に発見することができます。あわせて呼吸音、呼吸パターン、チアノーゼの有無、喀痰の有無・性状なども観察します。

表1　術直後の呼吸観察のポイント

- □ パルスオキシメータでSpO_2（95％以上）
- □ 呼吸数、呼吸音
- □ 呼吸パターン（深さ、リズム、努力様呼吸の有無）
- □ 胸郭の動き
- □ チアノーゼの有無
- □ 気道内分泌物（痰）や吐物の有無、量、性状
- □ 舌根沈下、気道浮腫の有無
- □ 深呼吸ができるかどうか
- □ 患者の訴え（のどの痛み、創部の痛み、息苦しいなど）

- SpO_2は95％以上で維持するのが基本です。95％未満で呼吸不全、90％未満で低酸素血症が疑われます。
- 呼吸数の変化は、術後出血などの合併症のサインです。バイタルサイン観察の際にかならず呼吸数を数えることが重要です。数と同時に胸郭の動きを観察して、呼吸運動異常も察知しましょう。
- 術直後は気道閉塞が起こりやすいため、枕を使用しないのが基本です。患者が覚醒後、枕なしで安楽でないようなら、医師に確認したうえで、バスタオルなどを使って頭の高さを調整しましょう。

呼吸数

血中酸素濃度が低下してくると、生体は呼吸数を増加させて酸素を取り込み、血中酸素濃度を維持しようとする。したがって、SpO_2は呼吸数で補いきれなくなったときに低下が始まるため、SpO_2の変化は呼吸数の変化よりも遅れることになる。SpO_2だけを見ていると頻呼吸で代償された低酸素血症を見逃すことがあるので、かならず患者の胸郭運動などから直接、計測する。

努力様呼吸

鼻翼呼吸（呼気時に鼻翼がふくらむ呼吸）、陥没呼吸（吸気時に胸の一部が陥没する呼吸）など。

図　覚醒後の気道確保

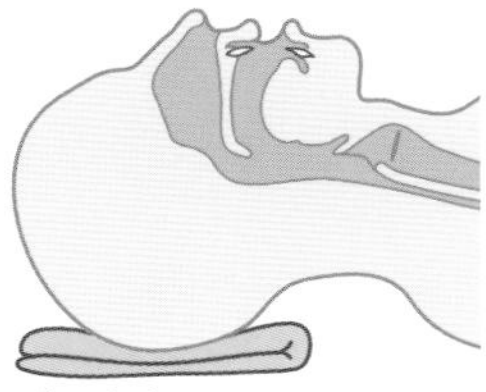

酸素療法中のケア

- 全身麻酔後には低酸素血症を予防するため、酸素療法が行われます。
- 酸素療法は術後3時間程度を目安に、空気呼吸下でのSpO_2が術前値に戻るまで行うのが基本ですが、侵襲の大きな手術などでは翌朝まで行うこともあります。術後1週間程度は、日中のSpO_2が基準値でも夜間睡眠中の低酸素血症に注意が必要です。
- 酸素療法の方法や流量は医師の指示に従います。機器の使い方を十分に理解したうえで、正しい量の酸素が吸入されるようモニタリングします→p144。
- 訪室時には、指示された酸素投与量で行われているかかならず確認することが重要です。また、体動や移動によってマスクやカニューレが外れたり緩んだりしていないかも確認します。

表2　酸素療法中のモニタリングのポイント

- □ 患者の全身状態・呼吸状態
- □ 酸素流量、酸素残量
- □ 加湿ボトルの水量（鼻腔内や口腔内の乾燥の有無）
- □ 皮膚トラブルの有無
- □ その他；チューブの屈曲はないか、酸素吸入器具は清潔か、など

- 酸素療法中も低酸素血症は起こりえます。SpO_2や呼吸数の経時的な観察をかならず行いましょう。
- 酸素投与をしてもSpO_2が上がらない場合、呼吸抑制や気道閉塞が疑われるため、ただ酸素濃度を上げるのではなく、SpO_2が上がらない原因を突き止め対処します。
- とくに慢性閉塞性肺疾患（COPD）や喘息《ぜんそく》などの呼吸器疾患をもつ患者では、高濃度酸素を投与することでCO_2ナルコーシスを引き起こすリスクがあります。このため、術直後は血液ガス分析で動脈血二酸化炭素分圧（$PaCO_2$）を確認することも必要になります。

夜間睡眠中の低酸素血症

術後の低酸素血症は、術直後から術後数時間の間に起こりやすい（術後早期低酸素血症）が、術後1週間ぐらいまでは夜間睡眠中に低酸素血症が起こることがある（術後遅発性低酸素血症）。術後遅発性低酸素血症の原因はわかっておらず、2分以内に回復することやくり返すことが多いことから、手術侵襲の影響による一過性の睡眠時無呼吸とも考えられている。

酸素流量

流量が変わっている場合、酸素流量計と酸素チューブの接続部にゆがみ・外れはないか、指示された流量とフロートの示している流量が一致しているか、鼻カニューレやマスクに酸素が流れているかなどを確認する。

皮膚トラブル

マスクやチューブが接触している部位の皮膚を確認する。発赤などのトラブルがみられたら、皮膚保護剤を使用する、チューブや固定用ゴムバンドの位置を変える、ゴムバンドを幅広に替えるなどの方法で対処する。

CO_2ナルコーシス

高濃度酸素投与により低酸素の呼吸刺激がなくなり、CO_2が排出されなくなって、呼吸困難、意識消失が起こること。高二酸化炭素血症による意識障害なので、意識レベルの低下、$PaCO_2$の上昇がみられるときは換気補助を行い、吸入酸素濃度を上げすぎないように注意する。

呼吸状態の確認

気道閉塞

- 術直後には、麻酔の影響による呼吸抑制や舌根沈下、気道内分泌物（痰）の貯留、気管挿管の刺激による気道浮腫など、さまざまな要因から気道閉塞が起こりやすくなります。

表3　術直後の気道閉塞のおもな原因

- ・麻酔薬の作用残存による舌根沈下
- ・気道内分泌物（痰）や吐物の貯留
- ・気管挿管の刺激による気道浮腫
- ・半覚醒状態での気道への刺激による喉頭痙攣

- 最もよくみられるのは、麻酔薬の作用残存による意識レベルの低下、呼吸筋の弛緩《しかん》が引き起こす舌根沈下です。いびき音（いびき様呼吸）は舌根沈下の重要なサインです。
- 舌根沈下のリスク要因としては、肥満、口蓋垂《こうがいすい》、扁桃腺《へんとうせん》肥大、マランパティ分類クラスⅢ・Ⅳ→p78があげられます。
- 抜管後に嗄声《させい》、咽頭痛がみられるときは、気道浮腫が疑われます。とくに上気道狭窄音《きょうさくおん》が聞かれる場合は、緊急に処置が必要になります。
- 術後は麻酔薬や気管挿管の刺激で、痰の増加・貯留がみられます。喀痰できない患者には、痰の吸引を行いましょう。吐物の誤《ご》嚥《えん》や貯留にも注意が必要です。

気道閉塞時の処置・ケア

- 気道閉塞が起きたときは、ただちに気道確保を行い、100%酸素投与を行うのが基本です。
- 舌根沈下では、下顎挙上法あるいは頭部後屈・顎先挙上法により気道を確保します。側臥位《そくがい》にすることで改善することもあります。それでも改善できなければ、経鼻エアウェイ、経口エアウェイ、ラリンジアルマスクを使用します。場合によっては、気管挿管

上気道狭窄音

気管支の狭窄や閉塞により生じる連続性ラ音「ストライダー」に注意する。吸気時に「グーグー」「ゼーゼー」という音が聞こえるのが特徴。

痰の増加・貯留

麻酔薬や気管挿管の刺激だけでなく、長時間の同一体位も痰の貯留の要因となり、たとえば仰臥位では肺の背中側に痰がたまりやすくなる。

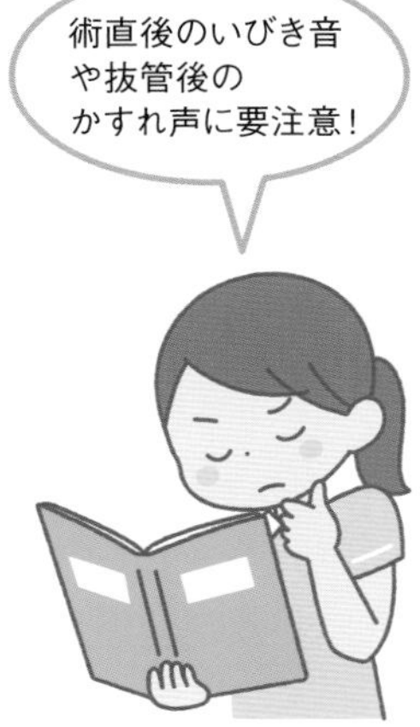

が必要になることもあるため、これらの緊急処置に必要な機器を準備しておきます。

- 喉頭痙攣《けいれん》は気道の完全閉塞を起こすリスクが高いため、ただちに気道を確保して、バッグバルブマスクによる陽圧換気を行います。

呼吸抑制

- 麻酔薬の作用残存により呼吸抑制が持続することがあります。とくに呼吸数の減少に注意しましょう。
- 術後の疼痛《とうつう》や、鎮痛のための麻酔薬の影響で呼吸抑制が起こることもあります。疼痛ケアとあわせてアセスメントすることが重要です。

肺胞の虚脱

- 人工呼吸器による陽圧換気では空気が気道に送り込まれるため、肺胞の一部が虚脱した状態（つぶれた状態）になります。
- 人工呼吸器離脱後も肺胞の虚脱は残ります。そのままでは換気量が低下してしまうため、呼吸・循環状態が安定したら肺胞をふくらませるため、積極的に深呼吸を促しましょう。

深呼吸
深呼吸ができない場合、麻酔の影響によるものか、体位や疼痛によるものかを評価する必要がある。

呼吸器合併症

- 術後の合併症のなかでも、頻度が高いのが肺水腫、無気肺→p148、術後肺炎→p149です。
- 術直後に注意が必要なのは肺水腫です。多くの場合、麻酔終了から30分以内に発症します。
- 肺水腫のおもな症状は呼吸困難、喘鳴《ぜんめい》、血液の混じった泡状の痰、チアノーゼです。診断には胸部X線検査が必要ですが、胸部X線検査はルーチンではないため、看護師が肺水腫の徴候にいち早く気づき、医師に報告することが必要です。

肺水腫
肺に水がたまった状態。肺胞の中に液体成分がたまるため、肺で酸素を取り込みにくくなり、呼吸状態が悪化する。重症化すると呼吸不全に陥るおそれもあり、早期発見・治療が重要である。

循環管理・体温管理

術直後の循環管理は、尿量がカギとなります。バイタルサインとともに尿量をチェックし、In-Outバランスを継続的にモニタリングすることが術後出血・ショックの早期発見につながります。

循環状態のモニタリング

- 術後約3時間は15〜30分おきに、呼吸状態とともに循環状態を観察します。血圧、脈拍、体温、心電図に加えて、創部の出血、ドレーン・カテーテルからの排液量・性状を確認しましょう。
- 術直後にとくに注意すべき症状は、術後出血、循環血液量減少性ショック、不整脈、深部静脈血栓症・肺血栓塞栓症です。

輸液管理のポイント

- 術後は水分･電解質を補充するため、持続点滴が指示されることがあります。術直後は循環状態が不安定なので、バイタルサインを確認しつつ、きめ細かな輸液管理を行います。
- 輸液のおもな目的は脱水を防ぐことですが、過剰輸液は血管外への体液を増加させ、肺水腫や心不全を招くリスクがあります。禁水期間の水分不足や不《ふ》感蒸泄《かんじょうせつ》も考慮してIn-Outバランスを見ながら、輸液管理を行うことが重要です。

表1　術直後の輸液管理のポイント

- ☐ 1日の輸液量を確認し、滴下数を調整する。
- ☐ 輸液ルートの閉塞・抜去はないか確認する。
- ☐ 点滴刺入部位の異常はないか確認する；発赤、疼痛、腫脹、熱感　など。
- ☐ In-Outバランスを見る。

尿量のチェック

- 術中･術後は開創による不感蒸泄、出血、手術侵襲に伴うサードスペースへの水分の移行により、体液バランスが大きく変化し、循環血液量が減少し、尿量も減少します。
- 術後の急性期は輸液量の調節がひじょうに重要であり、尿量の

持続点滴
止血薬や潰瘍治療薬などを投与することもある。

In-Outバランス
Inは輸液、輸血、Outは尿、出血、ドレーン排液、不感蒸泄（創部、皮膚や呼吸から）、細胞間質の体液移行などを考慮する。

滴下数
成人で約2mL/kg/時が標準値。静脈内与薬セットはmL当たりの特定滴下数がセットの包装に記載されている。
例；「1mL＝20滴」のセットの1分間の滴下数＝20滴×指示総量（mL）÷指定時間（分）

不感蒸泄
術中の不感蒸泄の目安は2〜3mL×体重（kg）×手術時間（h）。

サードスペース
生体は侵襲を受けると、生体炎症反応やストレスホルモンの分泌によって血管透過性が亢進し、通常は血管内にとどまっているはずの水分が血管外へ漏出し、循環血液量が減少する。漏出した水分がたまる場所を「サードスペース」という。ただし最新の概念では、解剖学的にサードスペースは存在しないという考え方もあり、この用語も将来使われなくなる可能性もある。

観察が不可欠です→p175。

低血圧・高血圧

- 術直後は、麻酔薬残存、輸液量の不足、術後出血・ショック、心筋虚血などさまざまな原因で、低血圧が起こります。
- 疼痛《とうつう》、覚醒時興奮、低酸素血症、高二酸化炭素血症、輸液過剰などにより、術直後に高血圧を起こすこともあります。
- 血圧の変動に注意し、変動があれば速やかに原因を突き止め、対処しましょう。

術後出血・ショック

- 術後48時間以内は、とくに術後出血に注意します。早期発見のため、創部の出血とドレーンの排液を観察しましょう。
- 術前の抗凝固能の検査データや抗凝固薬の服薬歴、術中の出血イベントについての情報を確認しておくことも必要です。
- 創部の出血は少量なら経過観察を続けます。多い場合は止血処置を要することもあるため、医師に報告します。
- ドレーンの排液は量だけでなく、色や性状も観察します→p120。1時間あたり100mL以上の血性の排液が持続的にみられる場合は術後出血が疑われるため、医師に報告します。
- 術後出血が続くと循環血液量減少性ショックを引き起こすリスクがあります。ショックの徴候に加え、冷感、頻呼吸、チアノーゼ、体温低下などに注意しましょう。

ショック

術直後に最も起こりやすいのは循環血液量減少性ショックだが、アナフィラキシーショック、敗血症性ショック、心原性ショックが起こることもある。心原性ショックは心筋梗塞によるものが多く、ショックの徴候に不整脈や血圧低下を伴う場合、注意が必要である。

冷感

患者の手足に触れて冷たいと感じられるときは、血管が収縮し、血流が低下しているおそれがある。

表2　ショックの徴候（5P）

- ☐ 蒼白（Pallor）
- ☐ 虚脱（Prostration）
- ☐ 冷や汗（Perspiration）
- ☐ 呼吸不全（Pulmonary insufficiency）
- ☐ 脈拍触知不能（Pulseless）

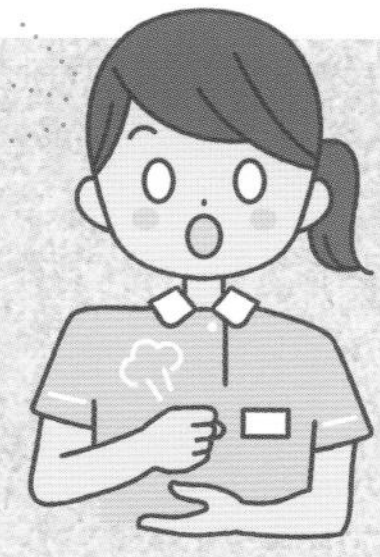

循環管理・体温管理

術後の不整脈

- 術後は一過性のものも含め、不整脈がよくみられます。危険な不整脈を見分けられるようにしておきましょう。

図　危険な不整脈の波形

型	波形の特徴
・心室期外収縮（R on T型）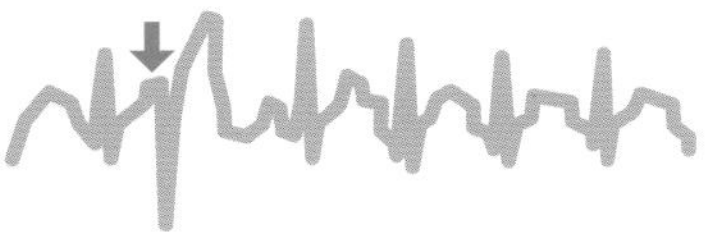	・心室期外収縮が先行T波の頂上付近に現れる。
・心室期外収縮（ショートラン型）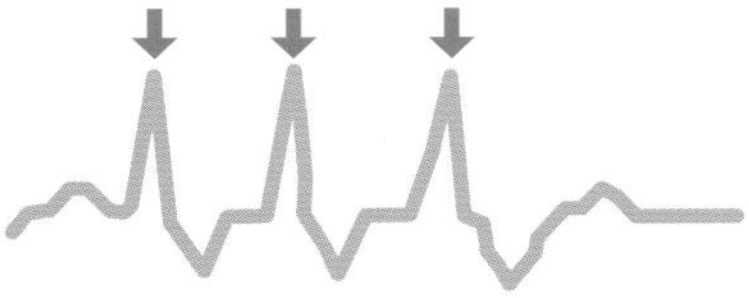	・心室期外収縮が3つ以上現れる。
・多源性心室期外収縮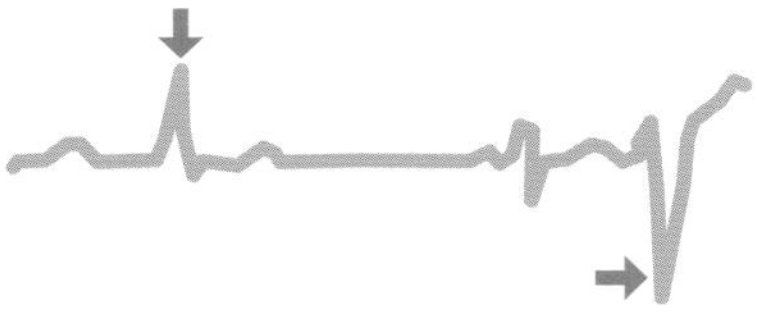	・QRS波の異なる波形が現れる。
・心室頻拍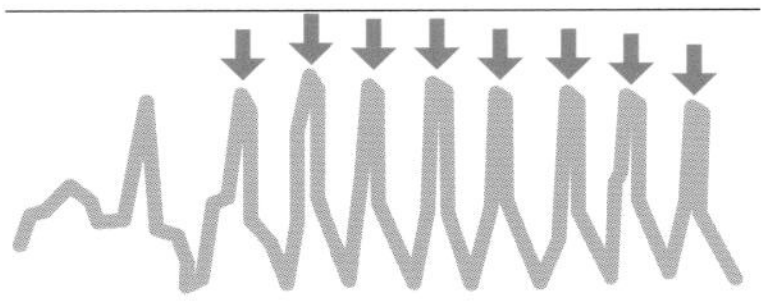	・QRS波の異常が続く。
・トルサード・ド・ポアンツ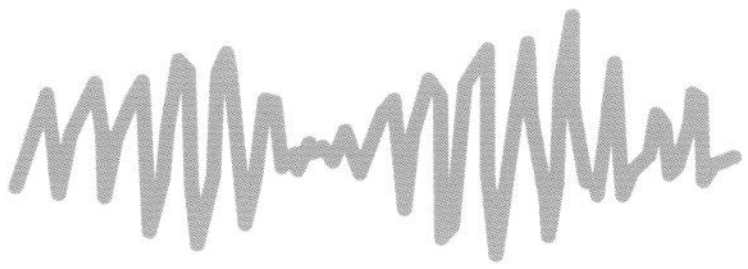	・ねじれたような波形が現れる。

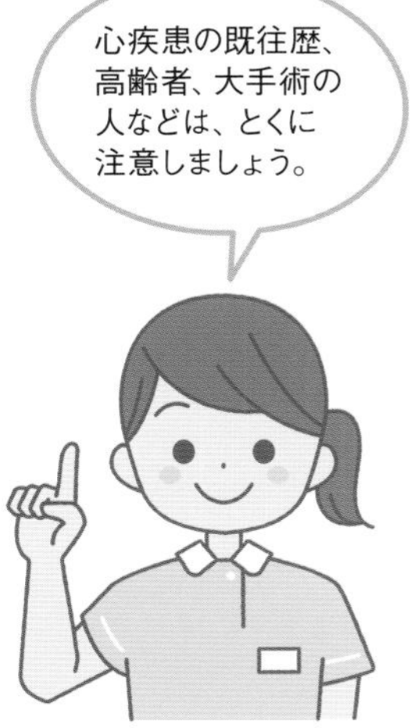

体温管理

- 術中は体温が下がりやすく、セットポイントが上がるため、術直後は体温を上昇させようとして、シバリング（ふるえ）が起きやすくなります。
- シバリングは、骨格筋の不随意で小刻みな収縮です。筋細胞内でアデノシン三リン酸（ATP）が燃焼して熱産生する生理現象ですが、酸素消費量を増大させるとともに血圧や心拍数を上昇させるため、放置すると心筋虚血や重篤な不整脈を引き起こすリスクがあります。
- シバリングの対処法は、加温と酸素投与が基本です。ただし加温によって末梢《まっしょう》血管が拡張すると循環血液量減少性ショックやさらなる体温低下を招くリスクがあります。加温中は中枢温と末梢温の経時的な変化を観察し、中枢と末梢の温度差が大きくならないよう注意しましょう。加温と酸素投与で改善しなければ、薬物療法を行うこともあります。
- 疼痛《とうつう》はシバリングを誘発します。術後鎮痛も重要です。鎮痛とシバリングへの薬物療法をかねるペチジン塩酸塩を投与します。
- シバリングが起きると、患者や家族は不安になりやすいため、術後の生理現象であることをきちんと説明しておきましょう。

術後発熱

- 術後48時間以内の発熱は、感染症によるものかどうかを見極めることがポイントになりますが、多くの場合、手術侵襲に対する生体防御反応で、吸収熱や侵襲熱とよばれます。
- 37～39℃でバイタルサインに異常がなければ、観察を続けるのが基本です。
- 39℃以上になればクーリングや解熱薬の投与を考慮しますが、かならず医師の指示を仰ぐことが必要です。クーリングの解熱効果について明確なエビデンスはなく、病態を悪化させることもあるので、安易にクーリングを行うことは避けましょう。

セットポイント
脳の視床下部は、設定された体温（セットポイント）になるように熱産生・放散を行っている。通常のセットポイントは37℃。

加温
術後の加温の方法としては、室温を上げる、輸液を温める、電気毛布、温風式加温装置などがある。

疼痛とシバリング
疼痛がシバリングを誘発するだけでなく、シバリングが疼痛を悪化させることもある。

吸収熱や侵襲熱
術後の発熱は生体防御反応であることが多い。吸収熱、侵襲熱やからだへの侵襲ストレスの影響で発熱することもある。
吸収熱；滲出液や壊死組織を吸収するために起こる発熱。
侵襲熱；手術侵襲により破壊された組織の炎症により、サイトカインが産生されて起こる発熱。

クーリング
セットポイントが上昇しているときに行うと、奪われた熱を補おうとして体温上昇、シバリングを引き起こすリスクがあるため避けたほうがよく、解熱期に行うと効果的であるとされる。

創部のケア・疼痛管理

創部は適切な治癒環境におくことで、早くきれいに治ります。創部ドレッシングにより、閉塞・湿潤環境を保ちましょう。術直後は最も痛みが出やすい時期であり、疼痛《とうつう》管理も重要です。

創部ドレッシング

- 創は48時間で上皮化するため、術後48時間は創部ドレッシングを行い、創部の閉塞・湿潤環境を保つのが基本です。
- 縫合創にはポリウレタンフィルムドレッシングなどが使われます。

表1　おもなドレッシング材

おもな種類	特徴
銀含有ハイドロファイバー	・感染抑制、疼痛緩和
ハイドロコロイド	・創面閉鎖、湿潤環境、疼痛緩和、滲出液吸収
ハイドロジェル	・乾燥した創の湿潤、疼痛緩和
ポリウレタンフィルム	・創面保護
ポリウレタンフォーム	・滲出液吸収
ポリウレタンフォーム／ソフトシリコン	・滲出液吸収、疼痛緩和

- 現在は、透明のドレッシング材など創部を観察しやすい保護材が増えています。創部の出血、発赤、腫脹《しゅちょう》、滲出液《しんしゅつえき》などを確認することで、術後出血→p111や感染を早期に発見することができます。
- 術後48時間までに滲出液があるのは、創傷治癒過程のひとつなので、滲出液がドレッシング材の中にたまっていてもドレッシング材の交換は不要です。創部が外気に触れると感染のリスクを高めることになるため、術後48時間以内は最小限の交換にとどめましょう。
- 消毒は創傷治癒を遅らせるため、行いません。
- 出血や滲出液が多く、ドレッシング材が吸収しきれないときや、ドレッシング材がはがれたときは交換します。術直後の交換は医師の指示のもと、確実な滅菌操作で行えるようにしましょう。

ドレッシング
創を被覆すること。創を外力や感染から守る、閉塞・湿潤環境を保つ、過剰な滲出液を吸収するなどの目的で行われる。

閉塞・湿潤環境
かつては創傷を消毒して乾燥させる治療法が一般的だったが、現在は閉塞・湿潤環境を保つことで上皮化を促進するのがスタンダードである。CDC「手術部位感染の予防のためのガイドライン」においても、縫合閉鎖された創は、術後24〜48時間までは滅菌材料で被覆して保護することが強く推奨されている。

創部の出血
出血範囲をマーキングしておくと出血量の増加を確認しやすい。

滲出液
創部の滲出液には治癒を促進するサイトカインなどの有益な物質が含まれている。

消毒
消毒薬は線維芽細胞や上皮細胞を死滅させ、創傷治癒を妨げるため使用しない。

疼痛管理

- 術後疼痛は術後8～9時間までが最も強く、その後は創治癒とともに1～5日程度で軽減していきます。早期離床に向けて疼痛管理を行うことが必要です。
- 術直後の疼痛は手術侵襲に伴う創部痛、内臓痛、長時間の同一体位による筋肉痛、チューブ・ドレーン類の留置に伴う痛みなど。
- 鎮痛には、硬膜外持続投与、静脈内持続投与、末梢《まっしょう》神経ブロック、疼痛時の筋注などの方法があります。最近では、複数の鎮痛法や薬効の違う薬を併用することで、副作用を抑えつつ十分な鎮痛効果を得る「多角的鎮痛法」→p139が推奨されています。
- よく行われるのは、手術時に挿入した硬膜外カテーテルを使い局所麻酔薬やオピオイドを投与する硬膜外持続投与、オピオイドやNSAIDs《エヌセイズ》の静脈内持続投与です。最近は、患者自己調節鎮痛法（PCA）→p139も増えています。

疼痛ケアのポイント

- 疼痛スケール→p22を用いて客観的に痛みの程度を評価し、チームで情報を共有します。
- 患者の自覚症状がある場合はすべて「疼痛の症状がある」と捉えます。心理的な要因も大きいため、患者の訴えを受け止め、声かけ、体位変換などきめ細かな疼痛ケアを行いましょう。疼痛ケアでは、声かけ、枕やクッションによる体位の調整、マッサージなども効果的です。
- PCAを行う際は、術前からの患者指導が重要です。

表2　PCAを行う際の患者指導のポイント

・痛みを我慢せず、投与ボタンを押す；痛みの弊害を説明し、痛みが出たときやからだを動かす前に、ためらわずボタンを押すよう伝える。
・ロックアウト時間；過剰投与防止のため、ボタンを押しても鎮痛薬が投与されない時間が設定されていることを説明する。
・副作用；投与量が少なく副作用の心配も少ないことを説明する。

早期離床に向けた疼痛管理

痛みのために呼吸運動や体動が妨げられると、離床を遅らせることになるため、安静時の痛みだけでなく、深呼吸や体位変換の際の痛みを緩和することも重要である。

硬膜外持続投与

鎮痛効果が高く、体動時の痛みもコントロールしやすい。ただし悪心・嘔吐、硬膜外血腫などの副作用がある。開胸・開腹手術などで主流の鎮痛法だが、凝固能異常がある患者、抗凝固療法を行う患者では使用できないこと、腹腔鏡下手術が増えたことなどを背景に、最近は適応症例が減少している。

静脈内持続投与

投与経路の確保が簡単で、速やかな鎮痛が得られる。抗凝固療法を行う患者などを含め適応症例が幅広い。ただし、硬膜外持続投与に比べ体動時の鎮痛効果が低い。また、投与する鎮痛薬の血中濃度が上がりすぎると眠気や呼吸抑制などの副作用が起きるリスクがあるため注意する。

患者自己調節鎮痛法（PCA）

Patient-controlled Analgesiaの略。持続投与に加え、患者がボタンを押したとき鎮痛薬が投入されるボーラス投与を設定できるシステム。硬膜外から投与するPCEA、静脈から投与するIV-PCAなどがある。

PONVのケア

PONV（術後の悪心・嘔吐《おうと》、Post-Operative Nausea and Vomiting）は頻度が高く、患者にとって最もつらい合併症のひとつです。メカニズムが判明しておらずコントロールが難しいため、術前にリスク評価を行い、予防策を講じることが重要です。

PONVの予防

- PONVは頻度の高い合併症で、術後患者の20～30%に起こるとされています。患者にとってひじょうにつらい症状ですが、発症のメカニズムはわかっていません。症状が出現してからコントロールするのは難しいため、術前にリスク評価を行い予防策を講じることが求められます。
- PONVは早期の経口摂取や離床を妨げ、術後回復の促進を阻害するため、ERAS®《イーラス》 →p183においても積極的に予防することが推奨されています
- PONVの危険因子として患者因子、麻酔因子、手術因子がそれぞれ明らかにされています。そのうちの4大因子により術前のリスク評価を行い、中リスク、高リスクとされた患者では、制吐薬の予防投与を行います。

表　PONVの4大危険因子

- □ 女性
- □ 乗物酔い・PONVの既往
- □ 非喫煙者
- □ 術後のオピオイド使用

＊発症リスクは4大危険因子がなしで10%、1個で20%、2個で40%、3個で60%、4個で80%とされる。低リスク群（0～1個）では予防策は行わない。中リスク群（2～3個）、高リスク群（4個）で予防策を講じる。

- 周術期に日本で使用されている制吐薬は、メトクロプラミド、ヒドロキシジン、プロクロルペラジン、ドロペリドール、デキサメタゾンなどです。これらの薬剤からリスクに応じて、1剤あるいは2剤が予防的に投与されます。
- PONVを起こしにくい麻酔方法をとることもあります。オピオイドを使用するとPONVが起こりやすくなるため、高リスクの患者では術中・術後のオピオイド使用を最小限に抑えます。

PONVの危険因子

4大因子のほかにも次のような危険因子が知られている。

患者因子；若年、片頭痛もち、肥満

麻酔因子；揮発性麻酔薬の使用、亜酸化窒素の使用、長時間の麻酔

手術因子；長時間の手術（手術時間が30分増すごとにPONVのリスクが60%増加する）、手術の種類（腹腔鏡下手術、婦人科手術、脳神経外科手術、耳鼻咽喉科手術など）

制吐薬

欧米ではセロトニン作動性（5-HT_3）受容体拮抗薬のオンダンセトロン、ステロイドのデキサメタゾンなどの使用が推奨されている。

PONVを起こしにくい麻酔方法

吸入麻酔薬を使用せずプロポフォールによる全静脈麻酔（TIVA）を行う、オピオイドの使用量を抑える、亜酸化窒素を使わないなどの方法でPONVのリスクを下げる。術後疼痛管理ではNSAIDs を併用することでオピオイドの使用量を抑える。

PONVのケア

- 術後に悪心・嘔吐が生じた場合、バイタルサインや随伴症状を確認し、悪心・嘔吐がPONVなのか、その他の原因によるものなのかを鑑別します。脳出血や心不全など重篤な病態に伴って、悪心・嘔吐が起きることもあります。
- PONVの治療の基本は制吐薬の投与です。術前の投与と薬剤の用量や種類が異なることがあるため注意が必要です。
- 術後の疼痛《とうつう》管理→p136にオピオイドを使用している患者にPONVが起きたら、オピオイドを減量・中止しNSAIDs《エヌセイズ》などに変更してから、制吐薬を投与します。
- 薬物療法に加え、側臥位《そくがい》にして窒息や誤嚥《ごえん》を防ぐ、嘔吐や誤嚥に備えてガーグルベースンや吸引器を用意するといったきめ細かなケアが求められます。周囲の食事のにおいで悪化することが多いため、環境にも配慮しましょう。
- 悪心は患者にしかわからない症状なので、患者の訴えを聞き取り、その情報をチームで共有することも重要です。

離床時や経口摂取開始時の悪心・嘔吐にも注意

- 術後48時間は悪心・嘔吐が起こりやすいため、いちど症状がおさまっても患者の変化を経時的に観察することが必要です。
- 離床や経口摂取の開始はPONVを適切にコントロールしたうえで行いますが、離床や経口摂取が悪心・嘔吐を誘発してしまうことがあります。患者の状態が安定していても、術直後の離床や食事は注意して見守ります。悪心・嘔吐が起こったら患者をすぐに休ませ、適切な対応をとりましょう。

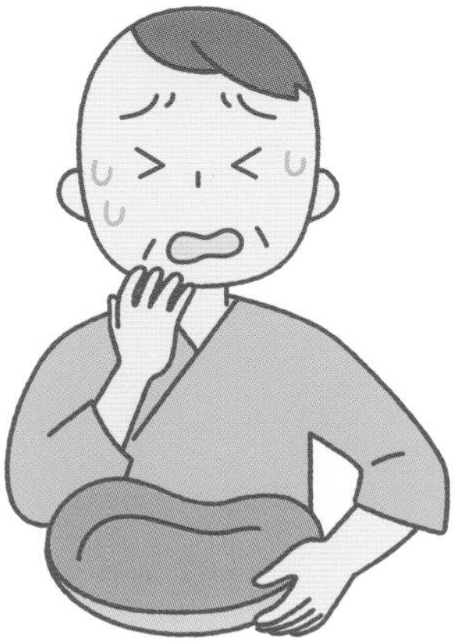

PONVの随伴症状

腹部膨満（イレウスなど）、胃管の閉塞、低血圧、不整脈などにより悪心・嘔吐が生じることがある。脳出血や脳梗塞、低酸素血症や腎不全、心不全など重篤な合併症に起因することもあるため、バイタルサインや随伴症状とあわせてアセスメントすることが重要である。

離床時の悪心・嘔吐

離床時には血圧の変化から悪心・嘔吐が起こることがある。悪心・嘔吐に頭痛を伴う場合、頭蓋内出血などのリスクがあるため注意する。

経口摂取

悪心・嘔吐への不安から経口摂取が進まない場合、医師や栄養士と相談して栄養管理を行う。食事を無理にとらせると、そのストレスで悪心が起こることもあるため注意する。

ドレーン管理

術直後の患者にはさまざまな目的で、ドレーンが留置されています。適切な管理ができるように、個々のドレーンの目的やケアのポイントを知っておきましょう。

ドレナージとは

- ドレナージは、体内に貯留した血液・膿《うみ》・滲出液《しんしゅつえき》を、管（ドレーン）を使い体外に排出する処置です。目的により「予防的ドレナージ」「治療的ドレナージ」「情報ドレナージ」の3つに大別されます。
- 排液の方法によって、「開放式ドレーン」「半閉鎖式ドレーン」「閉鎖式ドレーン」に分類されます。留置部位、予想される排液内容、期間などに応じ適切なドレーンを選択します。

表1　ドレナージの目的

種類	特徴
予防的ドレナージ	・術後の出血や滲出液、消化液などの体液の貯留が予想される場合、あらかじめドレーンを挿入して体液を排出し、感染や縫合不全などを予防する。
治療的ドレナージ	・感染や膿瘍が生じているとき、体内に貯留した体液を排出することで、感染や炎症を改善する。
情報ドレナージ	・術後出血、縫合不全などの術後合併症を早期に発見する（予防的ドレナージと重複する部分が多い）。

表2　排液方法によるドレーンの分類

種類	方法	メリット	デメリット
開放式ドレーン	・ドレーンの出口を開放し、ガーゼなどで覆う。	・ドレナージ効果が高い。患者の離床が図りやすい。	・逆行性感染のリスクが高い。皮膚トラブルが生じやすい。
半閉鎖式ドレーン	・開放式ドレナージにパウチを装着する。	・開放式より感染しにくく、排液量の測定もしやすい。	・パウチが適切な位置にないと排液が逆行するリスクがある。パウチのコストがかかる。
閉鎖式ドレーン	・チューブ型ドレーンに排液バッグが接続されており、閉鎖空間になっている。	・感染のリスクが低い。排液量を正確に測定できる。	・排液バッグがからだにつながっているため体動時に注意を要する。詰まりやすい。

治療的ドレナージ

体液を排出する排液ドレーンと脱気を目的とした脱気ドレーンに分けられる。周術期の脱気ドレーンは手術侵襲により虚脱した肺の再膨張を促し、胸腔内圧を適正に保つために行われる。

排液の方法

各種ガイドラインでは感染のリスクが低い閉鎖式ドレーンが推奨されているが、詰まりにくい、安価であるなどの理由から開放式ドレーンが使われることも多い。

術後管理のためのドレナージ

- 術後に行われるドレナージのおもな目的は、血液や膿、腹水・胸水などの体液を体外に排出するとともに、出血、縫合不全、感染などの術野の情報を得ることです。
- 手術操作が終了した後、閉創の直前に、体液が貯留しやすい部位に挿入・留置されます。
- 留置される部位により、「脳室ドレーン」「胸腔《きょうくう》ドレーン」「腹腔ドレーン」などに分けられます。
- 胸腔ドレーンは、肺や食道などの開胸術後に、胸腔内に貯留した体液や気体を胸腔外へ排除することにより肺の拡張を促すこと、胸腔内の情報を得ることをおもな目的として留置します。
- 腹腔ドレーンのおもな目的は、開腹手術および腹腔鏡手術の後に体液貯留を防ぎ、感染を予防すること、術野の情報を得ることです。術式に合わせて体液が貯留しやすい場所に、ドレーンが留置されます。

脳室ドレーン

脳出血やくも膜下出血などの術後急性期に、脳脊髄液を排出することで水頭症や頭蓋内圧亢進を予防するために留置される。

図1　開腹手術後の腹腔ドレーンの留置

体液は、上腹部の手術では左右横隔膜下とウィンスロー孔、下腹部の手術ではダグラス窩と左右傍結腸溝に貯留しやすい。

①右横隔膜下
②左横隔膜下
③ウィンスロー孔
④モリソン窩
⑤肝下面
⑥右傍結腸溝
⑦左傍結腸溝
⑧ダグラス窩

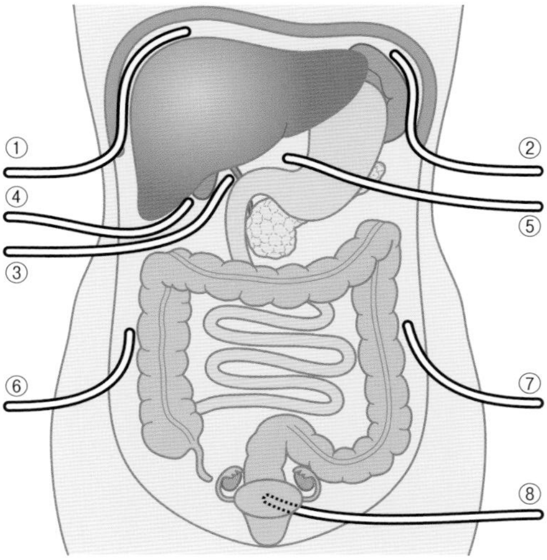

ドレーン管理

ドレーン固定のポイント

- 感染を予防するため、刺入部はドレッシング材で被覆します。また、排液バッグは挿入部より下に設置します。
- ドレーン固定時は、患者の体動による屈曲・閉塞、自己抜去を防ぐため1cm程度の「あそび」を設け、2〜3か所で固定します。患者の苦痛にならない部位や方向で固定することも大切です。
- ドレーン留置は患者にとって心身の負担になる処置です。ドレーンの必要性や注意点について、きちんと説明しておきましょう。口頭で説明するだけでなく、ベッドサイドに張り紙をするなどの配慮も大切です。
- 患者背景によっては、自己抜去の対策も必要です。

図2　ドレーンの固定

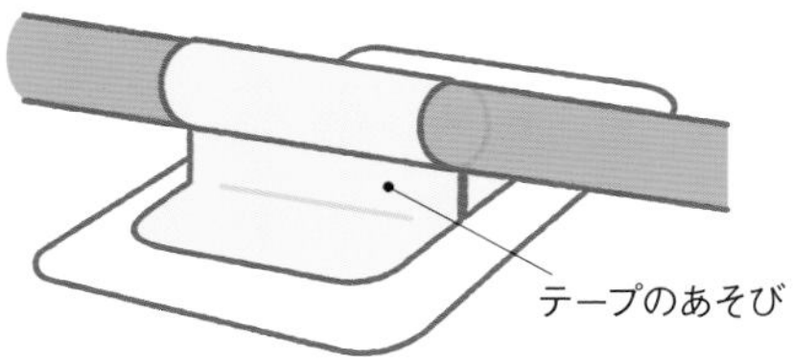

自己抜去の対策

術後せん妄のリスクがある患者や認知症患者では、自分でドレーンを抜こうとしたり、はさみなどでドレーンを切ったりするおそれもあるため、鋭利なものを病室に置かないなどの対策を講じる。ドレーンが見えないよう着衣をつなぎにしたり、抑制したりすることも検討する。

ドレーン管理のポイント

- 創部とあわせて刺入部の発赤、腫脹《しゅちょう》、熱感などがないか、毎日定期的に皮膚の状態を観察します。
- 予定外抜去が起こらないように接続部の外れやドレーンの屈曲・ねじれがないか確認します。
- ドレーン排液の色、性状、量、においを経時的に確認します。
- 胸腔・腹腔ドレーンの排液の色は通常、「血性→淡血性→淡々血性→漿液性《しょうえきせい》」と変化します。術直後は血性〜淡血性です。
- 色調の変化は、カラースケールを用いることで、共通認識をもつことができます。
- 術直後に最も注意が必要なのは術後出血→p111です。1時間あたり100mL以上の血性の排液が続く場合、術後出血が疑われます。ただし体位変換などにより一時的に排液量が増加することもあるため、100mL以上の量が続くかどうか、血性色が淡くなって

図3　ドレーン排液のカラースケール

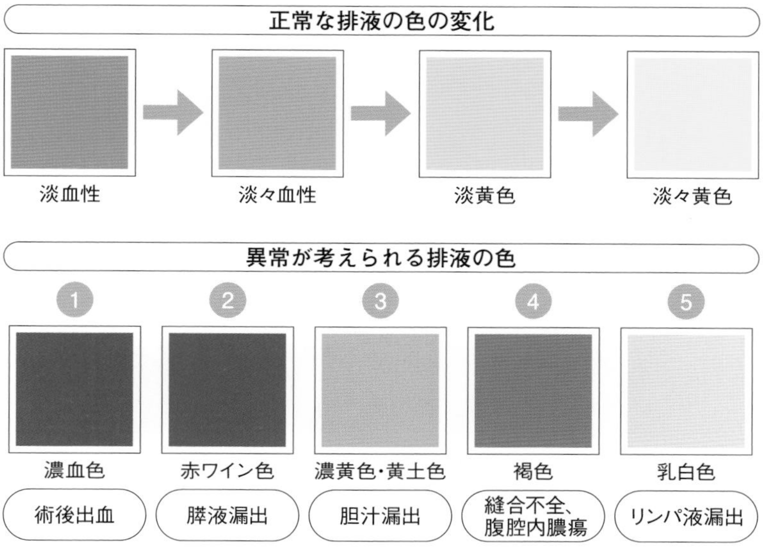

いくかなどもあわせて評価しましょう。

- 術翌日以降の色調は、徐々に漿液性（淡く）になります。色調の異常がみられたら、バイタルサインとあわせてアセスメントしたうえで、医師に報告します。
- 術翌日以降は感染にも注意が必要です。

トラブルの予防・対応

- 排液が急激に減少した場合は、ドレーンの屈曲・閉塞、抜去・一部抜去、接続部の外れを確認します。
- ドレーンの抜去を発見したら、すぐにバイタルサインとドレーンの先端を確認し、医師に報告します。出血があればガーゼで圧迫止血を行います。
- 接続部が外れた場合、再接続はせず、患者側のドレーンを滅菌ガーゼで覆い、医師に報告します。
- とくに胸腔ドレーンでは胸腔内の陰圧を保たなければならないため、抜去を発見したら刺入部を押さえて空気の流入を防ぎ、応援をよびましょう。接続部が外れたときは、ただちに患者側のドレーンを鉗子《かんし》で遮断することが必要です。

感染

排液に混濁や浮遊物を認める場合や色調変化とともに臭気がする場合、感染が疑われる。挿入部の細菌汚染と排液ルートからの逆行性感染のリスクがある。

一部抜去

ドレーンの長さが変わっていたら、まず体位によるものではないか仰臥位で確認する。それでも長さが合わなければ何cm抜けたのか確認し、それ以上抜けないように固定したうえで医師に報告する。

ドレーンの先端

抜去時に患者の体内に残っているおそれがあるため、かならず確認する。

胸腔内の陰圧

ドレーンから空気が流入し胸腔内の陰圧が保たれなくなると、肺の虚脱が起こるリスクが高い。

ドレーン管理

ドレーンの抜去

- 感染予防と早期離床・回復の観点から、最近ではドレーンをできるかぎり早期に抜去することが基本になっています。
- ただしドレーンの目的や患者の状態により、抜去の時期は異なります。抜去の時期に関して明確な基準はないため、医師と情報を共有し、個別に対応することが重要です。
- 抜去後も感染のリスクがあるため、抜去部の保護や観察を行います。

早期に抜去
ドレーンやカテーテルは患者の体動を妨げるため、なるべく早く抜去する。留置しないケースも増えている。ただし感染巣に挿入されたドレーンは、感染をコントロールできるまで原則として抜去しない。

術直後の家族へのケア

帰室直後は患者の観察・ケアに追われますが、できるだけ早期に患者と家族が面会できるようにします。家族も大きな不安を抱えながら患者との面会を待っているので、待たせすぎないよう配慮することが求められます。

短時間であっても、早期の面会は患者と家族の不安をやわらげることができます。面会時には、患者に声をかけたり、触れたりしてもよいことを説明しましょう。手術の内容や患者の容態について不安や質問がないか家族に確認することも必要です。その場で回答できなければ、医師や手術室看護師に確認する、医師からの説明の時間を設けるなどして対応します。

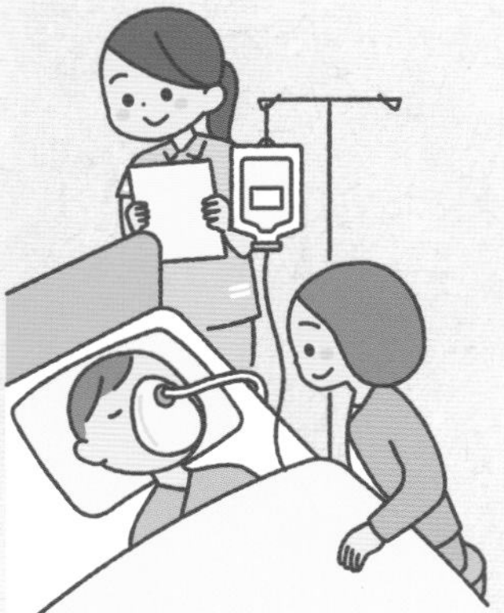

術後数日の間に家族が来院できるようなら、離床の時間に合わせて来院してもらうように調整します。家族に立ち会ってもらうことで、患者の安心感、離床への意欲を高めることができます。また、家族も回復の過程を見ることで安心することができます。家族に早期離床の重要性を理解・協力してもらうことも大切です。

第5章

術後のケア

術後の状態

術後の看護

術後合併症

援助とケア

術後の流れ

術後の看護で重要なポイントとなるのが術後合併症の予防と回復への援助です。手術侵襲によるからだへの影響を理解し、個別的にアセスメントを行って必要な看護を考えていきましょう。また術後は疼痛《とうつう》緩和や不安の軽減など、精神面の援助も重要です。退院後は早期にもとの生活に戻れることを看護目標として支援していきましょう。

1 術後の状態

術後に起こる生体反応の概要を理解していると患者の術後状態を予測することができます。
おもな合併症が起こりやすい時期やハイリスク患者の看護のポイントも押さえておきましょう。

2 術後の看護

術後合併症の発生リスクを低減し、より早い回復を目ざすためには、
栄養や疼痛、創部など、全身の管理が重要です。きめ細やかな観察とケアを実践しましょう。

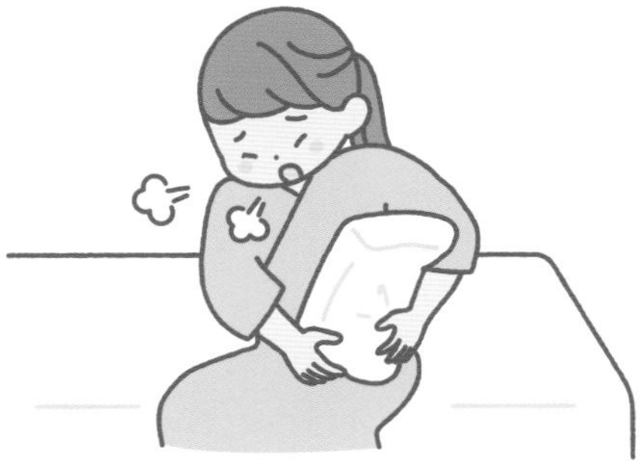

3 術後合併症

術後は、さまざまな合併症の出現に注意して看護を行う必要があります。
小さな異常も見落とさないように注意深く観察して、異常の早期発見に努めます。

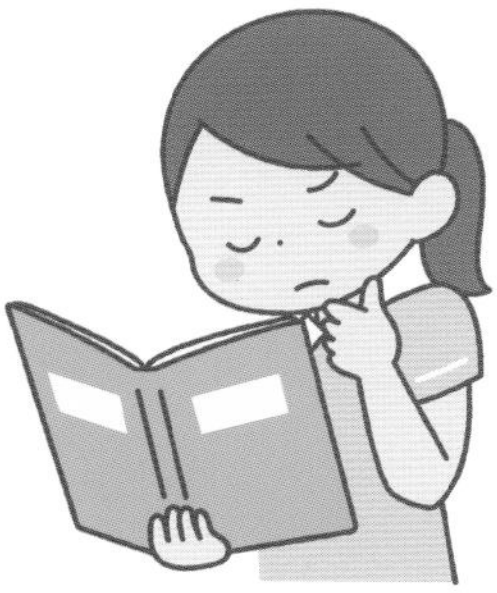

4 援助とケア

術後は患者のQOL（生活の質）やADL（日常生活動作）が損なわれないように、
適切な看護援助とケアが必要です。
身体的な援助のみならず、患者の不安や心配をやわらげる精神的な援助も看護師の重要な役割です。

術後の状態

手術という侵襲を受けて、術後の急性期は生体反応が目まぐるしく変化します。患者の身体変化を予測するうえで、術後経過と生体反応のメカニズムを理解しておくことが必要です。

手術侵襲に対する基本的な生体反応

- ムーア（Moore）は、手術侵襲から回復過程における生体反応を4相に分類しました。
- 手術の侵襲を受けると、生体は恒常性を維持するために、神経・内分泌、免疫機構、代謝に影響を与える急性の生体反応が出現します。
- 神経系・内分泌は、神経系—副腎髄質系を中心とした自律神経系の反応と下垂体—副腎皮質系を中心とした内分泌系の反応を引き起こし、血液循環量を保とうとします。さらに侵襲を受けた組織を修復するために、エネルギーと代謝も大きく変化します。
- 一方、手術侵襲は炎症性サイトカインを誘導します。サイトカインは全身に侵襲の発生を伝え、呼吸・循環機能、内分泌・代謝機能などを調節して生体を守るための免疫反応が起こります。
- このように、術後の急性期はホルモンによる「神経・内分泌反応」と免疫で生体を守ろうとする「サイトカインによる反応（炎症反応）」が同時に起こり、激しい代謝亢進《こうしん》状態となります。

急性期に起こる代謝の変化

- 糖代謝；手術侵襲を受けた生体はより多くのエネルギーを確保するために、糖質コルチコイドやグルカゴンの分泌を増加させて、筋タンパクからのグリコーゲンの分解を促し、血糖値を上昇させます。一方で、インスリンは炎症性サイトカインの影響を受けて分泌量が抑制されるため、手術後数日間は一時的な高血糖になります（外科的高血糖）。
- タンパク、エネルギー代謝；手術侵襲後は、エネルギーや創傷治癒に必要なアミノ酸を得るために骨格筋タンパク質を分解しようとするタンパク異化にはたらきます。糖新生の増大や脂肪分解促進といった異化亢進状態となります。

神経系—副腎髄質系

副腎髄質でのカテコールアミン分泌により、心拍数の増加、血管の収縮が起こり循環血液量を維持させ、血圧上昇や頻脈を起こす。カテコールアミンはさらに、末梢でのグルコース利用を抑制して血糖を上昇させるという反応も引き起こす。

下垂体—副腎皮質系

下垂体後葉からの抗利尿ホルモン（ADH）、副腎皮質からのアルドステロン分泌増加により水・Naの再吸収を促進、尿量が減少し血液循環量を維持させる。

炎症性サイトカイン

サイトカインには炎症反応を高める炎症性サイトカインと、過剰な炎症反応を抑制する抗炎症性サイトカインがある。

生体を守るための免疫反応

手術の侵襲が大きいほど、生体を守るための免疫反応も大きくなる。サイトカインが過剰に産生されてしまうと、全身性炎症反応症候群（SIRS；Systemic Inflammatory Response Syndrome）の原因となることがある。SIRSは侵襲によって全身的に炎症反応が活発となった状況。SIRSが長引くほど、感染症や低酸素血症などの合併症を起こしやすくなる。

● 脂質代謝；脂質代謝もまた異化にはたらき、脂肪分解を促進し、エネルギー源に関係し、また糖新生にかかわります。

体液バランスの変化

● 手術侵襲時には、サイトカインによる反応で血管の透過性が亢進し、体液は細胞外のサードスペース（非機能的細胞外液）→p110へ部分的に移動します。さらに出血や不《ふ》感蒸泄《かんじょうせつ》→p110などにより循環血液量は低下し、尿量が減少します（乏尿期）。

● 一般に術後3日目くらいになるとリフィリング（利尿期）が始まり、循環動態は安定し、尿量も増加します。

タンパク異化

術前の栄養状態が悪いと、手術侵襲に伴う異化亢進に生体が耐えきれず、低タンパク血症（低アルブミン血症）を引き起こし、ショック状態や創傷治癒遅延、術後感染症などを招きやすくなる。

リフィリング（利尿期）

refilling 手術侵襲後炎症反応が沈静化すると、サードスペースに貯留していた体液は血管内に戻る。

表1 ムーアの分類

相・経過	臨床症状	生体反応の特徴
第1相 ・障害期 （術後～4日）	・疼痛の訴え ・無関心 ・体温上昇 ・心拍増加 ・尿量減少 ・血糖上昇 ・循環血液量の不足 ・腸蠕動停止または減弱	・副腎刺激状態 副腎髄質；カテコールアミン↑ 副腎皮質；ACTH↑ ・下垂体・副腎皮質からの副腎皮質ホルモン↑、抗利尿ホルモン↑、成長ホルモン↑。その結果、カリウム（K）の尿中喪失が増加。ナトリウム（Na）は貯留傾向に。 ・肝臓のグリコーゲンはブドウ糖へと分解され、糖の新生が亢進する一方でインスリン分泌は抑制され、一過性の高血糖となる。 ・糖代謝系への影響として筋タンパクや脂肪は分解して糖の生成が亢進する。
第2相 ・転換期 （術後3日前後から1～2日持続）	・血圧 ・脈拍の安定化 ・解熱 ・創痛の軽減 ・腸蠕動の回復 ・排ガス ・周囲への関心が戻る。	・神経・内分泌反応は鎮静化に向かう。 ・貯留されていた余分な水分、Naは排出され尿量が多くなる。
第3相 ・筋力回復期 （術後1～数週間持続）	・活動性の回復 ・食欲の回復 ・筋肉量の回復 ・便通の正常化	・タンパク代謝が同化傾向となる。 ・窒素バランス正常化 ・筋タンパクが回復し、創傷治癒機転が促進する。 ・血糖の安定化
第4相 ・脂肪蓄積期 （第3相から数か月）	・体重の増加 ・体力の回復	・筋タンパクの合成とともに脂肪が蓄積される。 ・性機能回復

術後の状態

全身麻酔での術後のおもな合併症

術後は、手術侵襲や麻酔の影響で患者の状態が大きく変化し、危険な術後合併症も起こりやすくなります。患者の全身状態を注意深く観察し、患者の訴えに耳を傾けて、異常の早期発見に努めます。

表2　手術当日〜7日目のおもな合併症と観察のポイント

（合併症の起こりやすい時期は、目安です。）

手術当日	術後1日目	術後2日目	術後3日目	術後4日目	術後5日目	術後6日目	術後7日目
麻酔覚醒遅延→p104 **【観察・確認のポイント】** ①開眼、開口、深呼吸、離握手が指示に従って行えるか。 ②筋弛緩モニタで筋肉が回復しているか。	**一過性の術後せん妄**（術後1〜3日目に起こることが多い。一般的には7日以内に症状が消退していく）→p158 **【観察のポイント】** ・意識障害（意識清明度の低下はないか） ・認知・知覚障害（記憶の欠如、失見当識、幻覚・幻聴、錯覚など） ・日内変動（障害が短期のうちに出現し、1日のうちで変動する傾向がないか） ・低活動型せん妄の評価						
ショック→p111 **【観察のポイント】** ショック症状 ①血圧低下（収縮期90mmHg以下） ②乏尿・無尿（0.5mL／kg／時以下） ③意識障害、皮膚蒼白と冷や汗 *ショックの徴候「5P」	術後1日目	術後2日目	**腸管麻痺**（術後72時間を過ぎても排ガスや腸蠕動運動がない場合は麻痺性イレウスを疑う。腸管が癒着してしまう腸閉塞は術後3日目以降に起こることが多い） **【観察のポイント】** ①問診（排ガス、排便の有無や便の性状や量を確認する） ②聴診（腸蠕動音が減弱・消失していないか、音が亢進していないか、金属音はないか、など腸蠕動音を経時的に観察する） ③触診（圧痛がある部分にイレウスが起こっている可能性がある）				
急性疼痛（手術直後から術後24時間以内は疼痛が最も強い。安静時の疼痛は、一般に術後1〜5日で軽減していく） **【観察のポイント】** ①本人の痛みの訴え（スケールを用いて痛みの程度を把握する→p22） ②症状（咳嗽時のようす、体動時のようす、顔色・表情、筋緊張、不眠、不快、不穏の有無など） ③バイタルサイン（血圧上昇、呼吸数の増加など）						術後6日目	術後7日目
術後出血（術後48時間以内に起こりやすい）→p111 **【観察のポイント】** ①創部の出血・性状 ②ドレーン排液の量・性状（血性の排液が100mL／時以上続く場合は危険） ③ショックの徴候（顔面蒼白、呼吸困難、虚脱、冷や汗、脈拍触知不能）の観察			**縫合不全**（術後3〜7日ごろに起こりやすい） **【観察のポイント】** ①術後4〜5日以降の発熱 ②腹痛 ③採血データによる炎症反応（WBC、CRP、AMY上昇） ④創部からの滲出液 ⑤腹壁の緊張 ⑥ドレーンからの排液量増加、性状の変化				
深部静脈血栓症（手術当日から十分な注意が必要だが、肺血栓塞栓症は初回歩行のときに起こりやすい） **【観察のポイント】** ①足関節の背屈時に腓腹部に痛みはないか（ホーマンズ徴候）→p154 ②下肢脛骨に異変はないか（左右どちらかの下肢に浮腫、腫脹がみられる、急激に下肢が腫れ、皮膚の色が赤や紫色に変色する） ③下肢のマンシェット加圧により痛みが生じないか（ローエンベルク徴候→p154）の有無			術後3日目	術後4日目	術後5日目	術後6日目	術後7日目
呼吸器合併症（肺水腫は手術当日、無気肺は手術当日〜術後3日、肺炎は術後3日〜1週間前後に発症することが多い）→p109 **【観察のポイント】** ①呼吸数・呼吸パターン（異常呼吸の有無） ②呼吸音（呼吸音の減弱、消失、左右差はないか） ③SpO_2値（呼吸音、呼吸パターンとあわせて判断する） ④胸部X線検査所見 * オピオイドを使用した患者や高齢者、糖尿病など基礎疾患がある患者、既往歴や現病歴に呼吸疾患があるなど、リスクの高い患者はとくに注意して観察する。							

ハイリスク患者の術後の観察・看護のポイント

基礎疾患を有する者や超高齢者は一般の患者と比べて手術や麻酔に関するリスクが高いので、術後はよりいっそうの注意・観察が必要です。術後の観察と看護のポイントを把握して、起こりやすい合併症や問題点の予防、観察、早期発見に努めましょう。

表3　ハイリスク患者の術後の観察・看護のポイント

リスクの種類	起こりやすい問題・合併症	観察・看護のポイント
糖尿病	・手術創の治癒が遅れ、感染が生じやすい。また糖尿病合併症の増悪を引き起こすことがある。術前から血糖値コントロールを行うことが重要。	・感染や創の治癒遅延を早期に発見するために、創部の発赤や痛み、腫脹のほか、ドレーン排液の量や性状の変化をよく観察する。 ・皮膚の状態を観察して、定期的にアセスメントを行う。 ・食事などの情報を含めて血糖値のアセスメントを行う。 ・術後の創部感染、尿路感染などを起こさないように清潔に保つための援助を行う。
呼吸器疾患	・気管支喘息のある患者は、麻酔操作による気道の刺激や手術による不安などのストレスから発作を誘発する場合がある。 ・慢性閉塞性肺疾患（COPD）の患者は、喀痰がうまくいかず無気肺や肺炎を起こすリスクが高い。	・術後すぐは、15〜30分に1回程度呼吸状態を確認する。 ・呼吸数、深さ、リズム、SpO_2から呼吸抑制の有無、痰の貯留や性状に注意をはらい、変化を見逃さないようにする。 ・水分摂取や咳嗽で排痰を促す。 ・歯科衛生士のケアで口腔の清潔を保ち誤嚥性肺炎を防ぐ。 ・痛みがあると、咳嗽が弱くなり早期離床が妨げられる。十分な疼痛緩和や起坐位、体位変換を行い、早期離床をすすめていく。
高血圧症	・高血圧症で術前の血圧コントロールが不良だと、術後に血圧が急激に上がり、心不全や脳出血、術後の出血の増加などを起こすリスクがある。	・高血圧症の患者は、術後の疼痛や不眠などが血圧上昇の原因となる。 ・疼痛管理と十分に睡眠がとれる環境をつくることを心がける。 ・患者の声に耳を傾け、不安やストレスを少しでもやわらげることも大事なケアとなる。
循環器疾患	・術後は、血圧変動や徐脈が起こりやすく、不整脈や虚血性疾患のリスクが高まる。心不全などの既往歴がある患者ではとくに注意を要する。 ・侵襲の大きな手術後ほど心合併症が起こりやすい。	・水分・電解質バランス、尿量、血圧、心電図をこまめにチェックする。患者のバイタルサインや全身状態とあわせて注意深く観察し、異常を見逃さないようにする。 ・呼吸機能と循環機能は密接に結びついている。呼吸数・呼吸音、深さ、リズム、SpO_2で低酸素血症がないかをチェックする。 ・輸液管理を行い、適正な循環血液量の維持に努める。 ・痛みにより交感神経が亢進することにより、循環器合併症の引き金になることがある。疼痛緩和ケアを十分に行う。
高齢者	・高齢者は、加齢によりさまざまな機能が低下し、基礎疾患をもつ人も多いため、術後は合併症を誘発しやすく、重篤化しやすい特徴がある。 ・とくに起こしやすい合併症としては呼吸器合併症やせん妄、廃用症候群などがある。褥瘡（床ずれ）、フレイルにも注意する。 ・低栄養者では、創部治癒が遅れ、感染が生じやすい。	・術後高齢者に起こりやすい問題や合併症を予測し、微細な変化を見逃さないようにケアする。 ・痛みやせん妄のケアを行い、早期経口摂食、早期離床を目ざす。 ・患者の訴えに耳を傾け、患者にこまめに声かけすることを心がける。

術後の栄養管理

術後の栄養障害は、創傷治癒遅延や術後合併症の増加、術後の入院期間の遅延や術後のADL（生活機能）の低下につながります。手術という大きな侵襲からより早い回復を目ざすために、術前・術後の栄養管理が重要です。

栄養管理の実際

- 術後は絶食期間が長いほど、腸管機能が低下していきます。
- また、栄養が十分に得られない状態では、免疫能が低下し、創傷治癒遅延だけでなく術後合併症などの発生率が高くなることが知られています。
- 術後の経口摂取は、ひと昔前までは腸蠕動《ちょうぜんどう》の回復の確認を待ってから、段階的に行っていました。しかし近年では、術後の早期回復を目的としたERAS®《イーラス》（術後回復力強化プロトコル）→p183や日本のESSENSE《エッセンス》といった手順を導入し、術前・術後の絶食期間を以前より短くして早期経口摂取、早期経腸栄養を積極的に行う病院が増えています。
- 食事開始のタイミングは、クリニカルパス→p30の運用により、手術の種類によって決められることも多くなりました。
- 経口摂取開始には、消化管機能の回復が重要となります。
- 消化管吻合《ふんごう》を伴わない手術では、全身状態に異常がなく、悪心や腸管麻《ま》痺《ひ》などがなければ、現在は手術当日に飲水を、翌日から経口摂取を開始することが増えています。
- 経口摂取量が不十分な場合は、効率よくエネルギー、タンパク質を摂取できる栄養補助食品を追加することがあります。
- 胃切除など消化管を利用できない場合も、飲水が可能であればGFO®などの経口栄養補助剤（ONS）を投与し、消化管の機能維持を行います。

誤嚥の予防と対策

- 経口摂取を開始するにあたって重要なのが患者の嚥《えん》下《げ》機能の評価です。
- 術前から脳血管障害などによる嚥下障害がある場合や高齢者、

ERAS®

Enhanced Recovery After Surgeryの略。術後の回復力を高めるための周術期管理の体系的なプロトコル。栄養管理はその中心をなす項目のひとつで、絶飲食期間の短縮・十分な術後鎮痛・早期離床を軸としている。

ESSENSE

日本外科代謝栄養学会で展開する術後回復促進のためのプロジェクト名。Essential Strategy for Early Normalization after Surgery with patient's Excellent satisfactionの略称。「栄養摂取の早期自立」はESSENSEプロジェクトの基本理念のひとつ。

消化管機能の回復

術後、消化管運動が回復するまで、通常、小腸は0〜24時間、胃は24〜48時間、大腸は48〜72時間程度といわれている。

GFO®

Glutamine-Fiber-Oligosaccharideの略。腸に必要な栄養素、グルタミン、ファイバー、オリゴ糖の頭文字をとった経口栄養補助剤。少量の投与で、本来の腸管が有する機能を最大限に活かすために開発された。

重症患者などは、術後はさらに嚥下機能低下が重症化しやすくなります。そのため、とくに経口開始時の嚥下機能評価が重要となります。

- 嚥下機能を評価・診断するには嚥下造影や嚥下内視鏡検査がありますが、機器を用いず簡便にできるスクリーニング方法としては、改訂水飲みテスト（MWST；Modified Water Swallow Test）、反復唾液嚥下テスト、フードテストなどがあります。
- 評価前には、口腔《こうくう》ケアと体位を整えること→p133図が重要です。
- これらのスクリーニングで口腔・咽頭の協調運動が可能であるか確認したうえで、経口摂食を開始します。

表1　術後、嚥下障害が発生しやすい要因

- 高齢者
- サルコペニア→p132
- 術前から脳血管障害などによる嚥下障害がある。
- 気管挿管などによる声帯麻痺や損傷
- 食道がん、甲状腺がん、胸部大動脈瘤など、頭胸部手術では、反回神経麻痺→p132を起こしやすい。

改訂水飲みテスト

①冷水3mLを口腔底（舌の下）にそそぎ、嚥下してもらって、嚥下反応の有無、むせ、呼吸のようすを観察する。咽頭に水が流れ込まないようにするために、冷水は舌の背ではなく口腔底にそそぐことが大事。
②嚥下が可能な場合は、さらに2回嚥下運動を行ってもらう。
③評点が4点以上なら、最大2回くり返し、最低点を評価する。

表2　判定

1点	嚥下なし、むせるand/or呼吸切迫
2点	嚥下あり、呼吸切迫（不顕性誤嚥の疑い）
3点	嚥下あり、呼吸良好、むせるand/or 湿性嗄声（声がれ）
4点	嚥下あり、呼吸良好、むせない
5点	4点に加え、反復嚥下が30秒以内に2回可能

反復唾液嚥下テスト

RSST；Repetitive Saliva Swallowing Testの略。患者の甲状軟骨を中指で触知した状態で、唾液嚥下を指示し、30秒間に何回唾液を飲み込めるかを計測する。2回以下の場合、嚥下開始困難、誤嚥が疑われる。

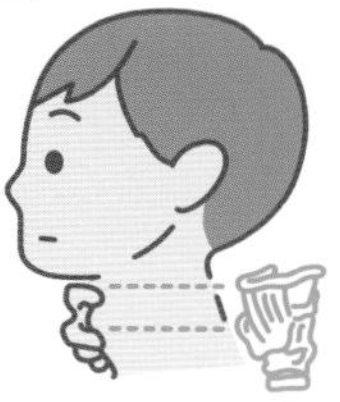

フードテスト

ティースプーン1杯（3～4g）のプリンなどを嚥下してもらい、判定基準に沿って評価する。嚥下が可能な場合には、さらに2回の嚥下運動を追加して評価する。評点が4点以上の場合は、最大3回まで施行し、最も悪い評点を記録する。

口腔ケア

事前に口腔ケアを行うことにより、肺炎の原因菌を減少させる。

術後の栄養管理

経口摂取時のケアとサポート

- 経口栄養は、最も生理的な栄養補給方法であり、早期に開始することで、消化管粘膜の萎縮を防ぎ、腸のバリア機能、免疫能を維持します。
- 経口摂取開始にあたり、誤嚥を防ぐために重要なのが食事の姿勢です。
- 自力で摂取できる場合は、体幹をできるだけ起こして、体幹をまっすぐにさせて坐《ざ》位《い》をとらせます→図1。
- とくに胃切除後、胃・食道逆流傾向のある患者では、頭部を少し前屈させると重力によって飲食物が消化管を通過しやすくなります。
- 術後、気管挿管や術中の操作で反回神経麻《ま》痺《ひ》を起こしている場合は、嚥下障害をきたすことがあるので注意が必要です。

サルコペニアに注意

サルコペニアとは、筋肉減少症ともいわれ、筋肉量が減少し、筋力が低下した状態です。加齢のみが原因で起こる一次性サルコペニア（加齢性サルコペニア）と、その他の原因（疾患や低栄養、安静、臥床《がしょう》、廃用性筋萎縮など、活動の低下など）によって生じる二次性サルコペニアに分けられます。

疾患によるサルコペニアの原因では、炎症疾患や侵襲（手術、外傷、熱傷、急性感染症など）、重症臓器不全（心臓・肺・肝臓・腎臓・脳）、悪性腫瘍や内分泌疾患などがあげられています。

上部消化管手術後は、十分な経口摂取ができないために、高齢者の場合、サルコペニアに容易に陥るおそれがあります。

また高齢の悪性腫瘍患者は、一次性と二次性の両方のサルコペニアに該当するため、NSTと協力して栄養サポートを行うことが必要です。

術後サルコペニアは、嚥下障害のみならず術後合併症や死亡の危険因子であることが明らかになっています。栄養が悪化する前に適切な栄養サポートを行い、早期離床を目ざす積極的な管理が重要です。

反回神経麻痺

声の運動を支配する反回神経がなんらかの原因で麻痺してしまう状態。術後反回神経麻痺の原因は、挿管操作による声帯の損傷や挿管チューブのカフによる反回神経経路の圧迫などがある。また乳がん、肺がん、頸動脈腫瘍、甲状腺腫瘍などの手術後などに、反回神経麻痺の症状が出ることがある。生体の運動性が障害されるために、嗄声（声がれ）やむせ、誤嚥などの症状が出てくる。

サルコペニア

筋肉量の減少。加齢が原因で起こる一次性とそれ以外の原因で起こる二次性に分けられる。二次性サルコペニアは活動性の低下（廃用性筋萎縮→p176「廃用症候群」）や低栄養、臓器不全や侵襲、腫瘍などの疾患に伴って起こる筋肉量の減少である。

NST

Nutrition Support Teamの略。医師、看護師、薬剤師、管理栄養士、臨床検査技師、理学療法士、言語聴覚士、歯科医師、歯科衛生士など多職種の医療スタッフが協力して、最良の栄養管理を行い、疾病の治癒や合併症の予防を目ざす栄養ケアチームのこと。

- また高齢者の手術が増え、術後嚥下障害のリスクをもつ患者も増えています。
- 誤嚥リスクの高い患者の場合は、かならず付き添って摂取状況を確認します。
- 一般に誤嚥をすればむせると考えがちですが、術後、気道の感覚が低下していると、誤嚥してもむせない不顕性誤嚥（silent aspiration）を起こしている場合があります。
- 不顕性誤嚥は、誤嚥性肺炎につながります。
- 発熱の有無、喀痰量《かくたんりょう》の増加や性状の変化、呼吸音など、注意深く観察しましょう。
- 口腔ケアは、嚥下機能改善にも誤嚥性肺炎予防のためにも必要です。食事開始前から口腔内の清潔を保つことが重要です。

不顕性誤嚥
誤嚥物が気管内に入っても咳嗽反射が生じない状態。嚥下反射・咳嗽反射が低下した高齢者に多くみられる。せき込みやむせなどの誤嚥の症状がないため、発熱や痰などの肺炎の症状が出てから気づくことも多い。

図1　経口摂取時の正しい姿勢

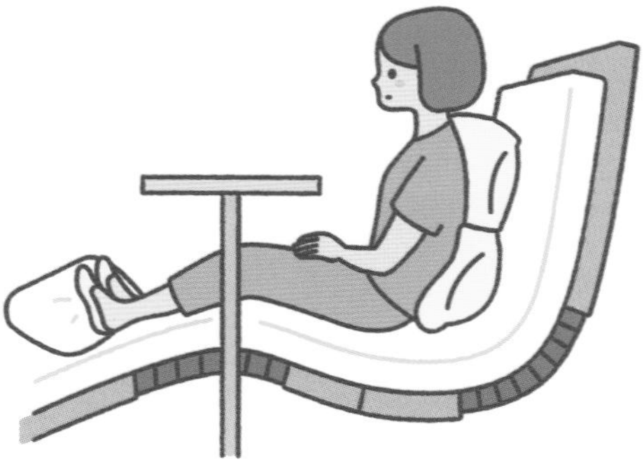

クッションを背中にあてるなどして、からだはできるだけ起こす。頭部は前屈すると、咽頭と気管に角度がついて誤嚥しにくくなる。おしりがずれないように、膝は軽く曲げ、足をクッションで支える。

図2　嚥下障害例（全介助）に推奨される30°リクライニング位

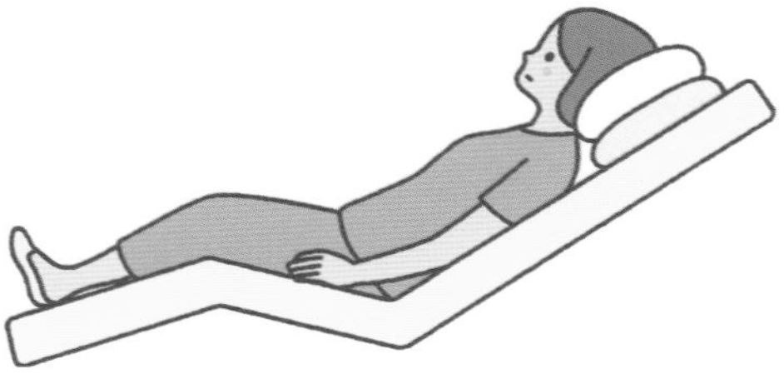

表3　30°リクライニング位の特徴

メリット	口からこぼれにくく、重力により食塊が口腔から咽頭に送り込まれやすいため、直接気管に入ってしまうリスクが軽減できる。
デメリット	視線が天井に向き、自分で食べることが難しくなる。

術後の栄養管理

経腸栄養

- 経口栄養法に次いで生理的な方法は、経腸栄養法です。
- 頸部《けいぶ》がんおよび消化器がんなど経口摂取が不可能な場合、術前からあきらかな低栄養がある場合、目標エネルギー量の60％以下しか摂取できない場合、重症患者でも早期に経腸栄養を開始します。
- 早期経腸栄養は術後絶食と比べて、術後合併症の発症率が減少し、在院日数が短縮したと報告されており、手術侵襲後24時間もしくは36時間以内（遅くとも48時間以内）に行われることが一般的です。

早期経腸栄養

集中治療医学会「日本版重症患者の栄養療法ガイドライン」では、循環動態が安定している患者には治療開始後24時間以内、遅くとも48時間以内という早期に経腸栄養を少量から開始することを推奨している。

表4　看護のポイント

- [ ] 栄養剤の温度は体温程度にする。
- [ ] 投与中は、逆流や誤嚥を防ぐために坐位や30°以上のファーラー位にする。注入後も30分程度は上体を起こしておく。

・栄養剤注入中は、悪心・嘔吐、腹痛・下痢などの症状に注意する。

・経口摂食を行わないと、唾液の分泌量が減少して口内細菌が増える。口腔ケアは、経管栄養ごとにしっかりと行う。

・栄養チューブが抜けていないか、刺入部の皮膚に異常はないかなど定期的に観察し、異常の早期発見に努める。

図3　栄養チューブの挿入部位

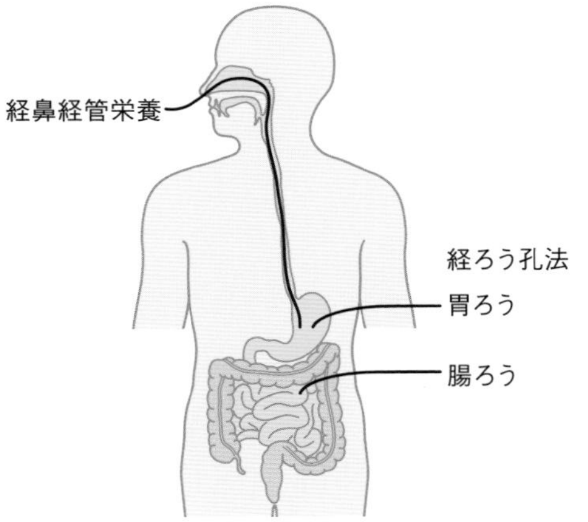

栄養チューブの投与経路

・経鼻経管栄養と経ろう孔法（経胃ろう栄養、経空腸ろう栄養）がある。

・短期間であれば経鼻経管栄養で投与し、長期になれば、胃ろうや腸ろうを増設して投与する。

・腸ろうは胃が使用できない場合や誤嚥のリスクが高い場合に適応される。

静脈栄養

- 術後は、早期より経口および経腸栄養の実施が推奨されていますが、消化管が十分に使用できない場合には、電解質や栄養補給を目的に静脈栄養法が施行されます。
- 静脈栄養法には、投与経路別に末梢《まつしょう》静脈栄養（PPN）と中心静脈栄養（TPN）があります。
- 経口摂取ができない期間が2週間未満の場合はPPNが選択され、TPNは、2週間以上の長期間にわたると予想される症例にのみ選択されます。
- TPNでは、高カロリー輸液や脂肪製剤を投与し、栄養状態の維持・改善が可能です。
- しかし一方で、カテーテルによる合併症や代謝性合併症、長期絶食に伴う合併症など、合併症の発現率が高く、重篤で致命的なリスクとなることがあるため、管理する看護師は十分な配慮が求められます。毎日のケアと観察をしっかり行いましょう。

表5　TPN施行中の観察・管理のポイント

- □ カテーテル挿入部位に出血、疼痛、腫脹がないか毎日確認する。
- □ カテーテル挿入部位は、週に1～2回のペースで消毒し、ドレッシングを交換。
- □ すべての操作を行ううえで、無菌操作を徹底させる。
- □ 大量輸液による高血糖が起こらないよう、滴下速度、輸液バッグの残量を定期的に確認する。

図4　TPNカテーテルの留置

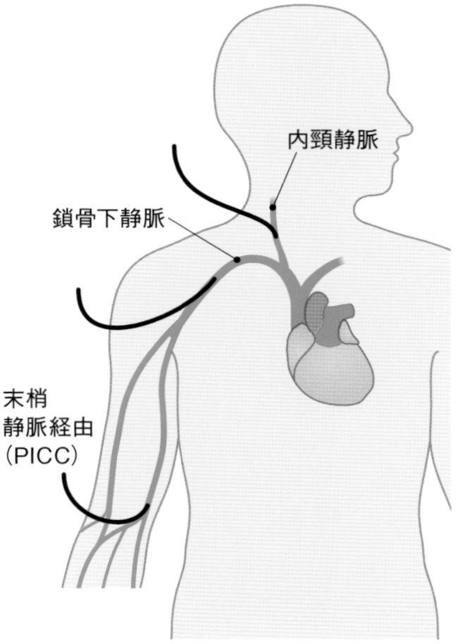

末梢静脈栄養（PPN）

Peripheral Parenteral Nutritionの略。おもに腕などの末梢静脈から糖質、電解質、アミノ酸を含む輸液を点滴投与する。TPNに比べて手技や管理が簡便だが、末梢から投与できるエネルギー量は1000kcal程度が上限。栄養補給には限界があるため、施行期間は1週間～10日程度とされている。

中心静脈栄養（TPN）

Total Parenteral Nutritionの略。鎖骨下静脈や大腿静脈などから中心静脈へ高濃度の輸液を投与する。2000 kcal以上の投与も可能。通常は、1日必要量（炭水化物・タンパク質・脂質、ビタミン、ミネラル）を24時間かけて投与する。

カテーテルによる合併症

おもな合併症に、カテーテル位置異常、血栓形成、空気塞栓、カテーテル関連血流感染症（CRBSI）、真菌性眼内炎などがある。

代謝性合併症

代謝性合併症としては、糖代謝異常（高血糖、低血糖）、電解質異常、乳酸アシドーシス、必須脂肪酸欠乏症、微量元素欠乏症、高トリグリセリド血症、ビタミン欠乏症などがある。高血糖はとくに注意すべき合併症であり、定期的に血糖値、尿糖、尿中ケトン体のモニタリングを行うことが重要。

疼痛の管理

術後の疼痛《とうつう》は、患者のQOL（生活の質）や手術に対する満足度を低下させるだけでなく、早期離床を遅らせ、術後合併症の発生や予後にまで影響を及ぼします。患者の訴えに寄り添い、積極的な疼痛コントロールが必要です。

疼痛管理の重要性

- 疼痛は、侵害受容性疼痛、神経因性疼痛、心因性疼痛に分類されます。
- 術後疼痛でもっとも多いのが、皮膚や筋層の傷害によって起こる侵害受容性疼痛です。
- 侵害受容性疼痛と神経因性疼痛が混在している場合や、術後の同一体位による疼痛、不安などからくる心因性疼痛などもみられます。
- 術後の急性疼痛は一般に手術直後に痛みのピークを迎え、安静時の痛みは1～5日ほどで軽減していきます。しかし、体動時の痛みは、その後も数日続きます。
- 術後の疼痛管理が不適切だと、睡眠障害が起こったり、術後合併症につながったりするなど、多岐にわたって悪影響を及ぼします。
- 術後疼痛を我慢していないか、患者の痛み行動や表情、血圧などをよく観察して判断しましょう。
- また、患者にも疼痛を我慢しないように伝えましょう。
- 疼痛管理では、①疼痛スコアを用いて、経時的に痛みに対するアセスメントを行い、適切な鎮痛薬を投与すること、②患者の痛みを理解し、安楽な体位や姿勢保持など、患者の状態に合わせたケアを行うことが重要です。

表1　術後疼痛管理の目標

- □ 安静時には痛みがない、もしくは弱く、よく眠れること。
- □ 体動時の痛みは弱い、もしくは我慢できる程度であること。
- □ 痛みをとるために用いる鎮痛薬の副作用を最小限に抑え、鎮痛薬投与による副作用（呼吸抑制、悪心・嘔吐、血圧低下など）を防止すること。

侵害受容性疼痛

手術操作による組織損傷に伴う炎症や創部に挿入されたドレーン、縫合した皮膚の物理的刺激などによって起こる。体性痛と内臓痛がある。一般に創が大きく深いほど、痛みが強くなる。

神経因性疼痛

手術操作で神経線維が切れたり、圧迫などによって神経自体が傷つくことで起こる。

心因性疼痛

器質的・機能的病変がない状態で発生する痛み。またはあっても痛みの訴えと合致しない場合。疲れや侵害受容性疼痛や神経因性疼痛などのストレスから発生する場合もある。心因性疼痛では薬物療法と心理療法の併用など、多面的なアプローチが求められる。

図　術後疼痛がからだに及ぼす悪影響

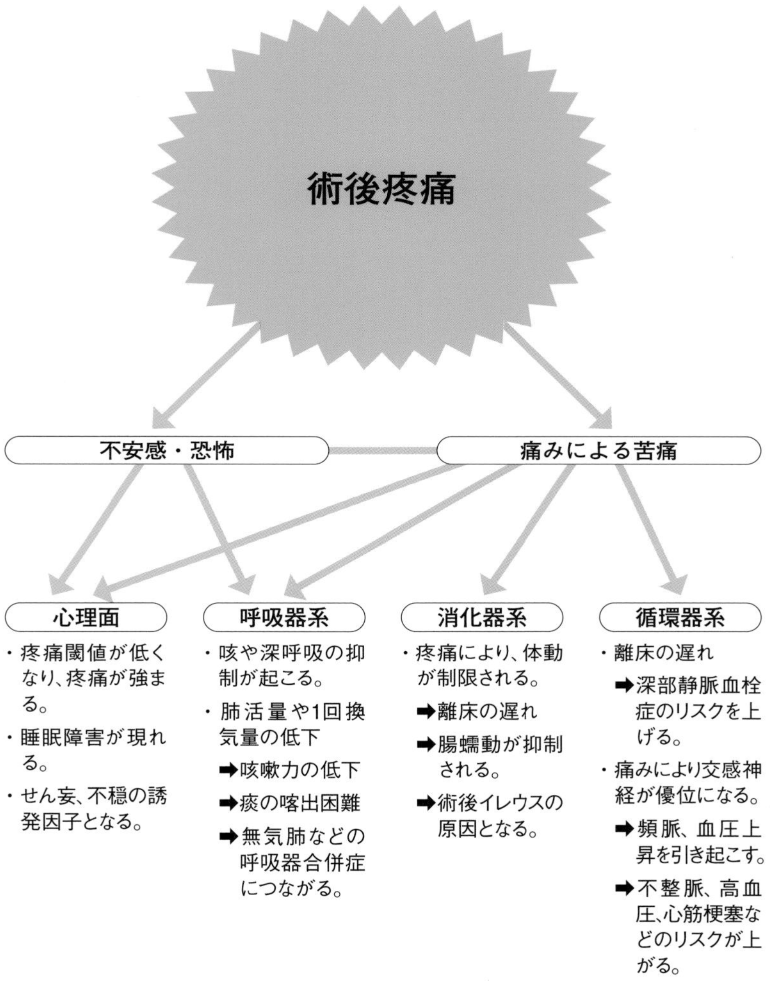

痛みの評価

- 痛みの感じ方は、個人差が大きいものです。痛みについての問診を行い、痛みの強さは疼痛スケールを用いて評価します。
- 疼痛スケールでよく使われているのは、NRS（数値評価スケール）→p22、VAS（視覚的アナログスケール）、FRS（表情尺度スケール）→p23です。いずれの場合も、安静時の疼痛か体動時の疼痛かを明確化して評価します。
- 安静時と体動時痛を一緒に評価するスケールとしては、プリンスヘン

痛みについての問診

①どの部分がいつ痛むのか（深呼吸、咳嗽時、体動時など）、②どのように痛むのか、痛みの程度や持続時間についても問診する。

FRS（表情尺度スケール）

痛みの尺度スケール。小児や高齢者によく使われる。

疼痛の管理

リー疼痛スケール（PHPS；Prince Henry Pain Scale）があります。

- これらのスケールの結果や患者の表情や体動などから疼痛の程度や鎮痛薬の効果を総合的にアセスメントしていきます。
- 痛みの情報は他職種に伝達して共有できるようにします。

表2　プリンスヘンリー疼痛スケール（PHPS）

定義	スコア
・咳をしても痛みはない。	0
・咳をすると痛みはあるが、深呼吸時では痛まない。	1
・深呼吸をすると痛むが、安静時には痛まない。	2
・安静時に多少痛みがあるが、鎮痛薬は必要ではない。	3
・安静時に痛みがあり、鎮痛薬が必要である。	4

セミファーラー位
仰臥位から、上半身を30°程度起こした状態。肺が圧迫されることを軽減できるために呼吸が楽になる。からだの一部分に体圧がかかってしまうという欠点があるので、定期的に体位を変える必要がある。

疼痛緩和の援助

- 痛みは不安や不快感、不眠などのストレスがあると増強します。患者の訴えを傾聴する姿勢や声かけなどの精神的援助も疼痛緩和の重要な要素です。
- 腹壁を緩めるために膝を屈曲させる、セミファーラー位をとらせるなど、患者にとって疼痛がやわらぐ安楽な姿勢をとってもらいます。
- 咳嗽《がいそう》時は創部を押さえ、保護しながら行う方法→p147などを伝えます。
- 体位変換や枕の調整、緊張している部分のマッサージ、冷《れい》・温罨《おんあん》法《ぽう》など、患者の訴えに耳を傾けながら痛みをやわらげる援助も有効です。

術後疼痛の鎮痛法

- 術後合併症を予防し、術後の早期の回復を促進させるためには、術後早期から積極的な鎮痛を図ることが重要です。
- 術後の鎮痛法には、以下の方法がありますが、近年は作用の異なる複数の鎮痛法と鎮痛薬を組み合わせて多角的に鎮痛を行うマルチモーダル鎮痛法（多角的鎮痛法）が推奨されています。

- 術後の鎮痛を単独の鎮痛法、鎮痛薬で行おうとすると、薬剤が多くなり、副作用の出現頻度が増加します。マルチモーダル鎮痛法では、たとえば、硬膜外持続投与、神経ブロック、NSAIDs《エヌセイズ》（非ステロイド性抗炎症薬）やアセトアミノフェンの投与を組み合わせるというように複数の鎮痛法を組み合わせます。異なる作用機序の鎮痛法・鎮痛薬を組み合わせることで、相乗的に鎮痛作用が増すとともに、各薬剤の総使用量が減少することで、副作用を減らすことができます。
- 看護師はそれぞれの鎮痛法の利点と欠点を理解して、疼痛管理を行います。退院時まで痛みを継続的に評価して、副作用の出現がないかなどにも注意をはらって観察します。

患者自己調節鎮痛法（PCA）

- 患者が痛みを感じたときに、患者自身がPCA装置を使って一定量の鎮痛薬を投与する方法です。
- 患者が安全に使用できるように、①持続投与機能、②ボーラス投与機能、③ロックアウト時間機能（投与間隔を制限する）がついています。
- 患者が使用方法を理解していないと、効果が薄くなります。術前、術後に操作方法をよく説明します。
- またPCAは痛くなりそうなとき、また痛みを感じたときすぐにボタンを押すことで効果が発揮されます。術前から患者指導を行い→p115、ボタン操作を躊躇《ちゅうちょ》しないように患者に伝えます。

PCA装置の例

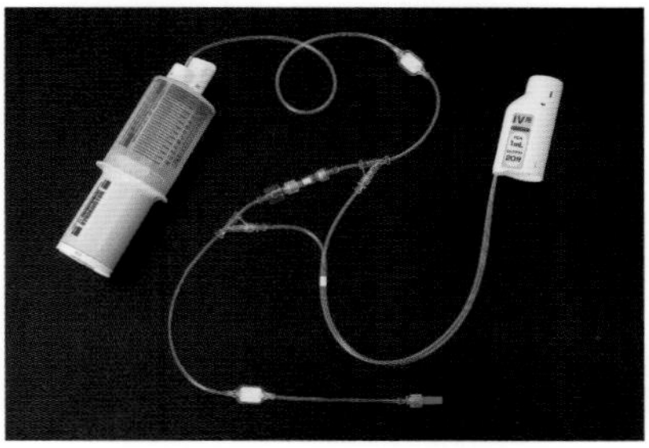

提供；大研医器
「クーデックシリンジェクターPCAセット」

ボーラス投与

bolusは、大きなかたまりの意味。ボーラス投与とは短時間で大量の用量の静脈内注射を行う投与方法のこと。

疼痛の管理

硬膜外持続投与

- 多くの場合、患者の意識がある状態で術前に行い、術後に挿入したカテーテルから、オピオイドや局所麻酔を単独あるいは混合して行う持続投与が用いられています。
- 近年は、患者自己調節鎮痛法(PCA ; Patient-controlled Analgesia)の活用が増えています。
- 硬膜外持続投与は、体動時痛に対して鎮痛効果が高く、腸の蠕《ぜん》動《どう》運動が保たれます(局所麻酔により交感神経が遮断され、副交感神経が優位になるため)。
- 薬剤は局所麻酔にオピオイドを併用することが一般的です。
- 合併症として、硬膜外血腫などにより神経障害を起こすおそれもあります。
- 背中や腰の痛み、感覚異常、下肢の運動障害がないかなど、硬膜外血腫の徴候の有無を注意深く観察します。
- 血液凝固因子に異常がある場合や抗凝固療法を行う患者は、硬膜外血腫のリスクがあるので適応していません。

硬膜外血腫

硬膜外腔は血管に富んでいるため、穿刺やカテーテル留置に伴い血管損傷が起こる可能性がある。その結果、血腫ができて神経を圧迫することがある。発生率は15万分の1以下といわれている。凝固能障害、血小板減少、抗凝固薬・抗血小板薬の服用などがあると血腫形成リスクが上がる。

静脈内持続投与

- 静脈経路で鎮痛薬を投与する方法です。
- 抗凝固薬の内服の有無にかかわらず使用できます。
- 効果発現が迅速なので、血圧上昇など早急に対処が必要なときに有効で、近年は経静脈的自己調節鎮痛法(IV-PCA)の活用が増えています。
- 硬膜外麻酔の禁忌症例(止血・凝固異常、穿《せん》刺《し》部位の感染など)にも適応しています。
- よく使用される薬剤は、NSAIDs《エヌセイズ》、アセトアミノフェン、オピオイドです。

末梢神経ブロック

- 末梢《まっしょう》神経やその周囲に局所麻酔を投与し、その神経が支配する領域の痛みを軽減する方法です。

- 手術部位が四肢の場合は腕神経叢《わんしんけいそう》ブロック、大腿《だいたい》神経ブロックなど、腹部や胸部では腹横筋膜面ブロック、肋間《ろっかん》神経ブロックなど手術する部位によって神経の部位が選択されます。
- 超音波ガイド下末梢神経ブロックの普及により、従来の方法と比べて安全性と成功率が向上しました。

超音波ガイド下末梢神経ブロック
超音波ガイド下で行うことによって、従来の方法と比べて、より確実に神経の近くに局所麻酔薬を注射することが可能になった。その結果、効果発現時間が短縮され、除痛できる時間も延びた。

表3　各鎮痛法のメリットとデメリット

鎮痛法	長所	短所
患者自己調節鎮痛法（PCA）		
硬膜外自己調節鎮痛法（PCEA；Patient Controlled Epidural Analgesia）	・患者が痛みを感じたときすぐに疼痛緩和が図れる。	・オピオイドを使用するので、悪心や呼吸抑制などの副作用が生じやすい。
経静脈的自己調節鎮痛法（IV-PCA；Intravenous Patient Controlled Analgesia）	・IV-PCAは、硬膜外持続投与の適応外患者にも実施可能である。	・長期の使用は感染のおそれがある。
硬膜外持続投与	・体動時痛が強く、内臓痛も関与しているような胸部や上腹部の術後鎮痛に適している。 ・腸管の蠕動運動が保たれる。 ・術後慢性痛への移行を予防。 ・全身麻酔と併用時に全身麻酔薬の量を減らすことが可能。	・血液凝固異常がある患者や抗凝固療法を予定している患者には実施できない。 ・副作用としては血圧低下、下肢の運動麻痺、悪心・嘔吐、そう痒感など。 ・まれにカテーテルを挿入することにより起こる硬膜外血腫、神経損傷などの合併症のリスクがある。
静脈内持続投与	・血中濃度に応じて鎮静効果が得られ、発現が速い。 ・硬膜外持続投与の適応外患者に実施できる。	・硬膜外持続投与法と比べて体動時の鎮静効果が劣る。 ・過量投与では、呼吸抑制が生じるおそれがある。
末梢神経ブロック	・必要最小限に近い麻酔効果が得られる。 ・硬膜外持続投与と比べて、血圧や脈拍などの循環動態の変化が少ない。	・おもな合併症に出血、感染、神経障害などがある。 ・硬膜外持続投与ほどの強力な鎮痛は得られない。

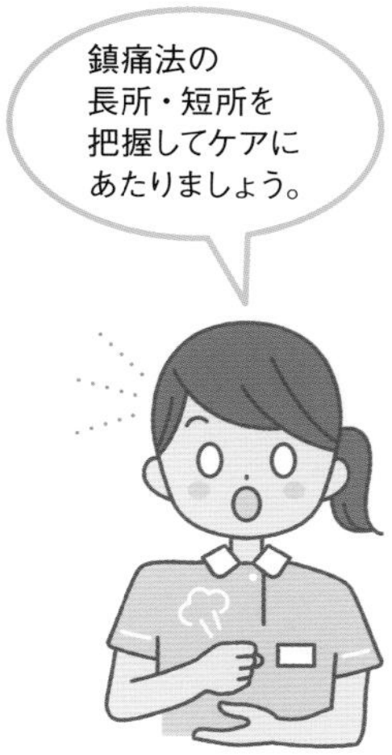

創部の管理

かつて、創部を消毒してガーゼ交換を毎日行うことは術後の常識でしたが、創傷治癒におけるメカニズムが解明され、現在は毎日の消毒は創傷の治癒を妨げるばかりでなく、感染の防御力を下げることがわかっています。術後創に対する正しい知識をもち、創部管理とケアを実践してください。

創部治癒のプロセスと観察

- 創傷の治癒形式には、一次治癒創と二次治癒創があります。
- 手術縫合創など一次治癒創は、感染など治癒を阻害する因子が生じなければほとんどの場合、以下の①～④の経過を経て治癒します。
- 創傷治癒の過程を理解し、治癒段階に応じた観察が必要です。

一次治癒創

手術創あるいは汚染がなく縫合された創。

二次治癒創

褥瘡（床ずれ）など、開放されたままの創。一次治癒予定の創が感染した場合もここに含まれる。

術創部の看護と観察

- 術後24時間は1～2時間おきに、バイタルサイン、創部、ドレーンの状態を注意深く観察します。

図　創部治癒の過程

①止血・凝固期

（術後～数時間後）
受傷反応として、血管収縮による止血と血小板による血液凝固が起こる。

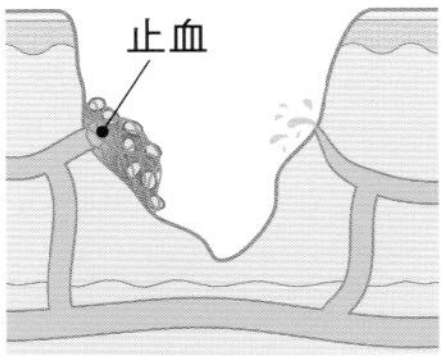

②炎症期

（術直後～3日目）
・好中球やマクロファージのはたらきで創内の細菌や微小異物は除去され、新しい組織ができるように創を清浄化する。
・24時間以内に上皮化は起こり、48時間以内に完了となる。

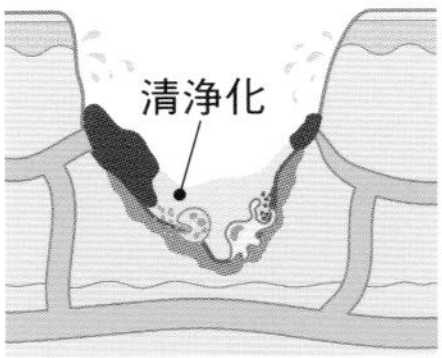

③増殖期

（3日目～2週間）
新しい組織（肉芽）がつくられ、その後、上皮化が起こる。

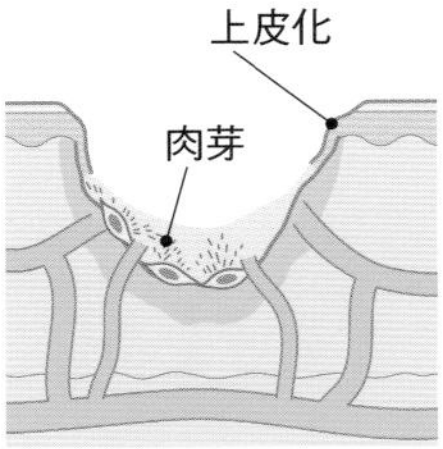

③再構築期

（～3か月目）
創の上皮化が終了し、肉芽が強化される時期。新たに丈夫なコラーゲンが再構築され、皮膚は外部に対して物理的強度が増加していく。治癒として扱われる状態となる。

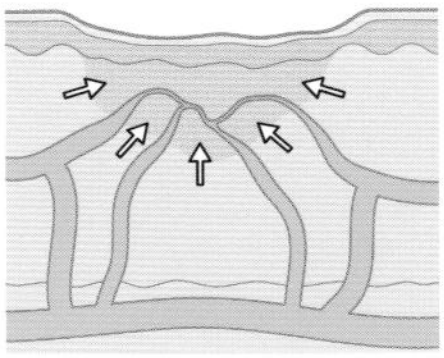

表1　創傷治癒を阻害させる因子

因子	特徴
全身性因子	・低栄養状態、高齢、糖尿病合併症、喫煙、薬剤の使用（ステロイドなど）
局所性因子	・創感染、圧力、創の乾燥、創の血行不良など

- 一般的な手術創は、縫合してから48時間で上皮化します。
- 上皮化した創部は、早い時期からバリアが形成され、外からの感染はしにくいとされています。被覆しなくても細菌感染を防げるので、基本的にドレッシングによる被覆の必要はありません。
- 手術部位感染（SSI；Surgical Site Infection）→p172は術後5日目以降に、縫合不全→p170は術後3～7日ころに起こることが多いものです。
- ドレッシング材をはがした後も、出血の有無、滲出液《しんしゅつえき》の量や性状、痛み、発赤、腫脹《しゅちょう》、熱感など感染徴候の有無を注意深く観察し、評価します。
- また、高齢者や低栄養者、糖尿病患者など→p129表3では、創傷の治癒の進みが悪くなるため、肉芽《にくげ》細胞の形成も遅れて創部が離開してしまうこともあります。慢性・難治性創傷を生じやすいので注意が必要です。

慢性・難治性創傷
手術によって縫合閉鎖された創は、1～2週間で治ることが多く急性創傷とよばれている。これに対して、2～3週間以上経っても治らない傷は慢性創傷、あるいは難治性創傷とよばれる。高齢患者や生活習慣病の既往症のある患者の増加に伴い、慢性・難治性創傷が増える傾向にある。

局所陰圧閉鎖療法

局所陰圧閉鎖療法（NPWT；Negative Pressure Wound Therapy）は、創部をドレッシング材で密閉して陰圧ドレナージを加えることで、創傷治癒を促進させる治療方法です。肉芽形成の促進とともに過剰な滲《しん》出液《しゅつえき》を排除し、創傷治癒に適した環境を保つことにより、創の治癒を速めます。

NPWTは褥瘡《じょくそう》（床ずれ）→p162、糖尿病性壊疽《えそ》、手術部位感染（SSI）→p172などに適応があります。治癒日数の短縮や医療コストの削減などが報告されており、慢性・難治性創傷の治療に欠かせない治療法として普及しつつあります。

日本では2010年に保険が適用され、「V.A.C.® 治療システム」（ケーシーアイ）と「RENASYS® 創傷治療システム」（スミス・アンド・ネフュー）などが用いられています。使用できる期間（保険適用）は4週間までと決められています。

表2　局所陰圧閉鎖療法の保険適用

・外傷性裂開創（一次閉鎖が不可能なもの）
・外科手術後離開創・開放創
・四肢切断端開放創
・デブリードマン後皮膚欠損創

酸素吸入器の管理

酸素療法は指示された通りに確実な酸素投与を行うことが重要です。酸素投与の指示が出たら、目的と指示内容に合わせて適切な酸素マスクを準備します。酸素吸入器の管理の注意点やポイントを押さえて適切にケアしましょう。

酸素吸入器具の種類と特徴

- 酸素療法には、低流量システムと高流量システムがあります。
- 低流量システムは、1回換気量以下の酸素ガスを供給する方法で、不足分は患者の鼻腔《びくう》周辺の室内気によって補うものです。
- 通常、術後の酸素療法には低流量システムが用いられます。
- 一方、高流量システムは、1回換気量よりも流量が大きい酸素ガスを供給する方法です。
- 高流量システムではより安定した濃度の酸素を供給することができます。Ⅱ型呼吸不全があるなど正確な酸素濃度のコントロールが必要な場合に使用されます→表2。

表1　低流量器具の特徴

	鼻カニューレ	簡易酸素マスク	リザーバー付き酸素マスク
特徴	・装着しながら食事や会話ができる。 ・酸素マスクや高流量酸素療法と比べると、圧迫感がやや少ない。 ・低流量に適しているが、鼻詰まりなどの鼻閉塞時や口呼吸では酸素投与が難しい。 ・酸素流量6L／分以上では鼻粘膜の乾燥が強くなるために通常は推奨されない。	・鼻カニューレと比べて多くの酸素を投与できる。 ・鼻と口を覆って酸素投与を行うので、口呼吸や鼻閉時でも酸素を吸入できる。 ・鼻カニューレと比べると圧迫感がある。 ・飲食の妨げになる。 ・マスク内の呼気ガスを再吸入しないように酸素流量5L／分以上で使用する。	・呼気時の酸素をリザーバー内に蓄えて、呼気のタイミングで送る。供給酸素とリザーバーからの酸素の両方を吸い込むことで、通常の酸素マスクに比べて、より高濃度の酸素吸入が期待できる。 ・マスク内にたまった呼気ガスの再吸入を防止するため、酸素流量6L／分以上に設定する。 ・高濃度酸素を吸入させるので、患者のようすをつねに観察する。 ・CO_2ナルコーシスの出現にも注意する。

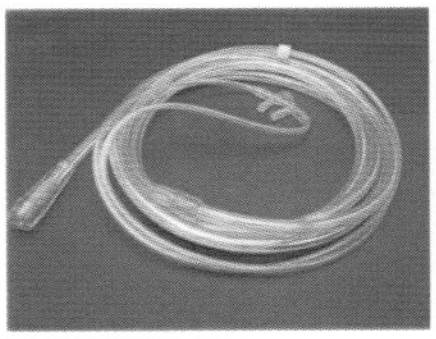

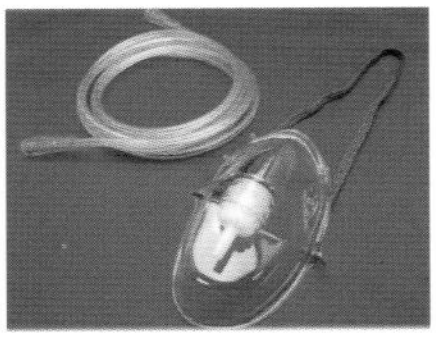

提供；ホスピタルサービス

酸素療法の流量

成人の1回の換気量は約500mLとして、吸気時間は約1秒なので、1分間では60秒×500mL＝30Lの流量が必要となる。酸素吸入器はこの30L／分を目安に低流量、高流量に分類している。

Ⅱ型呼吸不全

呼吸不全はⅠ型（低酸素性呼吸不全；$PaCO_2$が45Torr以下）とⅡ型（換気不全；$PaCO_2$が45Torr以上）に分類される。Ⅰ型の代表疾患には間質性肺炎、肺線維症が、Ⅱ型の代表疾患では慢性閉塞性肺疾患（COPD）、肺結核後遺症があげられる。なお、Ⅱ型呼吸不全の患者に最初から高濃度酸素投与を行うと、CO_2ナルコーシスを引き起こすことがあるため、低濃度酸素投与から開始する。

表2　高流量器具の特徴

	ベンチュリーマスク	ネブライザー機能付きベンチュリー装置
特徴	・患者の換気量や呼吸パターンに左右されず、安定した濃度の酸素投与を行える。 ・ダイリュータとよばれるアダプター部分で流量と酸素濃度を設定する。 ・CO_2ナルコーシスの出現に注意を要する。	・ベンチュリーマスクにネブライザー機能がついたもので、十分な加湿が常時行える。 ・鼻カニューレと比べて鼻粘膜に与える影響が少ない。 ・CO_2ナルコーシスの出現に注意を要する。

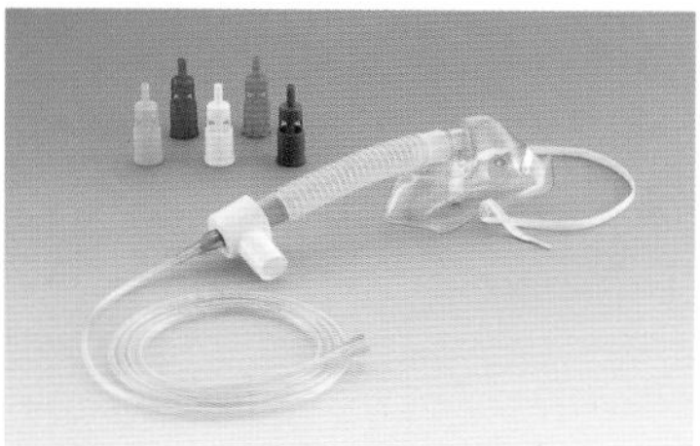

提供；日本メディカルネクスト（株）
「オキシジェンマスク アキュロックス型」

酸素療法の注意点と観察のポイント

- 酸素は引火するおそれがあるため、火気は厳禁とする旨を患者家族に説明し、同意してもらいます。
- 酸素吸入中は鼻腔や口腔が乾燥するため、かならず加湿器を使用します。
- 口腔内の乾燥に対しては、口腔ケアや含嗽《がんそう》（うがい）の援助を行います。
- 訪室時には、マスクが正しく装着されているかなど正しい量の酸素が吸入されるようにかならずモニタリングします。
- 酸素マスクを長期間使用したときや皮膚が薄くもろい高齢者では、酸素マスクやストラップの圧迫や摩擦により、皮膚びらん・潰瘍などの皮膚トラブルを生じやすくなります。
- 発赤などの皮膚トラブルの前兆を見逃さないようにしましょう。
- 皮膚トラブルを起こしやすい箇所は、ガーゼをはさんだり厚みのある皮膚保護剤を使用して、皮膚を保護します。
- 高濃度酸素投与においては、酸素中毒、CO_2ナルコーシス→p107、吸収性無気肺などの副作用が生じることがあります。患者のようすを注意深く観察し、予防と異常の早期発見に努めます。

皮膚トラブル

医療機器による創傷をMDRPU（医療関連機器圧迫創傷）→p166という。原因に手術用固定用具や気管チューブ、弾性ストッキング、フットポンプなどがあるが、酸素マスクによる創傷もそのひとつ。

酸素中毒

高濃度の酸素投与をすることにより活性酸素が過剰に形成され、生体、細胞が障害を受ける。症状は、悪心・嘔吐、四肢の知覚鈍麻、疲労、鎖骨下の不快感・痛み、呼吸困難などがあげられる。

吸収性無気肺

無気肺とは、なんらかの原因で末梢の肺に空気が入らなくなり、肺の一部が虚脱した状態をさす。高濃度の酸素を投与すると、肺胞内の酸素は拡散によって血管内に吸収される。その結果残存する肺胞内ガスが減少し、肺胞は虚脱して無気肺が生じる。

呼吸の管理

呼吸器合併症のなかでも発生頻度が高く、注意を要するのが「無気肺」「術後肺炎」「肺水腫」です。無気肺が起こると呼吸状態が悪くなり、肺炎を引き起こしやすくなります。リスク低減のためには、術前からの患者教育と早期離床が重要です。

呼吸器合併症のリスクと予防援助

- 術後合併症で起こる無気肺は、気道内分泌物（おもに痰《たん》）が貯留して、気管支が閉塞することによって起こります。術中～術後は以下の要因から気道内分泌物が増加し、貯留しやすくなります。

①麻酔；全身麻酔による手術では、麻酔によって咳嗽《がいそう》反射を抑えているため、呼吸抑制が起こって気道分泌物が貯留しやすい。

②挿管；全身麻酔による気管挿管の刺激などにより分泌物が増加しやすくなる。

③手術部位；上腹部や胸部など比較的横隔膜に近い手術では、呼吸機能の低下が生じやすく、呼吸や痰喀出《かくしゅつ》に影響を及ぼす。

④創部痛；術後は創部痛により、強い咳《せき》をすることができず、痰を喀出しにくい状態になる。

⑤術中～術後の同一体位；術中は同一体位が続くが、術後も創部痛などから同一体位をとり続けると、気道内分泌物の貯留が起こりやすくなる。

- 術後の看護ケアでは、貯留した気道内分泌物をいかに除去するかが、呼吸器合併症予防の重要なポイントになります。
- 慢性閉塞性肺疾患（COPD）や喫煙者など、呼吸器合併症のリスク因子がある場合は、とくに注意を要します。

予防のための呼吸援助とケア

- 体位変換や起坐位《きざい》（ファーラー位またはセミファーラー位）を行って、早期離床をすすめていきます。

図1　発生しやすい時期

術後30分以内
肺水腫
→
当日～術後3日
無気肺
→
術後3日～1週間
術後肺炎

無気肺

無気肺は、大別すると気管支の閉塞によって起こる閉塞性無気肺（吸収性無気肺）と気管支の閉塞によらない非閉塞性無気肺があり、術後に起こるのは前者である。非閉塞性無気肺には圧迫性無気肺（気胸や胸水の貯留などにより胸腔内圧が上昇し、肺が圧迫された状態）、粘着性無気肺（肺を膨れた状態で維持するために必要な肺サーファクタントの減少により肺がしぼんだ状態）、瘢痕性無気肺（肺間質の炎症や線維化など慢性炎症によって肺胞が膨らまずに虚脱した状態）などがある。

早期離床

早期離床は、横隔膜や胸郭の運動を促進させ、換気量が増えることで呼吸器合併症の予防につながる。

表1　呼吸器合併症のおもなリスク因子

- 高齢（加齢に伴う肺機能の低下）
- 腹部や胸部の手術
- 3時間以上の手術
- 喫煙歴（とくに長期喫煙歴はよりハイリスクになる）
- 肥満
- 既往歴や現病歴に呼吸器疾患がある。

- 患者のからだにはドレーンや点滴ライン、膀胱《ぼうこう》留置カテーテルなど、さまざまなラインが入っています。体位変換のじゃまにならないようにライン類を整えます。
- 術前に練習したハフィング法→p43などの排痰法と呼吸訓練を実施します。
- 患者には、深呼吸の回数を増やすことを促します。
- 術後の創痛は、正常な呼吸運動を阻害する大きな要因になります。鎮痛薬の使用などにより十分な鎮痛を図ります。患者には痛みが少しでもあれば我慢せずにPCA（患者自己調節鎮痛法）を使うことを指導します→p139。
- 体位の変換時や咳嗽時は、創部痛が増強します。両手や枕で創部を圧迫するなど、創部保護の方法を指導します。
- 含嗽（うがい）をして口腔《こうくう》内を湿らせて、痰を出しやすくします。
- 細菌の繁殖源にならないよう、口腔ケアは頻回に行います。
- 肺炎予防のためには、高齢者などの経口摂取時には付き添い、摂取状況を確認するなど誤嚥《ごえん》対策→p130も必要です。

図2　創部を押さえた咳嗽の例

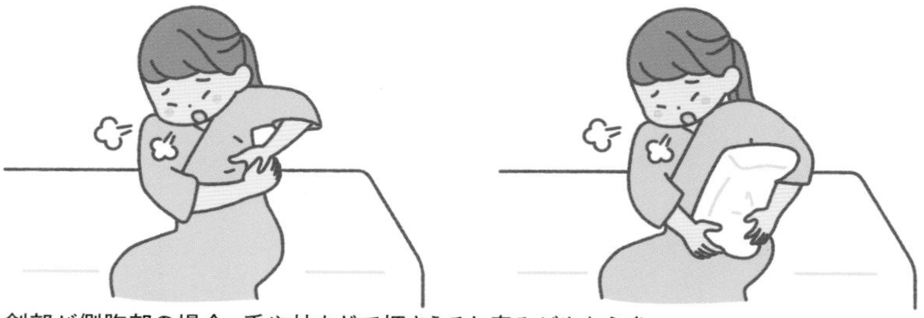

創部が側胸部の場合。手や枕などで押さえると痛みがやわらぐ。

長期喫煙歴

ブリンクマン指数（1日に吸うたばこの本数×喫煙年数）が大きいほど、術後呼吸器合併症が高率に発生するとされている。

口腔ケア

術直後は唾液の分泌が減って、自浄作用が低下する。含嗽やブラッシングによって口内を清潔にする。歯磨きが可能になったら、毎日起床時と毎食後、就寝前に歯磨きを行うように指導する。義歯を使用している患者には、義歯を定期的に洗浄し、口内の清潔を保つように指導を行う。

呼吸の管理

呼吸器合併症の観察

- 無気肺や肺炎など、肺換気量の低下や肺容量が減少した状態では、肺内にシャントが生じて、低酸素血症を起こします。
- 呼吸器の異常は、看護師が視診・触診・聴診などのフィジカルアセスメントを行うことで発見できます。
- 手術の翌日以降は、呼吸状態（呼吸数・呼吸パターン）とSpO_2などのバイタルサインを継続的に観察しましょう。
- 咳嗽の有無や痰の有無・量、性状、呼吸状態なども観察していきます。
- 分泌物の貯留がみられる場合は、超音波ネブライザーを用いて加湿し、医師の指示による去痰薬の投与を行います。
- 分泌物の貯留の部位に応じて体位ドレナージや必要時にスクイージング→p151などの排痰援助を行い、気道内分泌物を排出させます。

シャント

正常な肺胞では効果的なガス交換が行われるが、虚脱した肺胞では、肺胞での換気（酸素と二酸化炭素の交換）が行われないまま血液が左心房へ流れていく。この現象を肺内シャントという。

低酸素血症

動脈血中の酸素分圧が低下して、十分なガス交換ができず肺胞の換気量が確保できない状態。PaO_2が60Torrを下回る場合と定義されている。

超音波ネブライザー

超音波ネブライザーは、高周波により薬剤を振動させて多量の霧状にして患者に吸引してもらう器具。気道を湿潤させ分泌物をやわらかくして、痰喀出を促すなど、呼吸器合併症の予防ケアなどに使用される

無気肺

- 無気肺は術後3日以内に多く発症します。
- 各種検査データをもとに呼吸状態、呼吸音、SpO_2などのアセスメントを行います。
- 無気肺は背側肺底部が好発部位となります。
- 背部の聴診はとくに念入りに行います。
- 呼吸音の減弱・消失など、異常があればすぐに医師に報告して、X線検査につなげます。

図3　無気肺

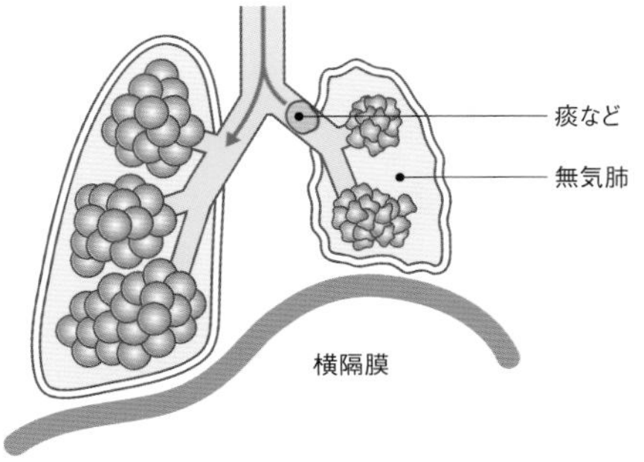

術後肺炎

- 肺や気管支内で細菌が繁殖している状態です。
- 多くの場合、無気肺が続くと貯留した気道内分泌物に細菌が繁殖して肺炎を引き起こすため、術後3日目以降に発症リスクが高まります。
- 肺炎のリスクを減らすためには、口腔ケアを徹底して行い、口腔内の細菌を除去することが重要です。
- 聴診で異常な副雑音がみられるときは、すぐに医師に報告します。

表2　無気肺の観察項目と特徴的な症状

観察項目	特徴的な症状
呼吸状態	・呼吸数の増加、肺雑音、喘鳴、咳嗽、呼吸パターン（異常呼吸、胸郭の動き）
呼吸音	・呼吸音の部分的な減弱（とくに背側、肺尖部）または消失。一側全体の無気肺の場合、肺胞呼吸音はほぼ消失する。反対側では代償性の換気増大で大きく聴取される。
SpO_2	・90％未満の場合は呼吸不全を疑う。
胸部X線	・肺野が白くなる。
動脈血酸素分圧	・PaO_2（動脈血酸素分圧）低下、$PaCO_2$（動脈血二酸化炭素分圧）上昇
循環動態	・頻脈、チアノーゼ

表3　術後肺炎の観察項目と特徴的な症状

観察項目	特徴的な症状
呼吸状態	・呼吸数の増加、呼吸困難
呼吸音	・呼吸音の減弱・消失。連続性ラ音の出現。細菌性肺炎では粗い断続性ラ音（水泡音）が出現する。
痰の性状	・膿性痰
胸部X線	・肺の区域の形に沿って白い陰影
動脈血酸素分圧	・PaO_2（動脈血酸素分圧）低下、$PaCO_2$（動脈血二酸化炭素分圧）上昇
循環動態	・頻脈、チアノーゼ
体温	・発熱

表4　副雑音（ラ音）の分類

	呼吸音		特徴
副雑音（ラ音）	**連続性**	・ウィーズ（笛音）	・ピーピー、ヒューヒューという高い連続音
		・ロンカイ（いびき音）	・グーグー、ボーボーという低い連続音
		・スクォーク	・吸気時に聞こえてくる短いウィーズ
	断続性	・ファインクラックル（捻髪音）	・ベリベリ、パリパリという細かい断続音
		・コースクラックル（水泡音）	・ブツブツ、バリバリという大きくて粗い断続音

排痰援助

痰《たん》などの気道分泌物の排出を自力で行うことが困難な患者や痰の貯留がみられる場合は、排痰法を実施します。近年は、吸引を前提としない侵襲の少ない肺理学療法を中心とした排痰援助を行う施設が増えています。

排痰援助の実際

- 肺理学療法はいくつかの手法があり、どれかを単独で実施するのではなく、組み合わせて行うことにより効果が上がります。
- まずは水分摂取や超音波ネブライザーなどにより気道を十分に加湿し、痰を喀出《かくしゅつ》しやすい状態にします。次に体位ドレナージを行って、ハフィング法→p43を促します。さらに必要があればスクイージングを行うなど、侵襲の少ない順から実施します。
- 気管吸引は、肺理学療法で排痰援助を行っても自力で分泌物を喀出できず、努力呼吸が強くなっているなど気管吸引の適応となる状態のときに選択します。

体位ドレナージ

- 分泌物が貯留している肺区域が気管支より上位になる体位を患者にとってもらって、重力を利用して末梢《まっしょう》気道にある分泌物を移動させて効率よく痰の喀出を促す方法です。自ら体位を変えることで換気量も増えます。ただし禁忌もあるので注意を要します。
- 実施する際は、聴診器で分泌物の貯留部位を把握し、貯留した部位に対応した体位をとることが重要です。
- 患者の理解・協力が必須です。安心して受けられるように、患者には体位ドレナージの必要性、方法を十分に説明します。
- 食前あるいは食後2時間以上たって実施します。
- 事前にバイタルサイン、動悸《どうき》・息切れなどの心機能の異常の有無や血圧を把握し、呼吸・循環器系の安定を確認します。
- 1回15分程度、1日2～6回程度が目安です。
- その後ハフィング法を促しますが、ハフィング法が行えない場合は創部を押さえて保護する方法→p147を指導するか、看護師が患者の創部を挟み込むように押さえて排痰を援助します。

気管吸引の適応

日本呼吸療法医学会による「気管吸引ガイドライン2013」では、「患者自身の咳嗽やその他の侵襲性の少ない方法を実施したにもかかわらず、気道内から分泌物を喀出することが困難であり、以下の所見で気管内または人工気道内に分泌物があると評価された場合に適応となる。1～2時間ごとというように時間を決めてルーチンに行うべきではなく、必要と判断された状況においてのみ気管吸引を行うことを推奨する」とし、具体的な適応が定められている。

体位ドレナージの禁忌

心不全、肺感染症、肺水腫、肺出血、重症不整脈、重症高血圧症、脳浮腫などがある場合。

ハフィング法が行えない場合

傷口が開いてしまう恐怖からハフィング法が行えない患者がいる。看護師が創部を押さえて援助することを伝え、安心させるとよい。

図1　体位ドレナージ

気道内分泌物の貯留部位にもとづいた体位をとる。

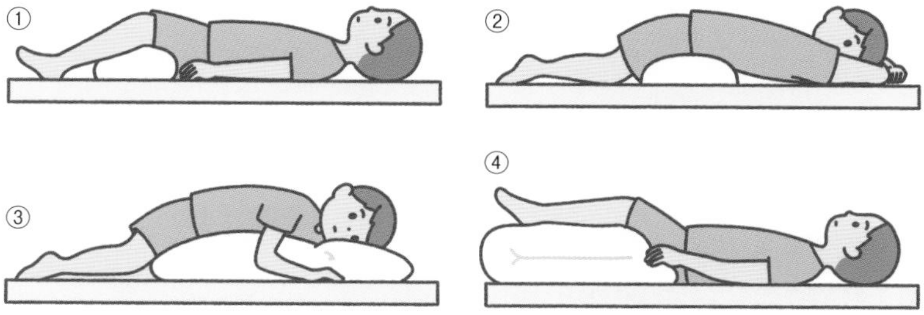

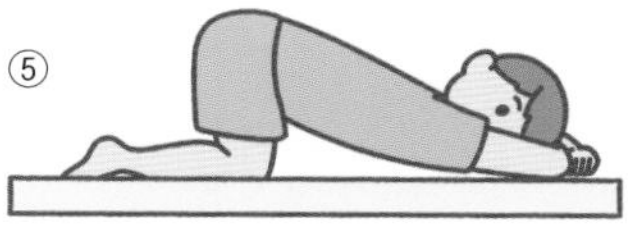

①上葉前、中葉の排痰。
②上葉背部、下葉の排痰。
③上葉・下葉の側部の排痰。
④中葉、下葉の排痰。
⑤下葉の排痰。

スクイージング

- スクイージングとは、痰のある部位の胸部を呼気時に気管支分岐部に向かって肺胞をしぼり込むようにして適度に圧迫し、貯留した分泌物を移動させる徒手的な手技です。
- 体位ドレナージでは排痰が十分でない場合に、補助的に実施すると効果的な場合があります。
- ただし、術後の急性期では、疼痛《とうつう》が増強し、創への負荷がかかるのでスクイージングは避けるべきです。
- 禁忌となるケースもあるので注意が必要です。

スクイージングの禁忌

血行動態が不安定、ショック状態、脳内出血（急性期）、フレイルチェスト、胸部手術創、肋骨骨折、未処置の気胸がある場合など。

図2　スクイージング

肺上葉へのスクイージング（分泌物が肺上葉にたまっている）。　右下葉へのスクイージング（分泌物が右下葉にたまっている）。

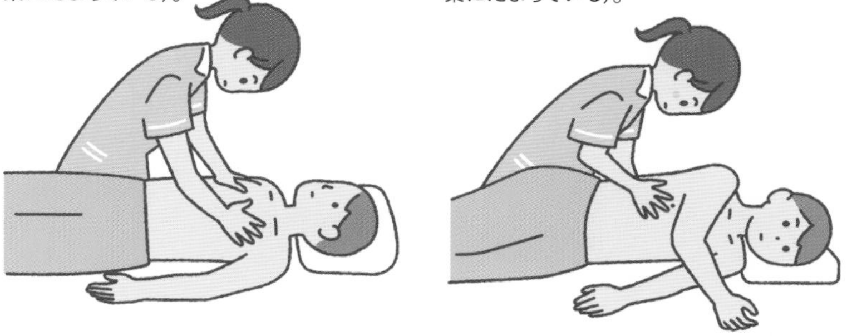

血栓予防

血栓症のなかでも、術後に多いのは深部静脈血栓症（DVT）とそれに起因する肺血栓塞栓症（PTE）です。深部静脈血栓症と肺血栓塞栓症は連続した病態と考えられており、両者を総称して静脈血栓塞栓症（VTE）ということもあります。

血栓予防

- 深部静脈血栓症、肺血栓塞栓症は整形外科、婦人科、泌尿器科、脳神経外科、一般外科ではがんの術後に多くみられますが、最も発生頻度が高いのは整形外科領域の手術です。
- 血液が凝固しやすいハイリスク例ではとくに注意を要します。深部静脈血栓症で形成された大きな血栓が肺動脈に進んで閉塞を引き起こすと、救命できません。
- 肺血栓塞栓症の90％以上が下肢の深部静脈血栓症によって形成されたものです。深部静脈血栓症を予防することは、肺血栓塞栓症の予防のためにも重要です。

深部静脈血栓症

膝関節より上の静脈（腸骨～大腿静脈）で血栓が形成される中枢型と、それよりも下で血栓が形成される末梢型（下腿型）がある。

発生頻度

発生頻度の最も高い整形外科領域の手術のなかでも、下肢整形外科手術を施行した患者では、高頻度にDVTが認められるといわれており、予防の必要性が指摘されている。

表1　VTE（静脈血栓塞栓症）の付加的な危険因子の強度

リスクの強度	弱い	中等度	強い
危険因子	・肥満 ・エストロゲン治療 ・下肢静脈瘤	・高齢 ・長期臥床 ・うっ血性心不全 ・呼吸不全 ・悪性疾患 ・中心静脈カテーテル留置 ・がん化学療法 ・重症感染症	・VTEの既往 ・血栓性素因 ・下肢麻痺 ・ギプスによる下肢固定

血栓性素因＝アンチトロンビン欠乏症、プロテインC欠乏症、プロテインS欠乏症、抗リン脂質抗体症候群など

日本循環器学会「肺血栓塞栓症および深部静脈血栓症の診断，治療，予防に関するガイドライン（2017年改訂版）」https://www.j-circ.or.jp/cms/wp-content/uploads/2017/09/JCS2017_ito_h.pdf（2020年10月閲覧）

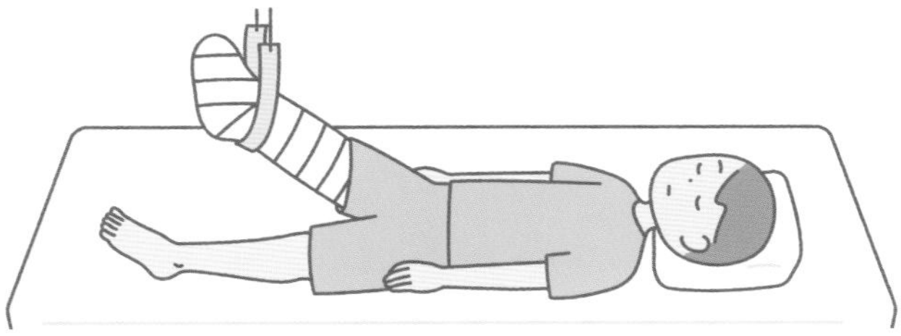

深部静脈血栓症（DVT）

- 血栓症の3大要因に、①血流のうっ滞、②静脈壁の障害、③血液凝固能の亢進《こうしん》があげられます。
- 術後は手術による侵襲により血液凝固能が亢進すること。また血管内カテーテルなどによる静脈壁の障害や手術中の同一体位、術後の安静臥床《がしょう》など、深部静脈血栓症の発生因子がそろっています。
- 左下肢（左腸骨静脈以下）に好発します。

血栓症の3大要因
ドイツ人病理学者ウィルヒョウは、血栓ができる背景として3要因をあげており、これら血栓症の3大要因を「ウィルヒョウ（Virchow）の3徴」という。

図1　左腸骨静脈以下に発生しやすい解剖学的誘引

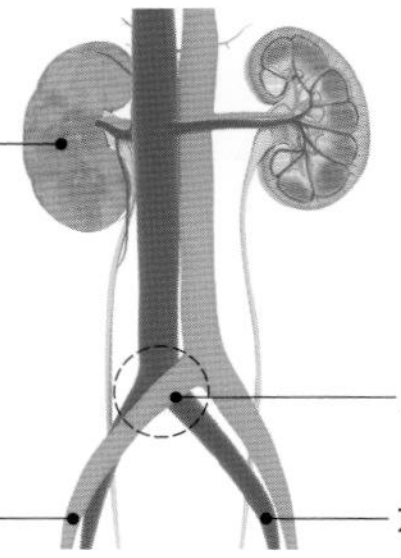

右腸骨動脈による交差圧迫により、左腸骨静脈以下に発症しやすい。病変のある下肢は腫脹、緊満感、浮腫が生じる。皮膚色は赤紫やチアノーゼ色に変化する。

表2　VTEのおもな危険因子

症状	後天性因子	先天性因子
血流停滞	・長期臥床、肥満、妊娠、心肺疾患（うっ血性心不全、慢性肺性心など）、全身麻酔、下肢麻痺、脊椎損傷、下肢ギプス包帯固定、加齢、下肢静脈瘤、長時間坐位（旅行、災害時）、先天性iliac band、web、腸骨動脈によるiliac compression	
血管内皮障害	・各種手術、外傷、骨折、中心静脈カテーテル留置、カテーテル検査・治療、血管炎、抗リン脂質抗体症候群、膠原病、喫煙、高ホモシステイン血症、VTEの既往	・高ホモシステイン血症
血液凝固能亢進	・悪性腫瘍、妊娠・産後、各種手術、外傷、骨折、熱傷、薬物（経口避妊薬、エストロゲン製剤など）、感染症、ネフローゼ症候群、炎症性腸疾患、骨髄増殖性疾患、多血症、発作性夜間血色素尿症、抗リン脂質抗体症候群、脱水	・アンチトロンビン欠乏症、PC欠乏症、PS欠乏症、プラスミノーゲン異常症、異常フィブリノーゲン血症、組織プラスミノーゲン活性化因子インヒビター増加、トロンボモジュリン異常、活性化PC抵抗性（第V因子Leiden*）、プロトロンビン遺伝子変異（G20210A*）

日本循環器学会「肺血栓塞栓症および深部静脈血栓症の診断，治療，予防に関するガイドライン（2017年改訂版）」https://www.j-circ.or.jp/cms/wp-content/uploads/2017/09/JCS2017_ito_h.pdf（2020年10月閲覧）

*日本人には認められていない

血栓予防

深部静脈血栓症の徴候・観察項目

- 深部静脈血栓症は無症状の場合も多くあります。術前のリスク評価を確認しながら、下肢の浮腫や左右差、皮膚色調の変化など、DVTの徴候の有無を注意深く観察します。
- リスクが高い患者に対しては、定期的に心電図やSpO_2のモニタリングを行い、異常の早期発見に努めることも大切です。
- 疑わしい徴候が現れたらすぐに医師に報告し、Dダイマー値測定検査の準備を行います。

表3　DVTの徴候と観察項目

徴候	観察項目
下肢の浮腫	・圧痕テストを行い浮腫の有無を見る。DVTが起こっている側の足だけ静脈が閉塞するため、片方の足に浮腫が現れる場合はDVTの徴候
下肢の腫脹・ 左右差	・定期的に大腿部や腓腹部の太さをモニタリングする。DVTでは左右を比較して1cm以上の周囲径差が認められる。
皮膚色調の変化	・下肢が急に腫れ、発赤やチアノーゼなど皮膚の色が変化する。
ホーマンズ (Homans) 徴候	・仰臥位で下肢を伸ばしたまま足背を背屈させると、腓腹部に疼痛あるいは不快感が現れる。 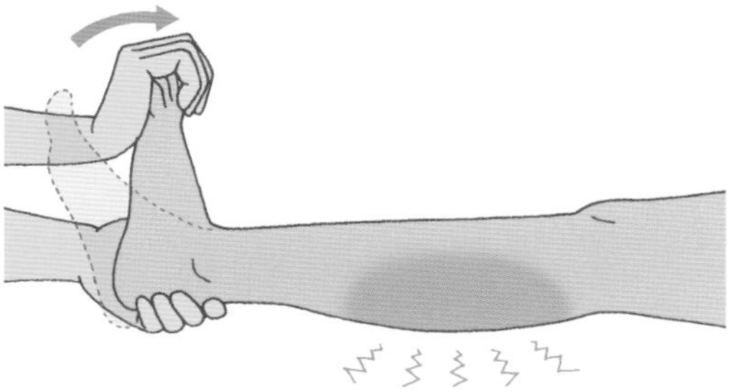
ローエンベルク (Lowenberg) 徴候	・腓腹筋部位をマンシェットで加圧すると、100～150mmHgの低圧で腓腹筋に圧痛が生じる。 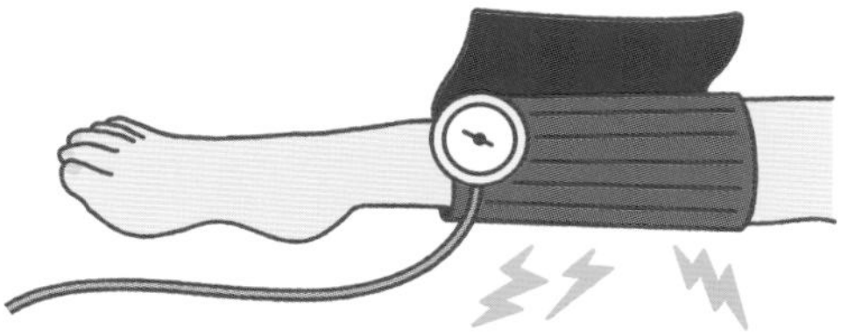

無症状
腫脹、疼痛、下肢の色調変化の所見がみられるが、入院患者など立位の機会が少ない患者だと症状が出現しにくい場合も多く、患者が気づかないまま進展することがある。

Dダイマー値測定検査
Dダイマーとは、血栓の分解（線溶）による分解産物。血栓形成傾向を認める疾患では、Dダイマー値が上昇する可能性が高い。

圧痕テスト
浮腫の有無は、下腿前面、足背、背部を示指～薬指を使い、10秒ほど圧迫し、圧痕が残るか否かで判定する。

マンシェット
腓腹部にマンシェットを巻いて後脛骨動脈か足背動脈を聴診する。血圧測定は心臓の高さと同じ高さで行う。下肢の血圧測定は、ベッド上で臥床した状態で行う。

肺血栓塞栓症（PTE）

- 血栓が大きければ肺動脈を閉塞して、肺塞栓を引き起こし、急激に肺高血圧症や低酸素血症に陥り、呼吸困難、胸痛、失神やショック状態→p156を招きます。
- 長時間安静状態にあった患者が臥床した状態から坐《ざ》位《い》になった際や歩行初回時にはとくに注意を要します。
- 呼吸困難、胸痛、息切れ、咳《せき》、冷や汗、頻呼吸、血圧低下、頻脈、SpO_2の低下、失神、意識レベルの低下、ショック症状などの症状が現れます。

予防対策とケア

- 早期離床と積極的な運動、弾性ストッキング→p52や間欠的空気圧迫法（IPC；Intermittent Pneumatic Compression）、また高リスクの患者には抗凝固薬の投与が推奨されています。
- 術後疼痛《とうつう》コントロールを行い、早期離床を援助します。歩行は下肢への静脈うっ滞を減少させます。
- 早期離床が困難な患者では、マッサージや足関節運動→p188を実施します。自動的に運動するのが不可能な場合は、他動的に足関節運動を実施します。

図2 間欠的空気圧迫法

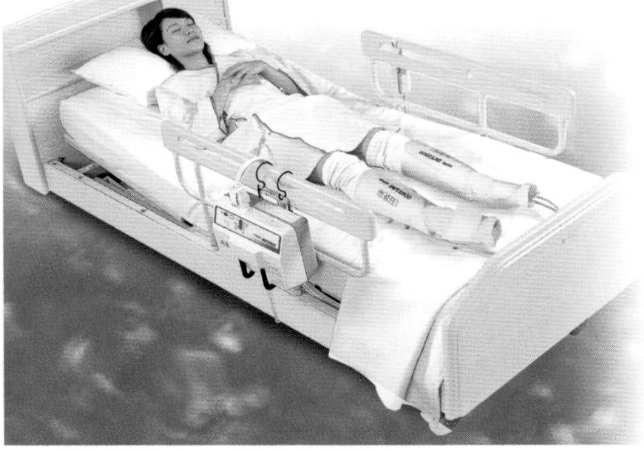

間欠的空気圧迫装置（フットポンプ／IPCポンプ）を用いて、腓腹筋を反復圧迫し、静脈の還流を促す。高リスク患者にも有効である。
提供；日東工器「メドマーDVT-2500」

肺高血圧症
心臓から肺に血液を送る肺動脈に塞栓ができ肺動脈の血圧（肺動脈圧）が持続的に上昇した病態。右心不全、呼吸不全が順次進行する。

歩行初回時
DVTのリスクの高い患者が初回歩行をする際はかならず見守りを行い、めまいや立ちくらみの有無、意識レベルの低下、バイタルサインの変動の有無を確認する。

間欠的空気圧迫法
原則として手術前または手術中より、下肢に血栓がないことを確認してフットポンプの装着を開始。十分な歩行が可能となるまで終日装着する。

ショックの対策

ショックは、重要な臓器の血流が維持できなくなり臓器障害が起こった状態です。適切な処置を行わないと多臓器不全で死に至ることもあり、迅速な対応が必要です。

術後のショック

- 循環器要因による原因は、大別すると、①循環血液量減少性ショック、②血液分布異常性ショック、③心原性ショック、④心外閉塞・拘束性ショックがあります。
- 術後で注意を要するのが循環血液量減少性ショックと心原性ショックです。
- ショックの徴候（「ショックの5P」→p111）を頭に入れて、患者の変化を見逃さないように観察します。ショックの5Pのうち1つでもあればショック症状を起こしている可能性があります。
- ショックが疑われる場合は、その場を離れてはいけません。ただちにバイタルサインを確認し、スタッフコールなどを利用して応援を要請します。
- 応援が来るまでは、患者に安楽な体位をとらせ、気道を確保します。さらに血圧が低下する前に、輸液のための静脈を確保して全身状態をモニタリングします。

表1　ショックの診断基準

診断基準1	血圧
血圧低下	・収縮期血圧90mmHg以下 ・平時の収縮期血圧が150mmHg以上の場合；平時より60mmHg以上の血圧下降 ・平時の収縮期血圧が110mmHg以下の場合；平時より20mmHg以下の血圧下降
診断基準2	小項目（3項目以上を満たす）
小項目	1 心拍数 100回/分以上 2 微弱な脈拍 3 爪床の毛細血管のリフィリング遅延(圧迫解除後2 秒以上) 4 意識障害（JCSが2けた以上、またはGCSが10点以下）、不穏、興奮状態 5 乏尿・無尿（0.5mL/kg/時以下） 6 皮膚蒼白と冷や汗、または39℃以上の発熱（感染性ショックの場合）

JCS；ジャパン・コーマ・スケール、GCS；グラスゴー・コーマ・スケール
鈴木昌；ショック「日本内科学会雑誌100」2011年：1084～1088.を一部改変

循環血液量減少性ショック
hypovolemic shock 出血、脱水、熱傷などにより、血液および体液が大量に減少して起こるショック。

血液分布異常性ショック
distributive shock 末梢血管が過度に拡張した結果、相対的に循環血液量が減少して起こるショック。原因には、アナフィラキシー、神経原性（脊髄損傷）、敗血症などがある。

心原性ショック
cardiogenic shock 心筋梗塞、弁膜症、重症不整脈、心筋症、心筋炎など、心臓ポンプの機能低下により心拍数が減少して起こるショック。

心外閉塞・拘束性ショック
obstructive shock 心臓以外に生じた原因で、静脈還流や心拍出量が低下して起こるショック。肺血栓塞栓症→p155、心タンポナーデ、気胸などが原因となる。

安楽な体位
循環血液量減少性ショックの場合は、下肢を挙上する体位を実施。
心原性ショックの場合は水平臥位が望ましい。下肢を挙上する体位は心臓への負担が増すため行わないほうがよい。

循環血液量減少性ショック

- 術後出血の多くは手術操作によって起こります。
- 術後のシバリング（ふるえ）や疼痛《とうつう》、術後高血圧、低体温による凝固能異常も術後出血の原因になります。
- 術前検査で止血機能が低下している患者は、とくに注意を要します。ドレーン排液の観察とともに血圧低下、脈拍数増加、顔面蒼白《そうはく》などの血液量減少の徴候、ショック徴候を見逃さないことが大切です。
- 血性の排液が1時間あたり100mL以上続く場合、排液が急に増えた場合は、速やかに医師に報告して指示を仰ぎます。
- ショック発生時には、患者の頭を低くして、下肢を30～45°挙上します。ただし、下肢挙上は臨床的な意義ははっきりしておらず、あくまでも一時的に行うものです。

表2　循環血液量減少性ショックの初期評価

診断基準	正常	軽症	中等症	重症
ショック指数	0.5	1.0	1.5	2.0

ショック指数=心拍数÷収縮期血圧

ショック指数（Shock index）は、おもに「出血性ショック」の初期評価として使われる。特別な器具や装置がなくても、心拍数と収縮期血圧の値の算出でいち早くショックを発見することができる。

心原性ショック

- 手術や麻酔は患者の循環動態に大きな影響を与え、術後に心不全や不整脈、心筋梗塞などを起こしやすい状態になります。
- 心原性ショックで最も多いのが急性心筋梗塞で、多くは術後3日以内に発症します。
- 不整脈も心原性ショックの原因となります。
- おもな症状は、胸痛、不整脈、血圧低下などです。
- 急速に重症化して一気に血圧が低下すると、意識レベルの低下や呼吸困難などが起こります。

手術操作による原因

多くは手術中の止血が不完全であったために起こるが、まれに血管の結さつ糸の脱落により起こることもある。

術後高血圧

シバリング、低酸素血症、高二酸化炭素血症、疼痛、麻酔から覚醒した際の興奮・不快感、過剰輸血や輸液などにより生じる。リフィリングにより循環血液量が増加することでも血圧が上昇する。高血圧は出血を助長する。

低体温による凝固能異常

低体温になると血小板は肝臓や脾臓などに集積され、血管の血液中から減少して凝固機能が低下。その結果、血液凝固障害を引き起こして出血しやすくなる。

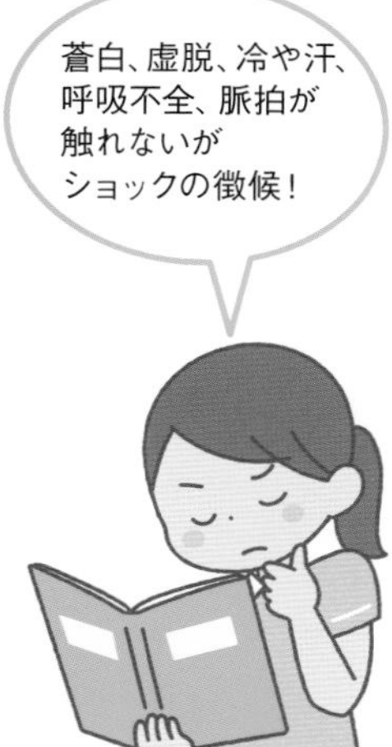

せん妄の予防

術後せん妄は、術後数日の間に急激に発症する一過性の精神障害で、術後合併症のなかでは頻度の高い症状のひとつです。リスク因子を理解して予防のための援助を行い、発症した場合は早期に介入し患者の安全を守るための援助が不可欠です。

術後せん妄の特徴

- 術後せん妄は認知症と異なり、一過性の精神障害です。
- 発症のピークは術後1〜3日目で、7日目くらいには回復し、後遺症も残りません。
- 症状は大別すると、①低活動型、②過活動型、③2つのタイプが混在あるいは反復する混合型があります→表1。
- 最も多いとされる低活動型は、過活動型のように行動が見えにくいので見過ごされがちですが、患者自身は強い苦痛を感じていることも多いため、早期発見、早期介入が必要です。
- 日内変動があり、意識が一時的に清明となる場合もあります。
- J-PADガイドラインでは、成人ICU患者のせん妄のモニタリングを行うことが推奨されています。
- J-PADガイドラインでは、アセスメントスケールとしてCAM-ICU（Confusion Assessment Method for the ICU）およびICDSC（Intensive Care Delirium Screening Checklist）を妥当かつ信頼性のあるツールとしています。
- なお、低活動型せん妄の識別にはCCS（Communication Capacity Scale）が有用です。

認知症
認知症とせん妄はともに認知機能が障害されるが、せん妄と異なり、認知症は回復しない。また、認知症は意識がはっきりしており、症状の変化も穏やかである。発生時期が特定しにくい点もせん妄と異なる。

J-PADガイドライン
2014年日本集中治療医学会J-PAD（Pain, Agitation, and Delirium）ガイドライン作成委員会より出された「日本版・集中治療室における成人重症患者に対する痛み・不穏・せん妄管理のための臨床ガイドライン」

表1　せん妄の分類

種類	症状例
低活動型 （活動性が低下する）	・意識がぼんやりする、無気力状態になる、話しかけても反応しない、刺激がないとうとうとする、いちど説明したことをすぐに忘れてしまう、など。
過活動型 （活動性が亢進する）	・落ち着きがなくなる、ベッドから起き上がる、幻覚・妄想を見る、大声を出すなど精神的な興奮がある、カテーテルやラインなどを自己抜去する、など。
混合型	・昼間はうとうとしているが、夜になると興奮する、など。

せん妄の発生因子と予防

- 術後せん妄は病気の種類や重症度にかかわらず突然起こります。
- せん妄の発生には、準備因子、直接因子、促進因子があり、これらの因子が影響し合って発生します→表2。
- 術前管理として、せん妄の発症リスクをスクリーニングし、精神科医や薬剤師と情報共有をしておくことが必要です。
- また、術前のオリエンテーションでは患者が術後のイメージをもてるように十分に情報提供をしておくことも有効です。
- 直接因子は患者の全身状態の悪化が原因となることが多く、水分電解質バランスの調整、低酸素血症の改善、血圧、体温の調整、鎮痛など、術後は患者の全身状態を整えるケアが重要です。
- 薬剤もせん妄の発生の直接的なリスク因子のひとつです。
- 周術期に使用する薬剤にはせん妄を引き起こす可能性の高い薬剤→表3があることを知っておく必要があります。

表2　術後せん妄の要因

要因	内容
準備因子（起こりやすい素因）	高齢、認知症、せん妄の既往がある、長期にわたる飲酒歴、脳血管障害の既往がある、術前検査において循環器系・呼吸器系・代謝系に問題がある、など。
直接因子（直接的な要因）	手術侵襲、薬剤の影響、脱水、脳機能を低下させる状態（循環障害、代謝障害、呼吸障害、電解質異常、低酸素血症）など。
促進因子（促進・遷延化しやすい要因）	感覚遮断、睡眠障害、術後疼痛の持続、ベンゾジアゼピンやオピオイドなどのせん妄を起こしやすい薬物の使用、ラインなどによる身体拘束状態、ICUの入室や病室の移動などの環境の変化など。

表3　術後せん妄に影響しやすいおもな薬剤

薬剤名		
・オピオイド*	・ベンゾジアゼピン系薬剤*	・麻酔薬
・副腎皮質ステロイド	・抗コリン薬	・抗パーキンソン病薬
・NSAIDs（インドメタシン）	・抗ステロイド系炎症鎮痛薬	・ヒスタミンH_2遮断薬
・循環器系用剤〈β遮断薬、ジギタリス製剤、メチルドパ、抗不整脈薬（リドカイン、アミオダロンなど）〉		

＊ 離脱せん妄の原因となるもの
Gaudreau JD.et al.Psychosomatics.2005:46:302-16

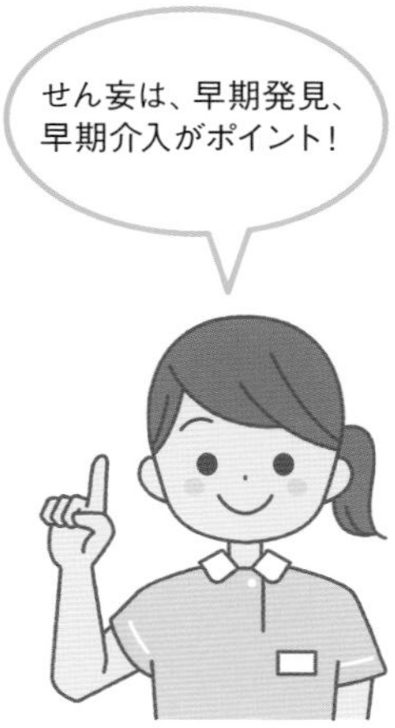

せん妄の予防

術後せん妄のケア

- 促進因子を少しでも減らすための環境調整は、看護ケアの力が発揮できる部分です。

病床環境の整備とケア

- 病床環境を整備して質のよい睡眠を確保します。
- また、カレンダーや時計を準備するなど適度な感覚刺激を患者に提供することも重要です。
- 長期にわたる飲酒歴など、術前からのリスクを把握し、注意してかかわることで患者の異変にいち早く気づくことができます。
- 「今日の気分はいかがですか?」「痛みは少しは楽になりましたか?」など、患者にはこまめに話しかけるようにして、言動の微細な変化も見落とさないようにしましょう。

表4　促進因子をなくすための介入例

種類	症状例
身体的苦痛を緩和する	・術後疼痛管理を積極的に行い、安楽な姿勢を工夫する。 ・適切な酸素飽和度を維持するなど全身状態の安定化に努める。
病床環境を整える	・快適な室温に調整する。日中は自然光を取り入れ、夜間は患者に直接光が当たらないようにする。 ・ベッド安静時の場合は日中の坐位保持時間を長くし、回復に合わせて早期離床を援助する。 ・処置は昼間に集中させ、モニタ音を抑える。夜間の処置は最低限にして静寂を保つ。 ・体動制限を最小限にして、患者の安全を確保するためにもモニタなど不要なルートを整理する。
適度な感覚刺激を提供する	・カレンダーや時計を準備し、時間経過の手がかりを与える。 ・「おはようございます」など、時間を反映する声がけをする。 ・歯磨きなどのセルフケアを促す。 ・眼鏡や補聴器などを使用し、感覚遮断がないようにする。 ・家族の写真をベッドサイドに置き、見当識を確保する。 ・家族や知人との面会を促進する。

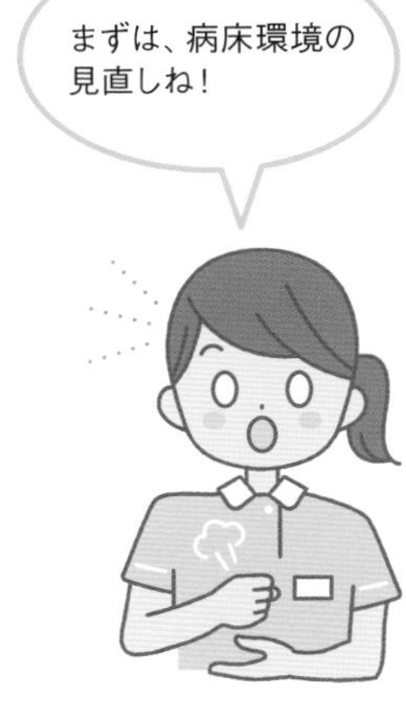

せん妄発生時のケアと対処

- 過活動型せん妄では、精神的な興奮などいわゆる不穏な状態となり、身体的治療が行えなくなったり、カテーテルの自己抜去や転倒・転落などの事故にもつながりやすくなります。
- 過活動型では患者の身体安全を確保し、援助します→表5。
- 薬物療法は対症療法として行われます。状況に応じて精神科医、リエゾンナース、薬剤師などと連携し、介入を検討します。

表5 過活動型せん妄の発生時のケアと援助

目的	ケアの内容
身体安全の確保	・ベッドの高さを低くする。転落防止のためにベッド柵を確実に固定し、ベッドを壁側に寄せる。 ・不要なカテーテル類を整理する。抜けてはいけないルート類は確実に固定して、自己抜去を予防する。 ・危険物はそばに置かない。 ・必要があれば離床センサーを活用する。
患者への対応	・説得は避ける。 ・幻覚・妄想は強く否定しない。受け止めて寄り添う。 ・できるだけゆっくり落ち着いた口調で話す。 ・簡潔でわかりやすいことばを使う。 ・患者の視界に入るように立つ。
患者の家族への援助	・家族に、せん妄の特徴と注意点を説明する。 ・家族が落ち着いて接することができるように接し方の指導などを行い、ケアへの協力を依頼する。

周術期の睡眠障害

患者からの訴えで多いもののひとつが不眠などの睡眠障害です。睡眠障害は、神経、免疫、内分泌系などに悪影響を及ぼし、せん妄の原因にもなります。不眠の原因をアセスメントして、原因除去に努めます。病床の環境整備など、不眠を改善させるための援助は、そのまま、せん妄のリスク軽減のための援助→表4にもつながるので、積極的に看護介入します。なお、睡眠薬はせん妄の促進因子のひとつ→表3でもあります。安易な睡眠薬の使用は避けたほうがよいでしょう。

術後せん妄の薬物療法

定型抗精神病薬（ハロペリドール）と非定型抗精神病薬（リスペリドン、オランザピン、クエチアピンなど）がある。

リエゾンナース

精神看護専門看護師。精神科の専門知識をもち、患者とその家族に高度な精神的ケアを行う。

不眠

①入眠困難（なかなか眠りにつけない）、②途中覚醒（夜中に何度も目覚める）、③早朝覚醒（起床予定の2時間以上前に目覚めて眠れない）、④熟眠困難（熟睡できない）、などがある。

不眠の原因

①精神的な要因（病気や回復に対する不安・ストレス）、②環境要因（環境の変化、明かり・音など）、③身体的要因（創部痛、不快気分、呼吸器疾患など）、④薬剤性要因（β遮断薬、中枢神経刺激薬、気管支拡張薬など）がある。身体性・薬剤性要因が考えられる場合は、医師や薬剤師などに相談し調整を図る。

睡眠薬の使用

とくにベンゾジアゼピン受容体作動薬はせん妄の原因になることが知られている。

褥瘡の予防とケア

褥瘡《じょくそう》（床ずれ）は、皮膚組織や皮膚弾性が低下する高齢者に多くみられる合併症で、術中～術後は褥瘡が発生しやすい条件がそろっています。褥瘡は悪化すると治癒に時間がかかり、患者にとっては痛みや苦痛も大きくなります。早期離床の促進とともに好発部位の皮膚を観察します。

褥瘡の発生とケア

- 褥瘡は、皮膚への長時間の圧迫により圧迫箇所が血行不全となって、周辺組織に壊死《えし》が起こった状態です。
- 一般に皮膚局所に圧迫が2時間以上持続すると褥瘡が生じやすくなるとされており、強い圧迫が長時間加わると、筋肉に達するほどの褥瘡が生じます。
- 手術中は、手術の体位による同一部分の圧迫が長時間続きます。加えて手術時の血圧低下により局所の虚血が起こりやすくなるうえ、出血や滲出液《しんしゅつえき》などによる湿潤状態が皮膚の浸軟（ふやけ）を引き起こして、皮膚が損傷されやすい状態になっています。
- また術後は、ドレーン類の挿入によってベッドで過ごす時間が長くなるなど、周術期は褥瘡が発生しやすい条件がそろいます。

褥瘡の二次的な要因

- 高齢者、るいそう、低栄養者、また、抗がん剤やステロイドなどの薬剤投与によって抵抗力が落ちている場合も褥瘡になりやすいことが指摘されています。

表1　褥瘡の発生と関連のある疾患

褥瘡発生の危険因子として とくに注意すべき疾患	褥瘡発生の危険因子として 考慮すべき疾患
・うっ血性心不全	・悪性腫瘍（がん）
・骨盤骨折	・アルツハイマー病
・脊髄損傷	・関節リウマチ
・糖尿病	・骨粗しょう症
・脳血管疾患	・深部静脈血栓症
・慢性閉塞性肺疾患（COPD）	・パーキンソン病
	・末梢血管疾患
	・尿路感染症

日本褥瘡学会／編『褥瘡ガイドブック 第2版』（照林社）を一部改変

皮膚の浸軟

皮膚がふやけること。角質が水分を大量に吸収して白色に膨潤した状態。摩擦などにより皮膚が損傷しやすくなる。

高齢者

加齢に伴い、皮脂腺の分泌が減り、皮膚の弾力が減って菲薄化することによって皮膚が損傷されやすい状態になっている。

るいそう

体重が著しく減少した状態を「るいそう」という。筋肉や皮下脂肪が減少して骨突出を生じやすいために褥瘡ができやすくなる。

低栄養者

低栄養状態では筋肉や脂肪組織が減少し、骨が突出し褥瘡発症のリスクが高まる。さらに栄養状態の悪化によって浮腫や皮膚弾性の低下などが起こり、褥瘡が生じやすくなる。

- そのほか、糖尿病や骨粗しょう症などの基礎疾患→表1をもつ患者も注意すべきとされています。

褥瘡の起こりやすい部位

- 骨が突出した部位に体圧が集中すると褥瘡ができやすくなります。
- 褥瘡は手術の体位ごとにできやすい部位が異なります。
- 手術室看護師から申し送りを受けたら、手術体位から圧迫部位（褥瘡のできやすい部位）の皮膚を観察します。
- 皮膚に発赤が認められた場合は、褥瘡のリスクが高いと判断して、褥瘡予防のための援助を行っていきます。
- 術直後から数日は、ベッドで過ごす時間が多くなります。通常は自分で寝返りを打ってもらいますが、体動困難の場合は、看護師が体位変換を行います。
- 仰臥《ぎょうが》位《い》で最も褥瘡が発生しやすいのは、体圧が多くかかりやすい仙骨部です。ほかにも踵骨《しょうこつ》部《ぶ》、肩甲骨部、肘頭《ちゅうとう》部《ぶ》、後頭部などが好発部位となります。
- 側臥位では腸骨部や膝、足関節外果、耳介部などにもしばしば褥瘡が発生します。
- 坐《ざ》位《い》では坐骨結節部などが褥瘡の好発部位です。

図1　褥瘡の発生しやすい部位

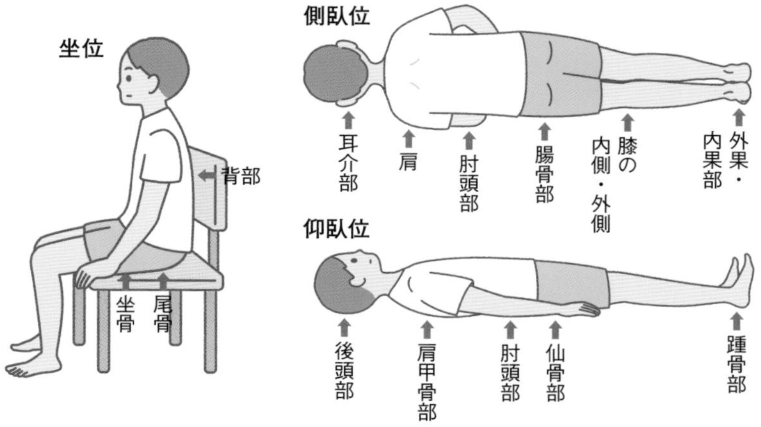

日本褥瘡学会／編『在宅褥瘡予防・治療ガイドブック 第3版』（照林社）を一部改変

褥瘡の予防とケア

褥瘡のリスクを予測する

- 褥瘡は、つくらない（予防・対策を講じる）ことがなにより重要です。
- そのためのリスク管理に活用したいのが、褥瘡の発生予測のための「リスクアセスメントスケール」です。
- リスクアセスメントスケールには、おもにブレーデンスケール、厚生労働省危険因子評価スケール、OHスケールなどがあり、これらのスケールを使って、褥瘡発生のリスクを定期的に評価していきます。
- 「リスクあり」と判定された場合は、危険度に応じた看護計画を立て、リスク要因の排除と褥瘡発生の予防ケアを実施します。
- 「リスクがない」と判定された場合でも皮膚観察を続けて、予防と早期発見に努めます。

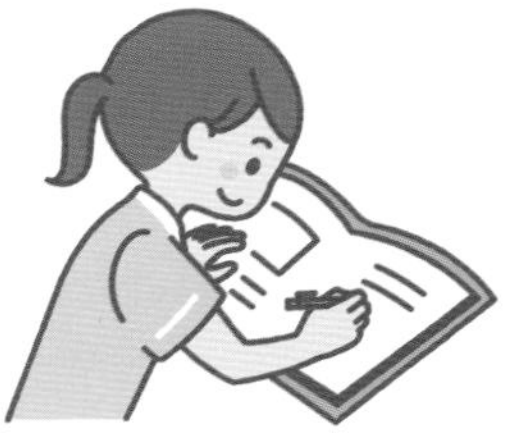

表2　リスクアセスメントスケール

リスクアセスメントスケール	特徴
ブレーデンスケール	・褥瘡発生予測に使用される米国スケールの日本語版。「知覚の認知」「湿潤」「活動性」「可動性」「栄養状態」「摩擦とずれ」の6項目を4段階で評価して合計点を出して、リスクを評価する。点数は6～23点の範囲となり、点数が低いほど褥瘡発生のリスクが高くなる。
厚生労働省危険因子評価スケール	・厚生労働省から示されている「褥瘡対策に関する診療計画書」を使用した評価スケール。日常生活自立度BまたはCの対象者に「基本的動作能力」「病的骨突出」「関節拘縮」「栄養状態低下」「皮膚湿潤（多汗、尿失禁、便失禁）」「皮膚の脆弱性（浮腫）」「皮膚の脆弱性（スキン-テアの保有、既往）」などの項目を二者択一で評価する。1つでも「あり」「できない」があれば看護計画を立案する。
OHスケール	・厚生労働省長寿科学総合研究班による調査から日本人特有の褥瘡発生危険要因をもとに作成されたスケール。「自力体位変換」「病的骨突出」「浮腫」「関節拘縮」の4項目で評価して点数化し、適切な体圧分散マットレスの選択につなげる。

日常生活自立度

日常生活自立度は、厚生労働省の『障害高齢者の日常生活自立度（寝たきり度）判定基準』を用いて判定する。

スキン-テア

皮膚裂傷。摩擦やずれによって皮膚が裂けて生じる真皮深層までの損傷。現在、入院時に行う褥瘡に関する危険因子の評価にスキン-テアが加わっている。スキン-テアは医療用テープをはがすとき、転倒したりベッド柵にぶつけたとき、体位変換時や更衣の介助時に腕や脚をつかんだときなど、病院内の日常的なシーンで発生しやすい。

褥瘡の予防

- 褥瘡の予防には、①体圧分散マットレス、②術直後の定期的な体位変換・早期離床、③スキンケア、④栄養管理が重要です。

体圧分散マットレス

- 体圧分散マットレスは、からだの接触面を増やして体圧分散できるので体位変換とともに褥瘡予防に推奨されています。
- さまざまな種類があるので、褥瘡リスクや離床計画に合わせて選択する必要があります。
- 高齢者にはからだを低圧で支持できる多層式（2層または3層）エアマットレスがすすめられます。

図2　エアマットレスの例

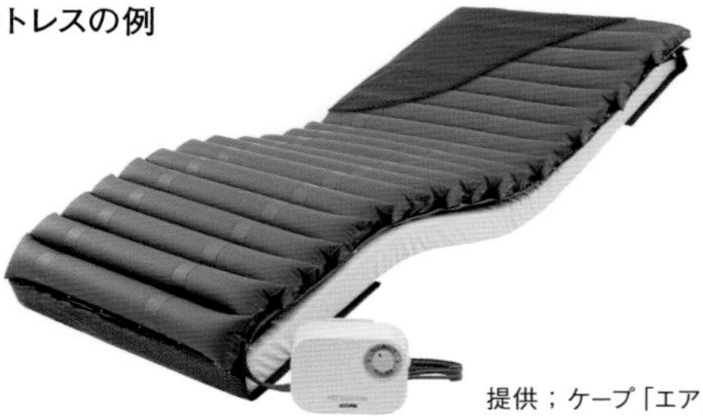

提供；ケープ「エアドクター」

体位変換

- 体位変換は基本的に2時間以内の実施が推奨されています。
- 褥瘡予防に有効とされるのは、30°側臥位です。
- 体位変換はベッドからの転落がないように、できれば2人で行います。

図3　30°側臥位

30°側臥位では、広い面積で骨突出がない殿筋で体重を受けることができる。クッションなどを活用して姿勢を保てるようにする。

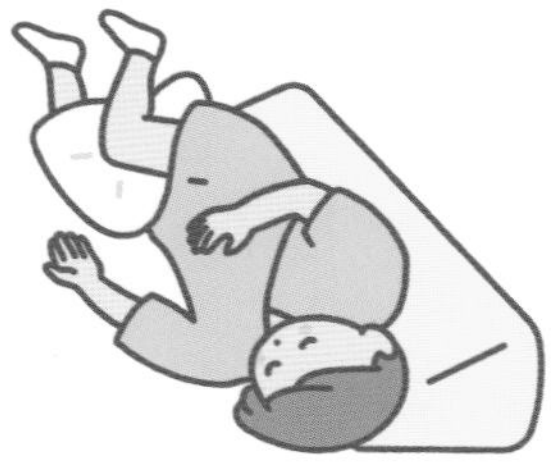

高齢者

日本褥瘡学会「褥瘡予防・管理ガイドライン（第4版）」では、二層式エアマットレスが高齢者に推奨されている（推奨度B）。圧切替型エアマットレス、上敷静止型エアマットレス、フォームマットレスを使用してもよいとしている（推奨度C1）。

体位変換

体位変換は同一部位の圧迫を避けるだけでなく、体位変換による血行促進も期待できる。体位変換の際には、患者の寝衣にしわをつくらないように留意する。

褥瘡の予防とケア

スキンケア

- 尿や便などが皮膚に付着していると、皮膚を浸軟（ふやけ）させて褥瘡が生じやすくなります。
- 清潔ケアを徹底して、撥水性軟膏《はっすいせいなんこう》やクリームを用いて皮膚を保護します。
- 皮膚の乾燥に対しては保湿剤を塗布して、皮膚のバリア機能を高めます。
- 高齢者の骨突出部の褥瘡予防に対しては、ドレッシング材などを貼付して摩擦やずれ（外力）から守る必要があります。
- 骨突出部のマッサージは、皮膚組織に摩擦・ずれを生じさせることになるので禁忌です。

栄養管理

- 低栄養は褥瘡の発生因子であるとともに、治癒をも妨げます。
- 患者の栄養状態のアセスメントを行ったうえで、栄養摂取の経路を確保し、必要な栄養素が確保できるようにしましょう→p130。

医療関連機器圧迫創傷（MDRPU）

術後は、酸素マスクや弾性ストッキング、フットポンプの装着やカテーテル、チューブなどによって起こる圧迫創傷の発生リスクが高まります。このような医療関連機器に圧迫されることによって起こる創傷を医療関連機器圧迫創傷（Medical Device Related Pressure Ulcer）といいます。

日本褥瘡学会では「医療関連機器による圧迫で生じる皮膚ないし下床の組織損傷であり、厳密には従来の褥瘡すなわち自重関連褥瘡（Self Load Related Pressure Ulcer）と区別されるが、ともに圧迫創傷であり広い意味では褥瘡の範疇に属する。なお、尿道、消化管、気道などの粘膜に発生する創傷は含めない」と定義しています。

定期的に皮膚を観察し、こうしたトラブルを見逃さないようにしましょう。

ドレッシング材

日本褥瘡学会のガイドラインでは、推奨度Bで、ポリウレタンフィルムドレッシング材、すべり機能付きドレッシング材、ポリウレタンフォーム/ソフトシリコンドレッシング材の貼付をすすめている。

DESIGN-R® 分類

日本褥瘡学会より提唱された褥瘡を評価するツール。「デザインアール」とよぶ。褥瘡の深さ（Depth）、滲出液（Exudate）、サイズ（Size）、炎症・感染（Inflammation／Infection）、肉芽組織（Granulation tissue）、壊死組織（Necrotic tissue）、のぞれぞれの項目に沿って評価するもので、各項目で小文字は軽度、大文字は重度を表す。重症度が高いほど点数が高くなる。ポケット（Pocket）がある場合は「-P」と表す。

NPUAP分類

米国褥瘡諮問委員会（NPUAP；National Pressure Ulcer Advisory Panel）によるステージ分類。NPUAPが他の分類と異なるのは、2007年の改訂時に追加された「DTI疑い」という概念である。

EPUAP分類

ヨーロッパ褥瘡諮問委員会（EPUAP；European Pressure Ulcer Advisory Panel）による分類。

電気刺激療法

創部と周囲に貼付された電極との間に電流を流して創傷治癒効果を活性化する。高電圧パルス刺激療法、微弱電流刺激療法などがある。

褥瘡の治療

- 褥瘡を発見したら原因をアセスメントし、深達度や褥瘡のステージに応じたケアを選択することが重要です。
- 褥瘡の評価としてはDESIGN-R® 分類、NPUAP分類、EPUAP分類などがあります。
- 治療は、①保存的治療（外用薬、ドレッシング材）、②物理療法（電気刺激療法・水治療療法、局所陰圧閉鎖療法〈NPWT〉→p143など）、③外科的治療に分けられます。

水治療療法

36℃前後に加温した温水または渦流による物理的な刺激を、全身あるいは局所に与える。

DTI（深部損傷褥瘡）

Deep Tissue Injuryの略。時間の経過とともに、急速に深い褥瘡へと進行するリスクがあると考えられている。

表3　褥瘡の深達度分類の比較

DESIGN-R® 分類（2008年）	NPUAP分類（2007改訂版）	EPUAP分類（1998）	画像
・d0 皮膚損傷・発赤なし			
	・DTI（深部損傷褥瘡）の疑い 肉眼的には確認できないが、皮下組織より深部の組織の損傷が疑われるもの。		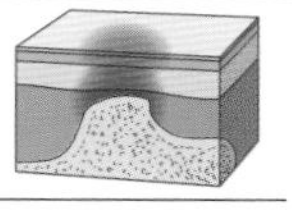
・d1 持続する発赤	・ステージⅠ 通常骨突出部位に限局する消褪しない発赤を伴う、損傷のない皮膚	・グレードⅠ 損傷のない、消褪しない皮膚の発赤	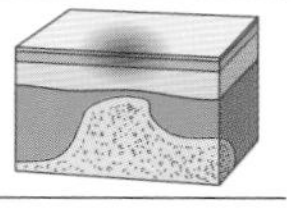
・d2 真皮までの損傷	・ステージⅡ スラフ（黄色、黄褐色、灰色または茶色）を伴わない、赤色または薄赤色の創底をもつ、浅い開放潰瘍として現れる真皮の部分欠損	・グレードⅡ 表皮、真皮あるいはその両方を含む部分層皮膚欠損	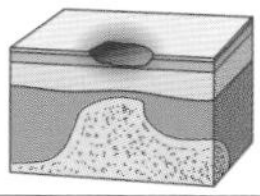
・D3 皮下組織までの損傷	・ステージⅢ 全層組織欠損	・グレードⅢ 筋膜下には達しないが、皮下組織の損傷あるいは壊死を含む全層皮膚欠損	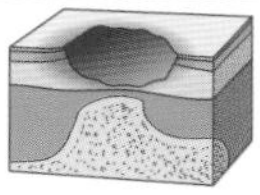
・D4 皮下組織を越える損傷	・ステージⅣ 骨、腱、筋肉の露出を伴う全層組織欠損	・グレードⅣ 全層皮膚欠損の有無にかかわらず、広範囲な破壊、組織の壊死、あるいは筋肉・骨あるいは支持組織に及ぶ損傷	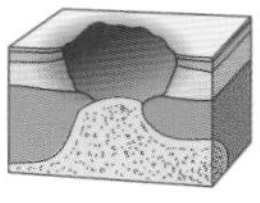
・D5 関節腔、体腔にまで至る損傷			
・DU 深さ判定が不能な場合	・判定不能		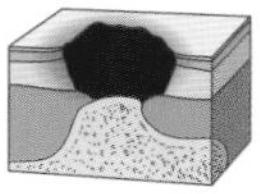

術後イレウス、腸閉塞

術後3～7日目ころに出現しやすい合併症が腸管麻痺《まひ》（術後イレウス）です。体位変換や早期離床など、手術直後から腸蠕動《ぜんどう》を早期に回復させて癒着を防ぐ予防援助が必要です。

術後イレウス、腸閉塞

- 開腹手術では、麻酔薬や手術操作によって消化管の運動が一時的に停止して排ガスが起こらなくなります。これは通常は48～72時間以内に自然に回復していくもので、生理的イレウス（術後腸管麻痺）といいます。
- 侵襲が大きい手術や消化管に吻合《ふんごう》や剝離などの侵襲が加えられた手術では、生理的イレウスが比較的長く続きます。
- しかし、72時間以上たっても生理的な腸管麻痺が改善されない場合は術後イレウスと診断されます。
- イレウスには機能性イレウスと機械性イレウスがあります。しかし『急性腹症診療ガイドライン2015』では、機能性イレウス（腸管麻痺）のみをイレウスとし、従来の機械性イレウスは、腸閉塞と定義されています。
- イレウスと腸閉塞の共通した症状には、悪心、嘔吐《おうと》、脱水、腹部膨満感、腹痛、排便・排ガスの停止などがあります。

イレウスと腸閉塞の分類

- イレウスには腸管蠕動作用が低下する麻痺性イレウスと腸管蠕動作用が亢進《こうしん》する痙攣性《けいれんせい》イレウスがあり、麻痺性がイレウスの大半を占めます。
- 原因は、開腹手術による腹膜への機械的な刺激など、多岐にわたります。
- 一方、腸内腔《ちょうないくう》が物理的に閉塞（もしくは狭窄《きょうさく》）されて起こるのが腸閉塞です。
- 腸閉塞は、腸管の血行障害を伴わない単純性（閉塞性）と腸管の血行障害を伴う複雑性（絞扼性《こうやくせい》）とに分類されます。
- 腸閉塞は手術後の癒着による単純性腸閉塞がほとんどで、この場合、多くは小腸の閉塞です。

痙攣性イレウス

腸管の一部が痙攣を起こしたために通過障害をきたしたもの。腸管の部分に器質的な疾患は認められず、腸管の一部に痙攣が起こり、腸管蠕動運動が亢進する。

複雑性（絞扼性）腸閉塞

腸管の血行障害を伴う複雑性（絞扼性）腸閉塞では、腸管壊死、穿孔の危険があり、緊急の手術適応となる。原因は腸重積、ヘルニア嵌頓、腸管軸捻転、腹部手術後の癒着など。

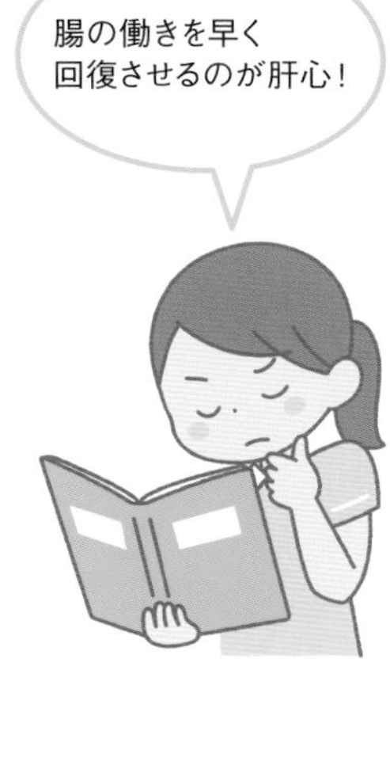

の予防

観察・アセスメントのポイントとケア

- フィジカルアセスメントは痛みのOPQRSTを含めた問診→聴診→打診→触診と、患者にとって負担の少ない順で行います。
- 聴診での特徴的な異常音は、麻痺性イレウスでは腸蠕動音の消失・減弱がみられ、腸閉塞では金属音が聴取されます。
- 腸音とともに、腹部膨満・緊満、悪心・嘔吐、腹痛などの自覚症状もあわせて評価します。イレウスや腸閉塞が疑われる場合は、速やかに医師に報告します。
- からだを動かすことと経口摂取が腸の蠕動運動を促進させます。
- 術後は疼痛《とうつう》のコントロールを行って、循環動態が安定したらすぐに体位変換を行い、安静度に従って早期離床を促します。

表1 OPQRSTによる問診

略称	問診内容	質問例
O	・発症様式 Onset	・突然の痛みか、徐々の痛みか。
P	・増悪・寛解因子 Provocation, Palliation	・姿勢や体動で痛みに変化はないか。
Q	・性状・程度 Quality	・鋭いか、鈍いか。今の痛みの強さは10点満点でどのくらいか。
R	・放散・部位 Radiation, Region	・痛む場所はどこか。痛む場所が移動していないか。
S	・随伴症状 Symptoms associated	・嘔吐、下痢、血尿などの随伴症状があるか。
T	・時間経過 Time course	・間欠的か、持続的か。今も痛いか。

表2 麻痺性イレウスと単純性腸閉塞のおもな症状

	麻痺性イレウス	単純性腸閉塞
症状	・腸蠕動音の減弱・消失 ・腹部膨満 ・軽度な圧痛 ・腹膜炎がある場合は圧痛（腹膜刺激症状）がある。	・腸蠕動音の亢進、金属音 ・腹部膨満 ・脱水
腹部X線写真	・小腸・大腸の腸管拡張ガス像 ・立位像ではニボー（鏡面像）を形成するが軽度である。	・閉塞部より口側の腸管のみが拡張 ・立位写真ではニボーが多発する。

腸蠕動音の減弱・消失

腸蠕動音が1分間聴取できなければ「減弱」していると考え、2〜5分続けても聴診が聞こえてこない場合は「消失」していると考える。

腹膜刺激症状

内臓の炎症が壁側腹膜にまで及んでいる状態。腹部診察（聴診・触診）で、局所もしくは広範囲の圧痛、反跳痛（ブルンベルグ徴候ともいう。腹壁を圧迫し続けてから急に手を離す瞬間に鋭い痛みを感じる所見）、筋性防御（腹部触診時に腹筋の緊張によって抵抗が発生する）などがみられる。症状が進行すると、腹壁はつねに板のように硬くなる板状硬とよばれる状態になる。

ニボー（鏡面像）

Niveau 腸管内に貯留したガスと液体の境界面に形成される線状の陰影。立位X線像で認められる。

縫合不全

縫合不全では、吻合部《ふんごうぶ》の癒合がうまくいかずに離開し、腸の内容が漏れ出て腹膜炎を発症したりします。術後3日目ごろから1週間ごろまでに起こりやすいとされている術後の重篤な合併症のひとつです。敗血症に至るおそれもあり、早急な対処が必要です。

縫合不全とは

- 縫合不全は、縫合部分の融合がうまく起こらずに、一部もしくは全部離開してしまう状態をいいます。
- 皮膚や筋層の縫合不全で感染を起こすこともあれば、消化管の縫合不全で、内容物が腹腔《ふくくう》内に漏れ出て腹膜炎などを合併することもあります。
- 消化管の縫合では、消化液が関与してくるために縫合不全を起こしやすく、消化管手術においては頻度の高い合併症といわれています。
- 縫合不全を起こすと、創部の回復を遅らせるだけでなく、感染、出血、敗血症などを引き起こし、多臓器不全などの重篤な病態へ進展する危険性があります。
- また、気管支の縫合不全による気管支ろうも膿胸《のうきょう》を招きやすい危険な状態です。早急な対応が必要です。

吻合部

血管や腸管、神経などをいちど切り離した後、再び縫い合わせたところ。

気管支ろう

気管支の縫合不全により孔が開いた状態。粘液など気管支の内容物が胸腔内に漏れ出て膿胸(発熱や胸痛、胸水貯留など)の原因となる。

図　縫合不全の要因

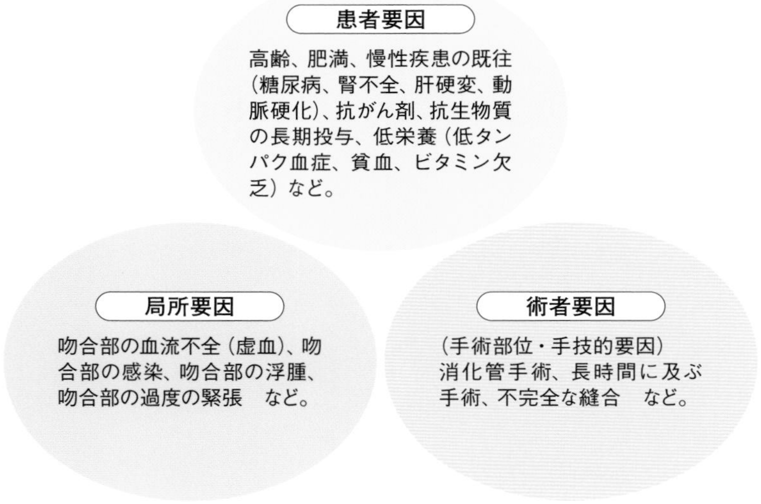

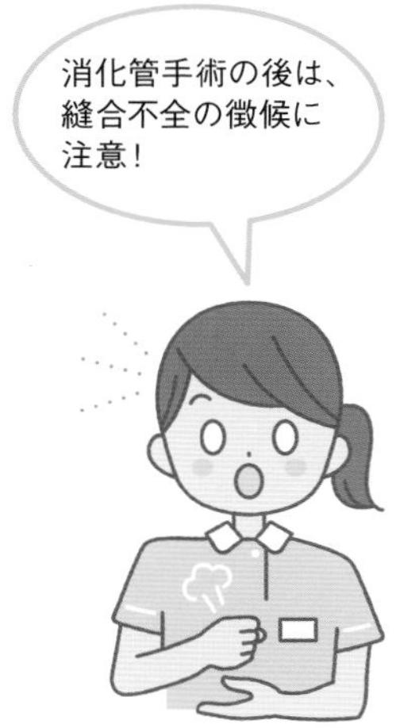

- 縫合不全にはさまざまな要因があり、いくつもの因子が複雑に関係して起こります。
- あらかじめ予想できるリスク因子もありますから、術前から患者の栄養状態や既往歴などをアセスメントしておくことが必要です。
- リスクがある場合は、術前から血糖コントロールや栄養状態の改善、ステロイド薬の減量などを行って、リスクの低減に努めます。
- また、消化管手術の場合は、吻合部腸管内圧上昇を防ぐために、術前に腸管内容の排除を図ります。

表1　縫合不全の徴候

① 術後3～4日以降の発熱（38℃以上の熱が持続する）、脈拍の増加
② 腹部の膨満、圧痛の増強
③ 検査データによる炎症反応（白血球増加、CRP上昇）
④ 創部の発赤、腫脹、熱感、創部からの滲出液
⑤ ドレーン排液の混濁、悪臭

縫合不全の治療とケア

- 腹膜炎や腹腔内に膿瘍《のうよう》（腹腔内膿瘍）をつくる場合には再手術が必要になることもありますが、多くの場合、保存的治療を行って観察します。
- そのほか、糖尿病疾患などがある場合はそのコントロールを行います。

表2　縫合不全の保存的治療

① 抗菌薬の投与；炎症が局所にとどまらない場合、抗菌薬の投与を行う。バイタルサインの変化なども観察する。
② ドレーン管理;排液の逆流を防ぐため、排液バッグは挿入部よりも下になるようにしてドレーンが抜けないようにテープ固定する。有効なドレナージができるように、固定のずれや屈曲がないかを観察する。
③ 挿入部位の皮膚の保清；排液で汚染されないように、皮膚の清潔を保つ。また必要時は皮膚保護剤を使用する。
④ 栄養管理；消化管の縫合不全では絶食となり、高カロリー輸液を投与し栄養を補給する。

悪臭

縫合不全では、ドレーン排液が褐色あるいは便汁様に変化し、便臭が感じられることもある。

腹腔内膿瘍

消化液が腹腔内に漏れてたまり、細菌の培地となることで膿瘍を形成する。局所疼痛、発熱などの症状がみられる。膿瘍が広範囲の場合は、腹膜炎へと移行し、その後、敗血性ショックへ移行する可能性もあるので早急の対応が必要である。腹腔内膿瘍の場合、基本的には外科的に手術を実施し、腹腔内を洗浄する。

感染予防

周術期に起こる感染症は、大別すると手術操作を行った部位に生じる手術部位感染（SSI；Surgical Site Infection）と、手術部位の操作が及ばない術野外感染（RI；Remote Infection／遠隔感染）があります。SSIやRIを起こすと離床を遅らせ、全身状態を悪化させます。術前からの予防と管理が重要です。

手術部位感染（SSI）

- 手術部位感染とは、術後に閉鎖した切開部に起こる感染をさし、術後30日以内に起こります。
- あらゆる手術に起こりうる合併症ですが、消化器外科領域のSSIの発生率が高いことが知られています。
- 起因菌の多くは患者自身が消化管、気道、皮膚にもっている細菌です。
- SSIは感染部位によって表層切開創SSI、深部切開創SSI、臓器・体腔《たいくう》SSIに大別されます。
- 皮膚や皮下組織の表層切開部に感染した場合は、熱感や腫脹《しゅちょう》、発赤などの炎症所見が確認できます。
- 深部切開創や臓器・体腔の感染では、炎症所見を直接確認できないために、気づかないうちに悪化するおそれがあるので注意を要します。
- 38℃以上の熱や創部の痛みがあれば、深部切開創SSIを疑います。

SSIの発生率

厚生労働省の院内感染対策サーベイランス事業によると、2006年～2017年のデータ集計で、消化器外科領域のSSI発生率は9.6％である。なかでも食道手術のSSI発生率が最も高く、次いで直腸手術、肝胆膵手術の発生が高くなっている。

臓器・体腔SSI

体腔に及ぶ縫合不全や腹腔内膿瘍なども含まれる→p171。

図1　SSIの分類

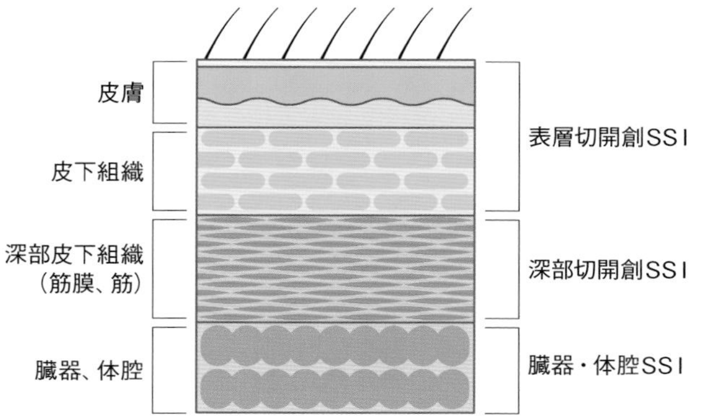

SSIのリスク要因

- 周術期のSSIは、術前、術中、術後によってリスク因子が異なります。周術期管理チーム全員で、術前から感染対策をたてることが重要です。
- SSIは、術後の回復を遅らせるばかりでなく、ときに敗血症や全身性炎症反応症候群（SIRS）や多臓器不全に進展し、重篤な状態を招くことがあります。
- 術後はSSIの防止と異常を早期に発見することが重要です。
- 術後に創処置やドレーン排液を扱う場合などは、標準予防策（スタンダードプリコーション）を徹底する、効果的なドレーン管理を行い、ドレーンは不要になった段階で早期に抜去するなど、感染リスクを高める因子を除去しながら、患者の状態を観察します。

表1　SSIのリスク要因

患者側の要因	医療側の要因
・栄養状態 ・肥満 ・喫煙 ・糖尿病 ・すでにある感染巣 ・保菌 ・免疫反応の変化 ・手術前入院期間 　など	**術前** ・皮膚の準備（シャワーの方法、消毒方法、除毛の有無と時期など） ・手術時手洗いの方法 ・予防的抗菌薬の投与方法 **術中** ・手術環境（手術室換気、器具の滅菌、術衣など） ・手術手技（止血状況、死滅組織の除去、ドレーン留置の状況、術中の微生物汚染、手術時間など） **術後** ・創処置（ドレッシング材の交換、消毒、被覆方法など） ・ドレーン管理（留置期間と管理方法） ・血糖コントロール

表2　SSIの観察項目

□ 創部の発赤、腫脹、痛み、熱感、滲出液、創傷の離開はないか。

□ 術後4～5日以降の発熱はないか。

□ ドレーン排液の量と性状はどうか（混濁、悪臭はないか）。

□ 血糖コントロールは良好か。

□ 血液検査に異常はないか（白血球数、CRPの増加）。

全身性炎症反応症候群（SIRS）

以下のうち2項目が該当する場合は、SIRSと診断する。
・体温＞38℃
　あるいは＜36℃
・脈拍数＞90回／分
・呼吸数＞20回／分
　あるいは$PaCO_2$＜32Torr
・白血球数＞1万2000個／㎣、もしくは＜4000個／㎣、または未熟顆粒球＞10％

標準予防策（スタンダードプリコーション）

CDC（米国疾病管理予防センター）が提唱し、推奨する感染予防策。すべての患者を対象に感染症の有無にかかわらず、患者の汗を除く血液、体液、排泄物、創傷のある皮膚、および粘膜には感染性があると考えて扱う。

効果的なドレーン管理

CDCガイドラインでは、ドレーンを挿入する際は、閉鎖式ドレーンを使用し、できるだけ早期に抜去することが推奨されている。効果的なドレナージを行い早期に抜去するためには、ドレーンからの排液を促すためにも体位変換などを行い、閉鎖式ドレーンでは逸脱、屈曲、ねじれがないかなど、ドレーン管理が必要。

血糖コントロール

140～180mg／dLの範囲に管理するのが望ましいとされる。

感染予防

術野外感染（RI）

- 手術部位の操作が及ばない術野外感染には術後肺炎→p149、血管カテーテル感染、尿路感染などが含まれます。

血管カテーテル感染

- 多くは、中心静脈に留置されたカテーテルにより起こります。
- 術後3日目ごろより発生しやすく、刺入部の発赤や腫脹が認められます。
- 刺入部に炎症所見が見当たらなくても血管内カテーテル留置中の患者が発熱した場合には、つねにカテーテル感染を疑います。

尿路感染

- 院内で発生する尿路感染症の80％はカテーテルの留置によって発生するとされています。
- 感染経路としては、患者の便や膣《ちつ》の分泌物が付着することによる尿道からの逆行性感染、採尿バッグの排出口やカテーテルと導尿チューブの接続部からの細菌感染、そのほかに汚染された医療器材や医療従事者の手指などを通して感染する外因性の経路もあります。
- カテーテル留置期間が長いほど感染リスクが増加します。
- 尿道留置カテーテルは、不要になればできるだけ早期に抜去することを検討します。
- カテーテル留置中は感染対策をしっかりとるとともに、尿路感染症の徴候を見逃さないようにします。
- 尿路感染症が起こっても、多くの場合、カテーテルの抜去で改善しますが、ハイリスク患者においては膀胱炎《ぼうこうえん》、腎盂炎《じんうえん》、敗血症に至ることがあります。
- 発熱や悪寒戦慄《せんりつ》、尿性状の変化（混濁や血尿など）、尿道口の異常（発赤・腫脹・痛み）、腰背部の疼痛《とうつう》など、異常がある場合は医師に報告します。

術野外感染（RI）
多くは環境や医療従事者の手指を介した外因性感染である。起因菌はMRSAや緑膿菌など耐性菌が多い。

刺入部の発赤や腫脹
ドレッシング材の交換時に、刺入部の感染徴候の有無を観察する。

感染リスク
CDCの「カテーテル関連尿路感染症の予防のためのCDCガイドライン2009」によると、尿道カテーテルの留置による細菌リスクは1日ごとに3～10％増加し、30日後には100％に近づくといわれている。

感染対策
- カテーテルの固定は、女性の場合は膣内分泌物による汚染を防ぐために大腿部に、男性の場合は下腹部に上向きに固定する。
- カテーテルの閉塞を維持して、接続部を外さないこと。尿の逆流防止のため、採尿バッグはつねに膀胱より低位置に設置し、床につけないようにする。

急性腎障害

術後は基本となるバイタルサインの確認とともに、循環血液量の指標となる尿量のモニタリングが欠かせません。急性腎障害のリスクを低減させるためには、早期に尿量減少に気づき、速やかに対処することが重要です。

尿量の減少

- 術後の急性期は、サードスペースにより循環血液量が減少し生理的に尿量が減少します→p110。
- この時期に輸液が十分になされないと脱水になり、急性腎障害（AKI）や循環血液量減少性ショック→p157などの合併症を招く危険があります。
- 術後は尿量のモニタリングが重要になります。
- 術後に確保しなければならない尿量は、1時間あたり0.5mL/kg（体重）です。これを下回った場合は、尿量減少と判断して医師に報告します。
- 乏尿や無尿になる前に尿量減少に気づくことが重要です。

乏尿や無尿

腎臓で生成される1日の尿量が、400mL以下になった状態を乏尿という。なお、無尿とは腎臓で生成される1日の尿量が100mL以下の場合をいう。尿閉は腎臓で尿が生成されているが、尿路の通過障害によって排泄できない状態。

図　ムーアの障害期・循環血液量減少による合併症のリスク

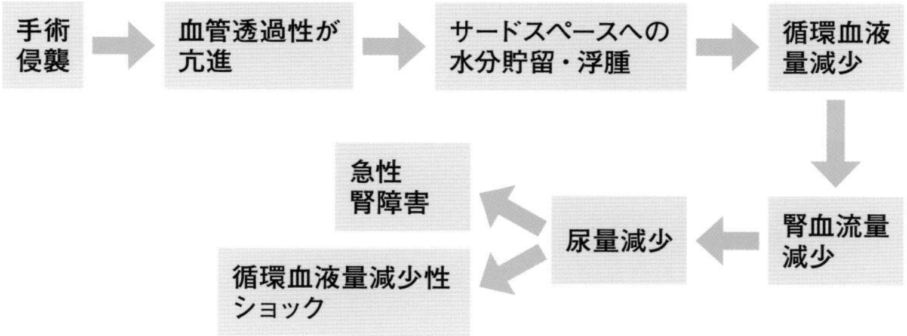

図　腎障害の原因別分類

	分類	原因
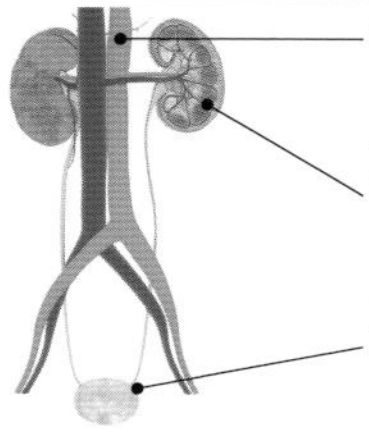	腎前性	・大量の出血や脱水などにより、腎臓に流入する血液量が減少している状態。
	腎性	・腎臓そのものが障害を受けて、機能が低下している状態。
	腎後性	・腎臓より下部の尿路（尿管・膀胱・尿道）が閉塞して、腎機能が低下している状態。

廃用症候群の予防

患者の高齢化に伴い、早期離床、リハビリテーションの重要性が高まっています。近年は、重症患者や脳卒中患者でも廃用症候群の予防、ADL向上の観点から早期リハビリテーションが定着しつつあります。

廃用症候群

- 不動や低運動、安静臥床《がしょう》を継続することにより、身体能力の大幅な低下や精神状態に悪影響をもたらす症状群を廃用症候群といいます。
- 廃用症候群を発症すると、運動器や精神・神経系、各臓器などに多岐にわたった症状が現れます。
- 身体活動・精神活動が低下することにより、さらなる安静・臥床を招き、廃用症候群の増悪という悪循環を招くことになります。
- 高齢者がいちど廃用症候群になると、元の状態まで改善させることは難しくなります。廃用症候群は何より予防が重要です。

表　廃用症候群の症候

部位	症状
筋骨格系	・筋力低下・筋萎縮（不動による筋タンパク質の合成低下、分解亢進により生じる） ・骨萎縮（不動による骨吸収亢進により続発性骨粗しょう症と骨萎縮が生じる） ・関節拘縮（不動により、関節周辺の軟部組織が変性し、可動域が制限される）
循環器系	・運動耐容能低下（脱力感や易疲労性が生じる） ・起立性低血圧（循環血液量低下、血管運動調節機能低下、心機能低下から起立性低血圧を引き起こす） ・深部静脈血栓症→p153
呼吸器系	・換気障害、無気肺、術後肺炎→p149
消化器系	・体重減少、低栄養、食欲低下、便秘（臥床姿勢による食物の通過時間延長が食欲低下や食事量減少に影響し、低栄養状態が筋萎縮、骨萎縮を助長する）
泌尿器系	・尿路結石、尿路感染
皮膚	・褥瘡（床ずれ）
精神・神経系	・うつ、せん妄、見当識障害、睡眠覚醒リズム障害

廃用症候群

おもに一次的要因と二次的要因に大別される。

- 一次的（内的）要因；麻痺や疼痛など罹患している疾患に付随して不動の状態が続く。
- 二次的（外的）要因；ギプス固定、安静の指示など外的要因により不動の状態が続く。

尿路結石

不動により、骨に対する負荷が減り骨量が減少すると、骨の中に存在するカルシウムが血液中に大量放出される。このことにより高カルシウム血症が生じ、尿路結石の原因となる。

早期リハビリテーションの重要性

- 術後1～2日は、エネルギーや創傷治癒に必要なアミノ酸を得るために、体内で激しいタンパク異化→p126と糖新生が起こります。
- この反応は、手術侵襲が大きな重症患者ほど激しく、廃用症候群発症のリスクも高まります。そのため、ICU入室中に運動機能、認知機能、精神・神経系に障害が生じ、ICU退室後も罹《り》患《かん》前の状態になかなか戻れない患者が多いといわれています。
- 近年は、集中治療後症候群（PICS）などの概念が提唱されて、ICUに入室している重症患者も廃用症候群予防のため、早期リハビリテーションが推奨されています。

表　早期離床や早期からの積極的な運動の開始基準

分野	指標	基準値
意識	・RASS（鎮静度）	・−2≦ RASS ≦1 ・30分以内に鎮静が必要であった不穏はない。
疼痛	・自己申告可能な場合；NSRまたはVAS	・NRS≦3またはVAS≦3
	・自己申告不能な場合；BPSまたはCPOT	・BPS≦5またはCPOT≦2
呼吸	・呼吸回数	・≦35回/分が一定時間持続
	・酸素飽和度（SaO_2）	・≧90％が一定時間持続
	・吸入酸素濃度（FIO_2）	・＜0.6
人工呼吸器	・呼気終末陽圧（PEEP）	・＜10cmH_2O
循環	・心拍数（HR）	・≧50拍/分または≦120拍/分が一定時間持続
	・不整脈	・新たな重症不整脈の出現がない。
	・虚血	・新たな心筋虚血を示唆する心電図変化がない。
	・平均血圧（MAP）	・≧65mmHgが一定時間持続
	・ドパミンやノルアドレナリン投与量	・24時間以内に増量がない。
その他	・ショックに対する治療が施され、病態が安定している。 ・SATならびにSBTが行われている。 ・出血傾向がない。 ・動くときに危険となるラインがない。 ・頭蓋内圧（ICP）＜20cmH_2O ・患者または患者家族の同意がある。	

日本集中治療医学会早期リハビリテーション検討委員会；集中治療における早期リハビリテーション「日本集中治療医学会雑誌」2017；24：255-303を一部改変
BPS；behavioral pain scale　CPOT;critical-care pain observation tool

集中治療後症候群（PICS）

Post Intensive Care Syndromeの略。SCCM（米国集中治療医学会）から出された新しい概念。重症敗血症など急性重症病態から回復した後の患者に発症・増悪する運動機能障害（ICU-AW；ICU-Acquired Weakness）、精神障害・認知機能障害などのPICSを未然に防ぐことに重点が置かれる。

早期リハビリテーション

日本集中治療医学会編『集中治療における早期リハビリテーション』では、「早期離床と早期からの積極的な運動が早期リハビリテーションの中心的な介入となる」としている。

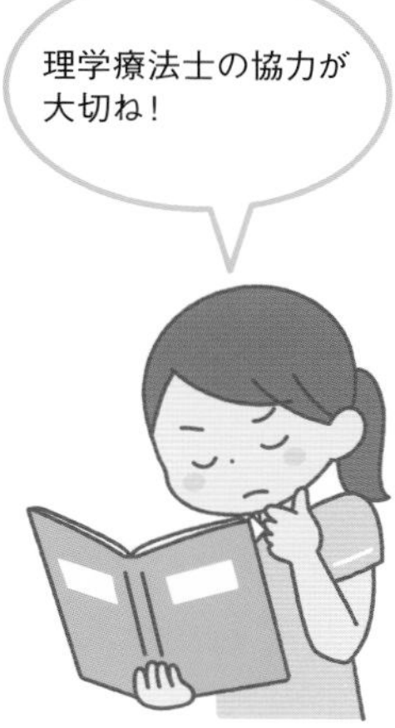

ボディイメージの変容

手術によって、からだの一部の喪失や機能障害、外観の変化などが起こることがあります。ボディイメージに影響を与える代表的な手術としては、乳房切除術、ストーマ増設術、喉頭切除術、四肢切除術などがあります。

ケアとサポート

術前

- 手術によってからだの一部の喪失や機能障害、外観の変化などボディイメージの変容が起こることが予想される場合、術前からのサポートが必要です。
- 患者や家族には術後のからだの変化･障害だけでなく、セルフケアの方法、ライフスタイルの変化などについて、写真や映像なども用いて、具体的にていねいに説明します。
- 受け止め方は患者によって異なります。患者がどのようなボディイメージをもっているかをアセスメントし、変容を受容できるようケアしていく必要がありますが、まずは適切な情報提供を行うことが第一歩です。
- 乳房温存術か乳房切除術かなど、手術法の選択にかかわってくる場合、早い段階で情報提供を行うことも重要です。

術後

- 術後の患者は身体形態の変化やからだの一部の喪失などに直面し、動揺し、喪失感、怒り、混乱、不安、羞恥心など、さまざまな感情に心が揺れ動かされます。
- まずは、患者の葛藤や不安な思いをよく聞き、受け止めましょう。
- 患者が気持ちを表出できるようになったら、少しずつ肯定的なボディイメージがもてるようにはたらきかけます。
- 疾病や障害の受容過程にはいくつかの段階があります。
- ようすをみながら、無理なく段階的にケアしていきましょう。
- また家族の気持ちに寄り添いサポートすることも必要です。家族やパートナーの肯定的な思いが患者の支えになります。

はたらきかけ

たとえば、回復状況を患者と一緒に確認しながら、患者自身が自分の手で手術部位に触れることは、徐々に外観の変化を受け入れることにつながっていく。また患者には心配や不安があればいつでも相談できることを伝えておくこと。

疾病や障害の受容過程

患者の疾病受容過程についてフィンクの危機モデルが用いられることも多い。フィンクは脊髄損傷患者を対象とする研究から、障害受容を、衝撃の段階→防衛的対抗の段階→承認の段階→適応の段階の4つのプロセスに分類している。

第6章

退院に向けて

離床の準備

離床のケア

退院支援・調整

セルフケア指導

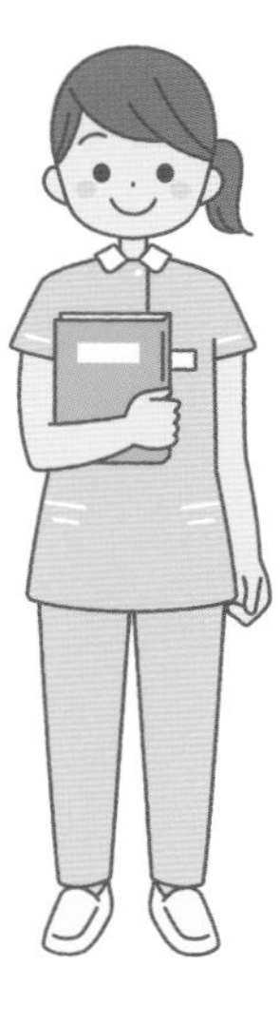

退院への流れ

退院に向けて早期離床を進めるとともに、退院支援・調整を行います。ケアを在宅チームに引き継ぐケースが増えているため、院内外の多職種の専門家と連携して、患者が退院後も必要なケアを受けられるように、また自立して日常生活を送ることができるように、計画的に援助することが求められます。

1 離床の準備

早ければ術当日から離床を始めます。離床にはリスクを伴うため、
患者の観察・アセスメント、環境の整備など、リスク管理をしっかり行うことが必要です。

2 離床のケア

離床計画に沿って、段階的に離床を進めます。ADL（日常生活動作）を通して、
からだを動かすように援助することも重要です。

離床訓練

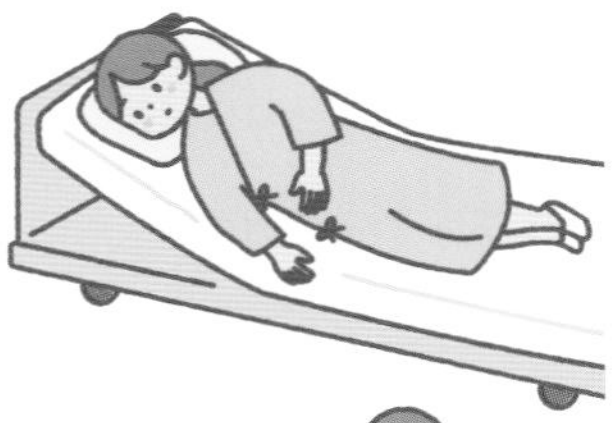

日常生活動作の援助

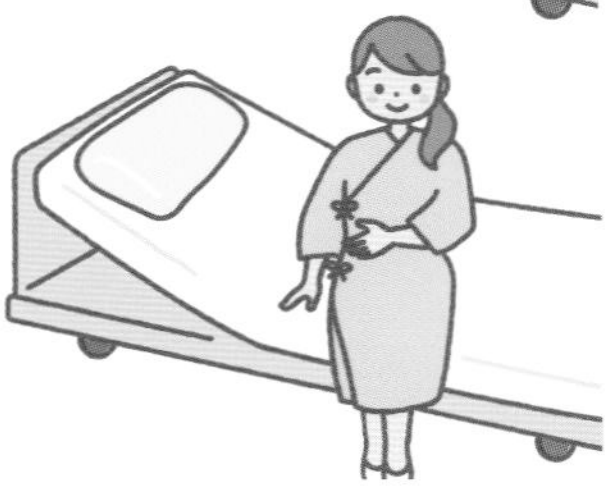

3 退院支援・調整

退院支援のアセスメントは術前に行いますが、術後の経過などの情報を加味し、
退院後の生活についての問題点を抽出します。社会資源をうまく活用して、
在宅ケアの体制を構築します。

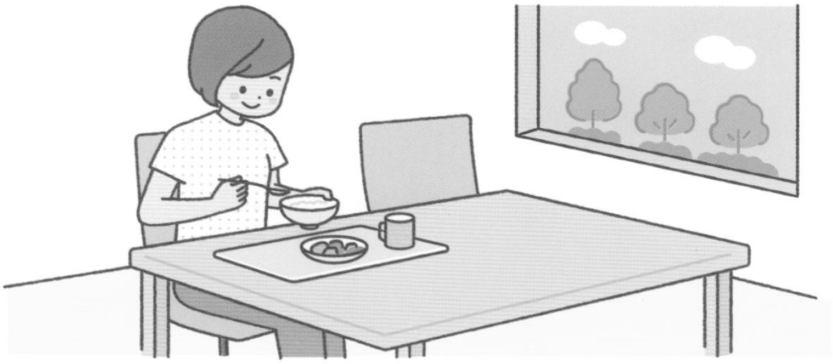

4 セルフケア指導

自宅で行うセルフケアを患者・家族に指導します。
理学療法士や管理栄養士と連携して、
患者・家族が取り組みやすい安全な方法を考案・指導しましょう。

早期離床の重要性

術後合併症の予防やADL（日常生活動作）の維持・向上のため、術後はできるかぎり早期に離床を始めます。術後の早期回復を促進するERAS《イーラス》® プロトコルを導入する施設も増えています。

早期離床の目的

- 早期離床の目的は、術後合併症や廃用症候群→p176の予防、ADLの維持・向上を図り、早期回復を促すことです。からだを動かし、全身の血液循環を促進することが、全身の機能の早期回復、創傷治癒につながります。

術後合併症を予防

- 術直後は生体の恒常性の維持・回復のため安静が必要ですが、安静臥床《がしょう》が長く続くと筋力の低下だけでなく、術後合併症や腸蠕動《ぜんどう》運動遅延、褥瘡《じょくそう》（床ずれ）→p162、抑うつなどのリスクも高まります。
- できるかぎり早期に離床を行うことが重要であり、術式によっては術当日から離床を始めることもあります。
- 近年はICUにおいても早期離床・リハビリテーションを行う施設が増えてきています。
- 離床を進めるとともに、更衣や歯磨き、食事、排泄《はいせつ》などの生活動作を患者が自分で行えるように援助します。
- 退院後の生活の質（QOL）の維持・向上を目ざし、患者のライフスタイルもふまえ個別的なケアをすることが重要です。
- 早期離床・リハビリテーションは在院日数の短縮化や医療費削減などの観点からも重視されています。

表　早期離床の目的

・呼吸器系合併症の予防	・せん妄の予防
・循環器系合併症の予防	・褥瘡や腰背部痛の予防
・消化管運動の促進	・活動意欲の向上
・ADLの維持・向上	・在院日数の短縮化
・廃用症候群の予防	・医療費削減

早期離床

患者を安静臥床の状態から、早期に坐位、立位、歩行を促して、心身の回復を図ること。明確な定義はないが、臥床時の体位変換・調整、他動運動から立位・歩行、ADLの自立までの一連のプロセスをさすことが多い。

ICUでの早期離床・リハビリテーション

日本集中治療医学会より指針として「集中治療における早期リハビリテーション～根拠に基づくエキスパートコンセンサス～」が2017年に発表されている。また、2018年度の診療報酬改定において「早期離床・リハビリテーション加算」が認められている。

呼吸器系合併症の予防

からだを起こし横隔膜を下げることで、呼吸がしやすく、また気道内の分泌物を排出しやすくなるため、無気肺や肺炎、低酸素血症などの合併症予防につながる。

循環器系合併症の予防

離床により静脈血のうっ滞を防ぎ、全身の血液循環を促進することで、深部静脈血栓症や肺血栓塞栓症、起立性低血圧などの合併症を予防することができる。

ERAS® プロトコルとは

- 近年、術後回復力強化プロトコル（ERAS®《イーラス》；Enhanced Recovery After Surgery）の取り組みを実践する施設が増えています。
- ERAS® においても、早期離床の促進は主要な項目としてあげられています。また、離床にかかわる経口栄養摂取、カテーテル早期抜去、悪心・嘔吐《おうと》予防、疼痛《とうつう》管理なども含まれています。
- ERAS® では、歩行や食事などのADL（日常生活動作）が可能になることで早期の回復を目ざします。
- ERAS® の内容は多岐にわたるため、多職種のチームで取り組むことが必要で、看護師にはチームのコーディネータ役を担うことも求められます。
- 日本でERAS®を取り入れるための基本理念として、ESSENSE《エッセンス》プロジェクトにおいて、「生体侵襲反応の軽減」「身体活動性の早期自立」「栄養摂取の早期自立」「周術期不安軽減と回復意欲の励起」の4つが掲げられています。
- いずれのプログラムも、患者の術後回復能力の強化を目標としています。

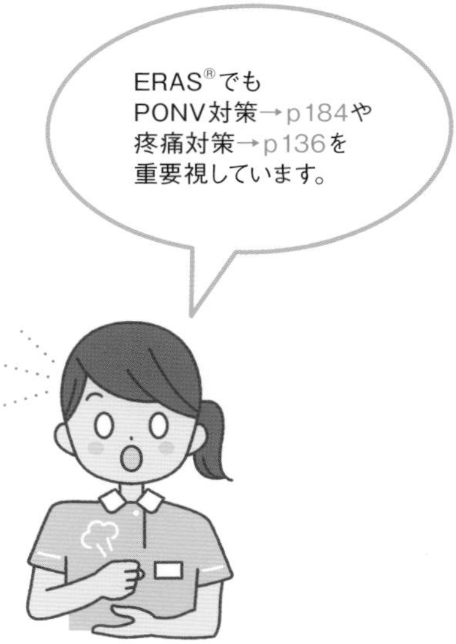

消化管運動の促進

からだを動かし腸蠕動運動を促進することで早期の経口摂取が可能になり、早期離床・経口摂取がイレウスの予防につながる。

ERAS®

2005年に欧州臨床栄養代謝学会（ESPEN）により提唱された周術期管理プロトコル。エビデンスのある管理法を術前から術中、術後にかけて集約して行うことで、合併症の減少や在院日数の短縮、医療コスト削減を目ざす。結腸切除術後のプログラムからスタートしたが、現在ではさまざまな術式に応用されており、日本でも自施設のプロトコルを作成するケースが増えている。

ESSENSE

日本外科代謝栄養学会による臨床的成果を目的としたプロジェクト。ERAS® を日本で展開するため、「手術の安全性を向上させつつ、患者満足をともなった術後回復促進対策のエッセンスは何かを検討し、これらに関する科学的根拠に基づいた情報を提供する」ことを基本方針としている。

離床時のアセスメント・

安全に離床を進めるため、全身状態の観察・アセスメントや環境整備を行います。術後疼痛《とうつう》、悪心・嘔吐《おうと》の症状をコントロールすることも重要です。

離床時の観察・アセスメント

- 離床前に、かならず全身状態の観察・アセスメントを行います。
- 離床時には循環動態が変動して、めまい、ふらつき、悪心などが起こりやすいため、循環動態の観察・アセスメントが重要です。
- 施設の開始基準・中止基準に沿って、離床の可否や継続を判断します。早期離床にはさまざまなリスク→p186を伴うため、医師から離床の指示が出ていても問題があれば延期・中止して、医師や理学療法士に相談します。
- 患者の状態を経時的にモニタリングし、安全に離床を進めることは看護師の重要な役割です。

疼痛、悪心・嘔吐のコントロール

- 術後疼痛および悪心・嘔吐（PONV）のコントロールは、早期離床の重要なポイントです。痛みや悪心がない状態で、離床を開始できるようにしましょう。
- からだを動かすことで疼痛や悪心が生じることもあるため、離床進行中もこれらの症状に注意が必要です。
- オピオイドは悪心・嘔吐、ふらつきなどの副作用があるため、ERAS®《イーラス》ではアセトアミノフェン、NSAIDs《エヌセイズ》などの非オピオイド製剤を用いてオピオイドを減量することが提唱されています。

表　離床時の観察・アセスメントのポイント

- □ 意識レベル
- □ 呼吸状態（呼吸回数、SpO_2、呼吸困難の有無など）
- □ 循環状態（血圧、心拍数、四肢の冷感など）
- □ 疼痛、悪心・嘔吐のコントロール
- □ ドレーン、カテーテル類の部位や長さ、固定状況
- □ その他；関節可動域（ROM）、抑うつ、褥瘡（床ずれ）の有無など

術後疼痛および悪心・嘔吐（PONV）

離床時にこれらの症状が出てしまうと、患者は離床に消極的になりやすい。十分にコントロールしたうえで離床を開始する。

アセトアミノフェン

悪心や眠気のリスクが少ないが、頓服投与の鎮痛効果が弱いため、痛みが起きてからではなく、痛みが起きる前から投与する。また単剤では鎮痛効果は高くないため、中等度〜重度の痛みがある場合には硬膜外麻酔、末梢神経ブロック、NSAIDsなどと組み合わせて使用することが多い。

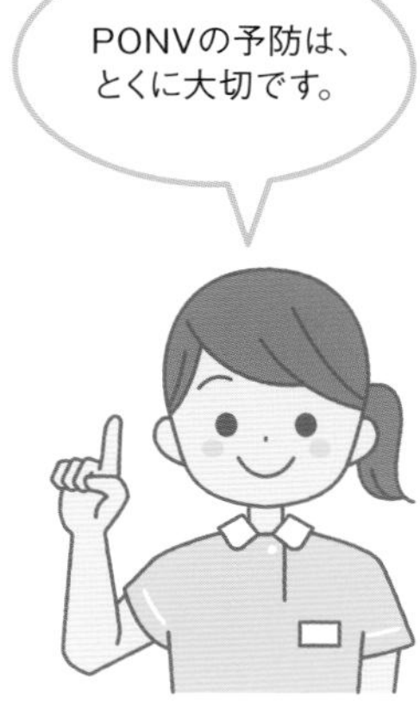

環境整備

離床に向けた環境整備

- 安全に離床を進められるように環境を整備します。
- 離床時の患者の動線をシミュレーションし、動線上に障害物がないか確認します。
- 転倒予防のため、コード類を動線から外すなどして、床に物がない状態にします。履物や寝衣にも注意しましょう。
- 早期離床をスムーズに進めるには、ドレーン、カテーテルなどのチューブ類を早期に抜去することが重要です。
- チューブ類が留置されたまま離床を開始する場合、点滴やドレーンバッグなどを、端坐位《たんざい》をとる側（病室入り口側）にまとめて設置しておくと、離床をスムーズに行うことができます。
- チューブ類の長さや固定状況を確認し、体動時の事故抜去を予防することも重要です。
- 離床が進むにつれ、患者ひとりでできることが増えていきます。必要なものは患者の手の届きやすい位置に置くなど、患者が安全に活動範囲を広げていけるよう離床の進み具合に合わせて環境を整えていきましょう。

履物や寝衣

スリッパやサンダルは滑りやすいため、かかとのある滑らない靴（できれば履き慣れているもの）を用意してもらう。寝衣は「すそ（裾）」を踏むような長さのものは避ける。そのほか、床がぬれている場所はないかなどにも注意。

チューブ類の早期抜去

術後は、カテーテル類の早期抜去が推奨されている。とくに尿道カテーテルは離床前に抜去しておくことが望ましい。尿道カテーテルを留置したまま歩行訓練をする場合、排液バッグを袋に入れるなど、人目に触れないようにする配慮が求められる。

離床のステップ

- 離床は、臥位《がい》→セミファーラー位→ファーラー位→坐位→端坐位→立位→歩行と段階的に進めるのが基本です。患者の回復やチューブ類の抜去なども考慮しながら、徐々に活動範囲を広げていきましょう。

セミファーラー位、ファーラー位

仰臥位から上半身を15～30°起こした体位をセミファーラー位、約45°起こした体位をファーラー位（半坐位）という。

図　離床のステップ

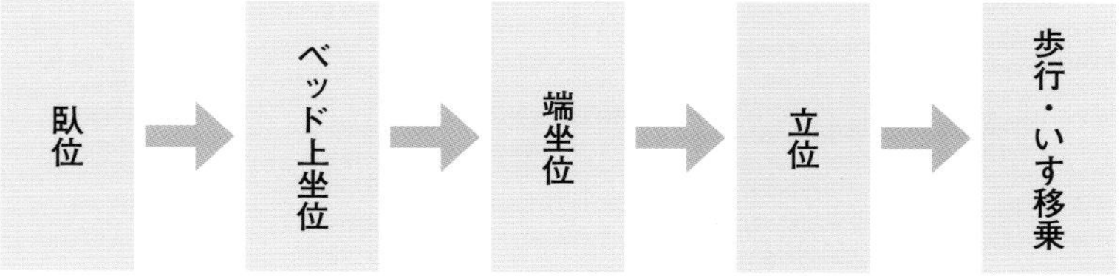

離床時のリスク管理

離床は、患者のバイタルサインや症状の変化に注意しながら、段階的に進めます。起立性低血圧や転倒など離床時のリスクを知り、適切な対応がとれるようにしておきましょう。

離床時のリスク管理

- 初めて坐《ざ》位《い》になるときや立ち上がるときには、起立性低血圧、疼《とう》痛《つう》の増強、肺血栓塞栓症などが起こるリスクがあります。患者のバイタルサインや症状の変化を観察・確認しながら慎重に離床を進めることが必要です。

表1　離床時に注意すべきおもな症状・事故

- 起立性低血圧（めまい、悪心）
- 疼痛の増悪（迷走神経反射）
- 肺血栓塞栓症
- 転倒

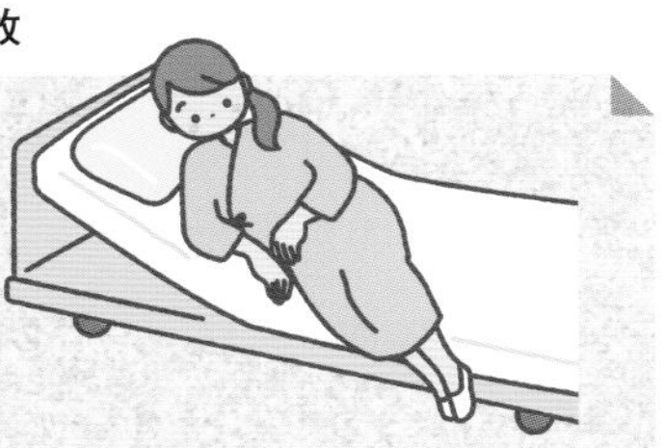

- 起立性低血圧や疼痛は一時的なもので、すぐにおさまることもあります。症状がみられたら患者を休ませ（坐位か臥《が》位《い》をとらせる）、バイタルサインを測定します。
- バイタルサインに異常がなく、すぐに症状が改善するようなら予定通り離床を進めることも可能です。ただし、患者に無理をさせるのは禁物です。
- 離床の開始基準・中止基準に沿って、適切な判断ができるようにしておきましょう。
- 起立性低血圧や疼痛の症状が改善しないとき、またバイタルサインの異常がみられるときは離床を中止し、医師に報告します。
- 強い疼痛は迷走神経反射を起こし、意識レベルの低下、失神を起こすリスクもあります。患者の訴えだけでなく、顔色や冷や汗などから疼痛の増悪がないか観察・アセスメントします。
- 急激な呼吸困難や強い胸痛は肺血栓塞栓症→p155の徴候です。ただちに離床を中止し、医師をよびましょう。離床を行う際には、急変時に対応できる体制を整えておくことが必要です。

起立性低血圧

急に起き上がったり、立ち上がったりしたときに血圧が低下して起こる軽い意識障害。いわゆる「立ちくらみ」。術後は循環血液量が減少しているために起立性低血圧が起こりやすい。めまい、ふらつき、悪心、耳鳴り、頭痛などの症状を伴うので転倒に注意する。

迷走神経反射

迷走神経は迷走しているかのように複雑な走行をしているので名付けられた名称。第X脳神経ともよばれ、副交感神経の代表的な神経。複雑な走行を示し、頸部と胸部内臓、さらには腹部内臓にまで分布する。迷走神経が刺激され末梢の血管が拡張し、血圧が低下して脳に十分な血液が送られなくなり起こる反射。過度のストレスや強い痛み、恐怖心などが引き金となって起こる。冷や汗、顔面蒼白、ふらつき、意識レベルの低下、失神などの症状を伴うので転倒に注意する。

と離床計画

転倒によるチューブ類の抜去やけがを防ぐ

- 初回の離床では、尿道カテーテルや点滴など管理しなければならないルートが多くあります。
- 患者が転倒し、チューブ類の抜去やけがが起きてしまうと、離床が進まなくなります。離床前にドレーンやチューブ類を整理し、ごみ箱やいすがベッドの昇降範囲にないかなど、ベッド周囲の「絡み」環境を再度見直して整備しましょう。
- 初めて立つ・歩くときは、とくに転倒のリスクが高いため、患者を支えられる位置に立って患者を見守ります。
- 患者の安全を守るためには、離床終了時の観察・ケアも重要です。
- 患者がベッドに戻って臥床するまで確認します。
- 離床中の痛み、不快な気分がなかったかを問診し、バイタルサインを測定します。
- 創部、ドレーンの確認、チューブ類などのチェックを行いましょう。

表2　離床終了時のチェック事項

- □ 問診・バイタルサインの確認
- □ チューブ類の確認
- □ 創部の確認
- □ その他；患者がベッドに戻り臥床したことを確認する、ナースコールを患者の手が届く位置に置くなど
- □ その他；関節可動域（ROM）、抑うつ、褥瘡（床ずれ）の有無など

離床計画

- 早ければ術当日に離床を開始し、歩行まで進めますが、離床開始のタイミングや離床にかける時間は、術式や患者背景によって異なります。
- 離床をスムーズに進めるため、術前にADL（日常生活動作）や既往歴などをアセスメントしたうえで離床計画を立てましょう。
- 必要に応じて禁煙、呼吸訓練、栄養状態の改善、痛みの少ない起き上がり方法などの術前指導を行っておくことが重要です。

チューブ類の確認

刺入部位に異常がないか、点滴がきちんと滴下されているかなどを確認し、ドレーンやカテーテルが患者の体動の妨げにならないような位置にする。酸素療法中の患者ではかならず酸素療法を再開する。

創部の確認

ドレッシング材の状態やドレーンの排液量・色・性状を確認する。術後出血を見逃さないことが重要である。

離床訓練とケア

安静が解除されたら、早期離床の計画を実行します。患者はからだを動かすことに不安を感じていることが多いため、臥床《がしょう》時の下肢運動から始め、患者が安心してからだを動かすことができるよう援助していきましょう。

早期離床の開始

- 安静臥床の時間を長くしないことがポイントです。
- 鎮静中であっても、またベッド上でも体位変換・調整や他動運動は可能なことがほとんどです。
- 安静が解除されたら、積極的にリハビリテーションを行っていきましょう。

表　早期離床のアプローチ

鎮静中に実施できるリハビリ	ベッド上で実施できるリハビリ
・ヘッドアップ（頭部挙上）	・ヘッドアップ（頭部挙上）
・体位変換	・体位変換
・下肢の他動運動	・下肢の他動運動
	・下肢の自動運動（可能であれば）
	・端坐位を行う

① 臥位

- 臥床時から、関節拘縮や筋力低下を防ぐための他動運動、自動運動を始めます。基本は下肢の運動です。他動運動または自動運動で下肢を動かし、血流を促します。
- 足関節運動は深部静脈血栓症予防の効果も高いとされています。
- 体位変換や清拭《せいしき》の際、患者に自ら動いてもらうよう促すことも大切です。動いてはいけないと思っている患者もいるので、自分で手足を動かし、寝返りをしてもよいことを伝えておきましょう。

② ベッド上坐位

- ベッドの背もたれを徐々にギャッジアップし、セミファーラー位→ファーラー位→坐位《ざい》と段階的にからだを起こします。

他動運動

他動運動では筋力の維持は難しいが、関節拘縮を予防する効果が期待できる。自動運動は筋力の維持につながるため、患者がからだを動かせるようになれば自動運動を行う。

足関節運動

足関節の伸展・屈曲運動は深部静脈血栓症予防のため、麻酔覚醒後、できるかぎり早期に疼痛管理を行ったうえで開始することが望ましい。自動運動が難しければ他動運動から始め、徐々に患者が自分で動けるよう援助する。

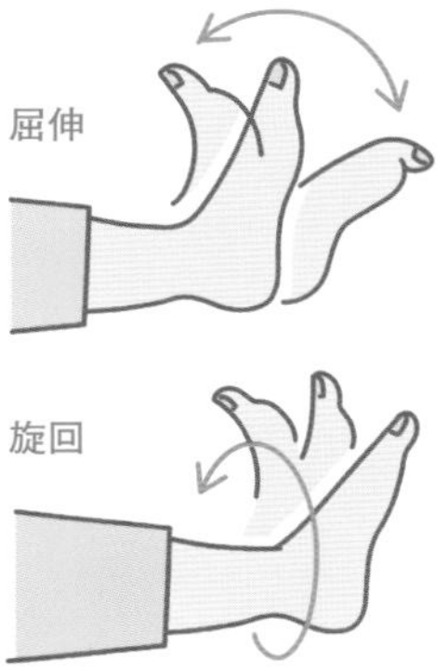

ギャッジアップ

上体を起こすと横隔膜が下がり、呼吸面積が広がって呼吸が楽になる。循環器系への負担も軽減する。

- からだを起こすことで循環動態が変動するリスクがあるため、バイタルサイン、とくに血圧の変化に注意しながら慎重に進めます。
- 角度を変えるたび患者に声かけをして、気分の不快などが起きていないか確認します。チューブ類のねじれや引っかかりにも注意しましょう。
- 坐位になることで、胸部や腹部の創部疼痛《とうつう》が一時的に強くなることもあります。痛みが出にくいように、創部に手を当てながらからだを起こす、深呼吸をさせてリラックスさせるなどの方法を指導しておきましょう。
- 坐位が保持できるようなら、坐位の時間を長くとるようにします。廃用症候群や褥瘡《じょくそう》（床ずれ）を予防するため、臥位の時間を短くしていくことが重要です。

③ 端坐位

- 坐位で問題がなければ、端坐位へ移行します。
- 足がかならず床につくように、ベッドの高さを調整しておきましょう。
- からだの向きを変えたとき、チューブ類が引っぱられたり、ねじれたりしないよう調整することも必要です。
- 痛みの少ない起き上がり方を指導します。

図　痛みの少ない起き上がり方（胸部・腹部手術の例）

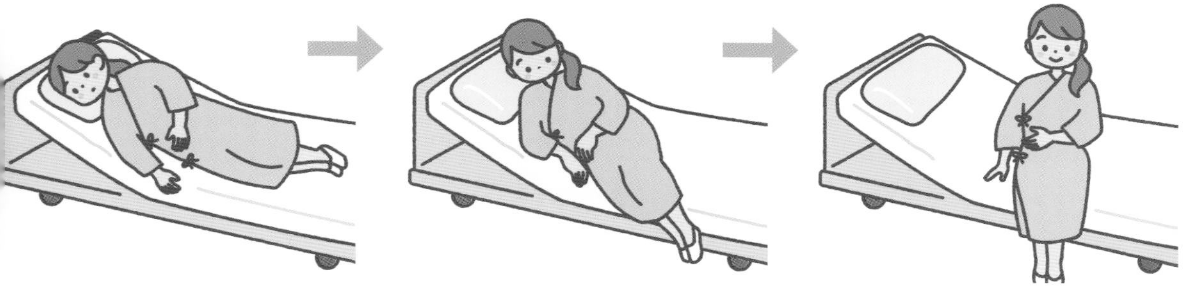

①創部を押さえながら徐々に横向きになる。このとき、からだがねじれないように注意する。

②ベッドについた手を支点にして起き上がり、両足をベッドから下ろす。

③支点にした手はそのままで、端坐位になる。

離床訓練とケア

- 下肢を下げることで循環血液が下肢に移動し、血圧低下、起立性低血圧が起こりやすくなるため、血圧の変化、めまいや悪心の症状に注意します。

④ 立位

- ベッドから立ち上がるときに、めまいやふらつきのリスクが最も高くなります。
- 転倒するおそれがあるので、かならず患者を支えられる位置に立ち、患者から目を離さないようにします。
- 問題がなければ、その場で足踏みをしてもらいます。
- 立ち上がり動作や立位、足踏みのようすをみて、歩行に進むかどうかを判断します。
- 患者の希望もふまえ、離床を急がせすぎないようにします。
- たとえば、このまま歩かせるには不安があるという場合は、すぐに歩くのはやめて、次にトイレに行く際に歩行してもらう、また、ベッドから離れて、いすや車いすに移乗して過ごしてもらうなどの対応をとることも大切です。
- 患者の状態に合わせ、歩行器を使うなど、安全に歩行できる方法も考えましょう。

⑤ 歩行

- 歩行の際も転倒のリスクが高いため、かならず患者を支えられる位置に立ち、患者から目を離さないようにします。
- 初めて歩行訓練を行う際は、点滴スタンドや歩行器につかまって歩いてもらうと安全です。
- 歩行時には酸素消費量が増大するため、頻呼吸や頻脈、呼吸困難などの症状が起こりやすくなります。肺血栓塞栓症が起こることもあるため、初回歩行時は急変に対応できるように、室内での歩行か短い距離の往復にしておきましょう。
- トイレ歩行などに問題がなければ、病棟内を歩行します。
- ひとりでの歩行の許可が出たら、転倒予防のためベッド周りなどの環境を再度見直すことが必要です。

足踏み

バイタルサインや症状の変化とともに、足がどれくらい上がっているかを確認。足が上がりにくいとつまずき、転倒のリスクが高くなるので注意が必要である。

いすや車いす

患者が安静臥床で過ごす時間を短くすることが重要。歩行が難しい場合はいすや車いすに移乗して過ごすことも検討する。ただし患者がいつでもベッドに戻れるよう配慮することが必要である。車いすを使う場合、その動線にも注意する。

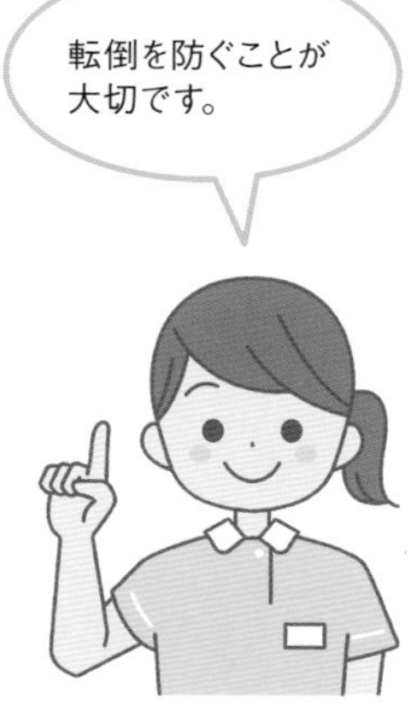

離床意欲の向上

- 早期離床のポイントになるのが、術前からの患者教育です。「術後は安静が必要」と考えている患者もいるため、術前から早期離床の重要性やプログラムについてきちんと説明しておくことが必要です。
- 離床意欲がみられない場合、創部の疼痛や倦怠感《けんたいかん》など、身体的な要因を抱えていることがよくあります。
- まずは全身の観察・アセスメントを行い、身体的な問題が隠れていないか確認・対処します。
- 離床計画について、患者に具体的に説明し、回復までの道のりを示すこともポイントになります。
- 「今日は立ち上がるところまで」などと目標を明確にすることも効果的です。
- 術後の患者は、疲労感から休みたい気持ちや離床の開始に対してさまざまな不安をもっています。そうした患者の気持ちに寄り添いましょう。
- 患者の声に耳を傾け、医師や理学療法士にその情報を伝えます。
- 患者が安心してリハビリに臨めるように、チームで離床を進めていくことが求められます。
- 家族の面会に合わせて離床を行うことで、患者が安心してからだを動かせるようになることもあります。また、家族も患者の回復を実感し、安心できるようになります。
- 不安が強い場合は、計画を変更してスモールステップにしてから、初回は過介助にすることも検討しましょう。
- 離床の終了時には、「今日は、よく頑張れましたね」「こんなにできるなんて、すごいですね」「少しずつでよいから、次も一緒に歩きましょうね」など、患者をねぎらう声かけをしましょう。看護師が声かけをすることで、患者も離床の意欲がわいてきます。
- 患者が生活動作も含めて自分でできることを増やし、意欲や自信を取り戻せるよう援助することが大切です。

早期離床についての術前患者教育

ERAS® においても「入院前カウンセリング」が主要な項目のひとつとしてあげられている。

身体的な要因

疼痛や倦怠感のほか、発熱、睡眠障害、栄養障害、貧血などから離床意欲が低下していることがある。

離床時の不安

術後まもなく離床を開始することが多いため、患者は「からだを動かすと傷口が開くのではないか」「リハビリをしても元のようにからだが動かないのではないか」といった離床への不安だけでなく、まだ病気や手術を受容できておらず、「どうして病気になってしまったのか」「手術は失敗したのではないか」といった思いを抱えていることもある点に注意する。

過介助

患者ができるかぎり自分でからだを動かすよう促すのが離床・リハビリの基本だが、患者の不安が強い場合は、起き上がり・立ち上がりなどの動作の介助量を多くして行い、徐々に介助量を減らしていくと効果的である。

日常生活動作の援助

離床訓練とともに、ADL（日常生活動作）の援助も進めます。退院後の自立した生活をイメージできるようになると、患者の気持ちも前向きになります。

ADLの援助

- 退院に向け離床訓練に目が向きがちですが、基本的なADLを行うことも重要なリハビリテーションです。
- 生活動作の詳細は看護計画などに書かれていないことが多いので、看護師が個々の患者に合わせて援助することが求められます。
- 患者が自分でできることを、意識的に増やしていきましょう。

清潔ケア

- 清潔ケアは感染予防のためだけでなく、患者の気持ちを前向きにするためにも重要です。
- 創部痛やドレーン・カテーテル類の留置があるときは、清拭《せいしき》や更衣の際に介助が必要ですが、自分で顔をふくなど、できる範囲でからだを動かすよう促します。
- からだを起こせるようになれば、自分で整髪やひげ剃《そ》り、歯磨きなどができるよう積極的に援助していきましょう。

シャワー浴

- シャワー浴は多くの場合、ドレーンが抜去され刺入部が閉鎖し、ドレッシング材が除去されれば可能になります。
- 創部の治癒状況によっては、防水処置が施されたドレッシング材で創部を被覆して、シャワー浴を行うこともあります。
- いずれの場合も、初回のシャワー浴にはかならず看護師が立ち会います。循環動態の変動や転倒に注意が必要です。
- 創部の洗浄が可能であれば、洗い方を指導しておきましょう。

食事のケア

- 回復、離床が進むとともに必要なエネルギー量が増え、食事の内

基本的なADLの援助

高齢患者の場合、術前のＡＤＬの情報から、自立してできる動作、できない動作を頭に入れておく必要がある。術前に自立して行えていたことをできるようにすることが目標。

歯磨き

口腔ケアは食事摂取の有無にかかわらず、術後早期に再開する。肺炎予防のためにも口腔ケアが重要。必要に応じて歯科衛生士と連携し、口腔チェックや歯磨き指導を行う。

ドレーンの抜去

ドレーンが挿入されたままシャワー浴や半身浴を行うこともある。その場合、防水のドレッシング材で刺入部を被覆する。抜去直後の場合も、抜去部をかならず被覆する。抜去部に水が流れ込むと逆行性感染を起こすリスクがあるため注意する。

容や量、形態が変化します。活動範囲の拡大に合わせ、食事時の姿勢や食器などを検討し、自分で食事がとりやすい環境を整えます。

- ベッドから離れ、いすで食事をすると離床の促進につながりますが、疲れて食欲が減退することがないよう注意しましょう。
- 退院後に栄養管理が必要な場合は、家族の来院に合わせて食事・栄養指導→p199を行います。

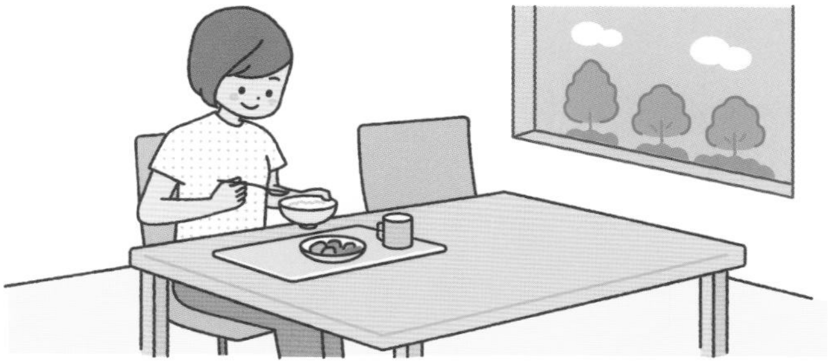

術後の服薬指導

常用薬の休薬・再開は、術前に指導しておきますが、患者が忘れてしまうこともあるので、再開のタイミングでかならず患者に声をかけます。術後は痛み止めの内服薬などが処方されていることも多いので、どの薬をいつ飲むのか、常用薬とあわせて確認しておきましょう。

抗血小板薬・抗凝固薬は、休薬期間が長くなるほど血栓症発症のリスクが高まります。患者・薬剤の種類により再開のタイミングが異なるので注意が必要です。

抗精神病薬や抗うつ薬を休薬している場合は、再開が疾患の増悪や不穏、せん妄、不安の予防につながるので、医師の指示のもと、なるべく早く再開できるようにしましょう。

術後の血糖管理に注意

糖尿病患者では、感染や創傷治癒遅延を予防するため、術後の血糖管理が重要になります。絶食期間中は糖尿病薬の種類や量を変更することが多いので、経口摂取再開後、どのタイミングでふだんのインスリン製剤や内服薬の使用を再開するか確認します。血糖コントロールが悪化しないようケアすることが大切です。

創部の洗浄

基本的には創部がドライな状態であれば洗浄可能だが、かならず医師の許可をとる。血糖コントロール不良で、閉創しているようにみえて治癒が進んでいないこともあるので注意。創部は石けんを泡立てるかフォーム状の石けんでやさしく洗う。創部に触れるのは怖いと思う患者が多い。安心して触れてよいことを伝え、退院後も同じように洗うことを指導しておく。

常用薬の再開

予定通り再開するのが基本。しかし、術中・術後に予定外の薬剤を使用することもあるため、念のため医師や薬剤師に確認する。

抗精神病薬や抗うつ薬

とくに問題がなければ、循環動態が安定し、腸の蠕動運動が回復すれば再開可能。副作用としてイレウス、悪性症候群のリスクがある薬剤もあるので、薬剤師に確認しておく。

糖尿病薬

絶食期間中には経口血糖降下薬は休薬し、インスリン管理を行うことが多いので、経口血糖降下薬の再開時期を確認する。インスリン製剤を使用している患者でも、絶食期間中は投与の量や方法を変更することがあるので注意する。

退院支援・調整

超高齢社会を迎え、医療は病院完結型から地域完結型に大きく舵《かじ》をきりました。手術を受ける患者が退院後に、在宅医療を必要とするケースも増え、周術期の退院支援・調整がひじょうに重要になっています。

退院後の生活を見据えた支援・調整

- 在院日数の短縮化や地域包括ケアシステムの推進を背景に、周術期においても退院支援・退院調整が重視されるようになっています。
- 退院支援・調整のチームや看護師をおく施設も増えています。
- 周術期管理チームで術前から退院・社会復帰までをシームレスに支援します。調整に時間を要することもあるため、術前外来で退院支援のニーズアセスメントを行い、退院支援計画書を作成しておくことが不可欠です→p27。
- 術後は計画書に沿って支援・指導を進めながら、改めて患者の観察・アセスメントを行い、退院後の生活についての課題を抽出します。
- 術前のスクリーニング→p26で退院支援の必要はないと判断した患者についても、新たな問題が起きていないか検討することが必要です。

患者・家族の意思決定を支援

- 最も重要なのは、患者・家族が「どんな療養生活を送りたいか」です。退院後の生活についてどんな希望や不安があるか、患者・家族に確認しましょう。
- 機能低下や障害がある場合、どんな機能が損なわれているのか、退院後どのようにケアする必要があるのか、今後どのように回復していくのか、回復が見込めないならどんなサービスを利用して補完できるのかなどについて情報提供を行います。
- 患者・家族の疾患受容を支援しつつ、退院後の生活を一緒に考えていくことが看護師の重要な役割となります。
- 医療管理上の課題や生活ニーズ上の課題を患者・家族だけで解

地域包括ケアシステム
高齢者が住み慣れた地域で自分らしい生活を人生の最期まで送ることができるよう、住まい・医療・介護・予防・生活支援が一体的に提供される支援体制。

退院支援
患者・家族が退院後の療養生活を自分で選ぶことができるよう必要な情報を提供するとともに退院後も医療や看護を継続して受けられる方法を考える。

退院調整
患者の療養生活に必要な社会保障制度や社会資源と患者をつなぐこと。

疾患受容
在院日数が短くなり、術後まもなく退院後の生活について説明するケースも増えた。患者・家族が病気になったことや手術に伴うからだの変化、機能障害・喪失をまだ受容できていないことも多いので、今の状況を受け入れられるよう援助することが重要。

決するのが難しい場合、地域医療･介護サービスなど社会資源の活用を検討します。

- さまざまなサービスがあるため、医療ソーシャルワーカーだけでなく、地域包括支援センター、訪問看護ステーション、保健師などからも情報を得て、在宅チームの体制を考えていきましょう。
- 患者･家族には、在宅でどのような処置やケア、リハビリを継続的に行わなければならないか、そのうちのどの部分をセルフケアで行い、どの部分を誰に支援してもらうのか、具体的に説明することが必要です。

地域包括支援センター

高齢者が住み慣れた地域で、安心してその人らしい生活を継続することができるように高齢者の生活を支える総合機関。保健師・社会福祉士・主任介護支援専門員などの専門家が介護予防サービスなどさまざまな相談に応じる。

訪問看護ステーション

自立援助も含め、自宅での患者の介護･療養生活をサポートするため、専門の看護師や理学療法士、作業療法士などを派遣するサービスを行う機関。

表1　退院に向けての支援・準備のポイント

医療管理上の検討課題	生活ニーズ上の検討課題
・点滴・注射・内服など 生活の場で継続可能な簡素化したケアへの切り替え	**・食事** 買い物はできる? 調理はできる?
・患者・家族への指導・教育 在宅での生活のようすを把握したうえで、負担感なく、家族･本人ができる指導と教育。状況により介護サービスなどの導入	**・排泄** 排泄行為（衣服の上げ下げ･始末）の一連はできる?
・現症状と予測症状の確認と症状緩和 本人・家族の受け止め方、理解度、今後の対応について希望などの情報を把握しながら対応。状況により訪問介護の導入	**・移動** 室内に段差はある? たたみや長い廊下はある?
・病状悪化時の医療提供体制 緊急時の入院受け入れと支援体制の調整	**・清潔** 一人で入浴できる? 風呂場（屋外・室内・寒暖の差・浴そう形態）
・治療の継続 新たな病院・診療所での治療の選択の有無	**・住環境** 一戸建て 集合住宅（何階?　階段?　エレベーターは?）
・在宅での看取りの希望の有無 希望する場合（訪問診療医・訪問看護ステーションとの連携） 希望しない場合（緊急入院先の受け入れ体制の準備）	**・楽しみ・生きがい・続けたいこと?** 家族・本人の希望に添える支援 デイサービスなどの利用 地域の集まりの紹介・交通手段の紹介

茨城県看護協会「退院支援マネジメント ガイドライン茨城版」2017年を一部改変

退院支援・調整

退院前カンファレンス

- 専門的な医療ケアを在宅で行う場合などに患者・家族、院内多職種、在宅生活を支える関係機関の三者が集まり、退院前カンファレンスを実施することがあります。
- できればケアマネジャー、かかりつけ医・歯科医などにも参加してもらい退院後の生活について話し合います。
- 複数の機関の職種がかかわるので、開催にあたっては医療ソーシャルワーカー（MSW）に介入してもらい、参加者全体のコーディネートをしてもらうことが必要です。
- たんなる情報交換で終わらせず、退院後の支援体制を構築し、関係者の互いの役割分担を明確にすることが重要です。事前に患者情報や問題意識を共有しておくことで、カンファレンスで効率的に確認・検討することが可能になります。

表2　退院前カンファレンスを必要とする事例や課題

課題	具体例	
医療機器を使用	・人工呼吸器 ・栄養注入ポンプ ・腹膜透析	・在宅酸素療法 ・鎮痛薬注入ポンプ
症状コントロールが必要	・心・腎・肝不全 ・がん	・糖尿病 ・難病
看取りの可能性がある	・がん末期	・高齢者
医療ケアを要する	・吸引 ・ストーマ ・自己注射	・経管栄養 ・バルーン留置・導尿 ・腹膜透析
心身機能の低下	・ADLの低下	・認知症状
療養環境の問題	・独居 ・キーパーソン不明（方針の確認・決定が困難） ・住環境（バリア・階段・不潔など）	・家族の介護力不安
経済的問題	・自己負担金支払い困難 ・家族の支援なし	・後見等の必要性

東京都福祉保健局医療政策部／編『東京都退院支援マニュアル（平成28年3月改定版）』を改変

退院前カンファレンス

退院前カンファレンスでは、退院後の生活に向けて解決すべき課題を共有・検討していく。病棟看護師に日程の調整や事前連絡などの役割が求められることが多い。患者・家族にカンファレンスの目的・参加者などについて説明し、同意を得ることが必要である。

ケアマネジャー

患者が要介護者の場合、ケアマネジャーとの連携は重要である。2018年の診療報酬・介護報酬改定において、患者が入院する際に患者・家族に対してケアマネジャーの氏名や連絡先などの情報を入院医療機関に提供するよう依頼することが義務付けられている。

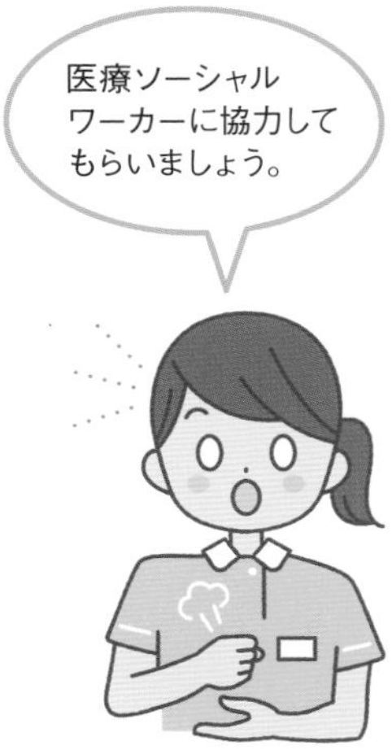

看護サマリー（退院サマリー）

- 看護サマリー（退院サマリー）は、患者の病歴や入院中の所見、医療内容などについてまとめた記録です。
- 患者の次の受け入れ先や在宅チームへの申し送りとなるため、患者が適切なケアを継続して受けられるように、ADL（日常生活動作）や退院後のリハビリ、食事、看護上の問題点などをわかりやすくまとめることが重要です。

表3　看護サマリーに記載する項目の例

項目例
・氏名・生年月日・年齢・性別・住所・電話番号
・緊急連絡先・キーパーソン （続柄、成年後見人もしくは医療同意者の場合はその旨を記載）
・要介護度（申請状況、有効期限、要介護度）
・日常生活自立度（障害、認知症）
・入院先の主治医、診療科
・入院期間
・病名（入院原因疾患と持病が異なる場合は両方を記載）
・既往歴
・入院中の経過（治療経過）・予後予測・入院中の過ごし方
・今後の医学管理 外来通院、訪問診療、訪問歯科診療、訪問薬局、訪問看護、訪問リハビリ、訪問栄養食事指導、サービス提供者名
・病気や後遺症などの受け止め、医療への意向など（DNARの有無を含む）、病名告知の有無（本人、家族）
・医療処置 点滴、中心静脈栄養、透析、人工肛門、酸素療法、人工呼吸器、気管切開、痛みコントロール、経管栄養（胃ろう、腸ろう、鼻腔）、褥瘡処置、カテーテル、喀痰吸引、自己注射、その他
・医療・看護・リハビリの視点 栄養状態、禁忌事項、リハビリの状況と目標や考慮すべきこと（運動制限など）
・ADL（自立か要介助か） 移動・移乗、寝返り・起き上がり、食事摂取・食事形態、口腔ケア・義歯、入浴、更衣、排泄、服薬管理、麻痺・拘縮・四肢欠損、皮膚の状況（褥瘡、皮膚疾患など）、視力・めがね使用の有無、聴力・補聴器使用の有無、意思伝達の可否（伝達方法）・認知（短期記憶）、精神・心理面での療養上の留意点

神戸市「神戸市入退院時連携ガイドライン」2019年を一部改変

DNAR
do not attempt resuscitationの略。心停止や呼吸停止した際に、心肺蘇生を行わないという指事。

セルフケアの指導

在院日数が短くなったこともあり、退院後に患者・家族がセルフケアを行わなければならないケースが増えています。看護師には患者教育を行うだけでなく、患者・家族が行いやすいケアの方法を考え、医療機器などの活用を提案することが求められます。

セルフケア指導の内容

- セルフケア指導の内容は、患者や術式により異なります。
- 疼痛《とうつう》や創部のケアのほか、気管吸引、ストーマ管理、食事・栄養管理、服薬管理など、指導する内容は多岐にわたります。また、患者への指導、家族への指導、患者と家族の両方に指導する場合があります。
- 同じ術式であっても、退院後すぐに仕事に復帰する患者と療養生活を送る患者とでは、セルフケアの方法が変わってくることがあります。患者の退院後の生活を考慮して、セルフケアの方法を考えることが大切です。
- 気管吸引、ストーマ管理など、短期間で医療ケアの方法を身につけなければならないこともあります。患者・家族が覚えやすく実行しやすい方法を工夫することも重要です。
- 退院後の生活について、運動や趣味をいつ再開してよいのか、旅行に行ってもよいのか、傷はいつ治るのかなど、患者はさまざまな疑問を抱えています。一度、説明を受けても、あとから疑問がわいてくる患者もいます。質問のタイミングをくり返し設け、退院までに患者の不安が解消されるようにしましょう。

患者と家族の両方に指導

患者が自分ひとりで行えるケアであっても、自宅に帰るとケアの方法がわからなくなり、不安になることが多い。できるかぎり家族にも指導を受けてもらえるよう配慮する。

疼痛・創部のケア

- 多くの場合、退院時に経口鎮痛薬が処方されます。患者の性格や生活習慣も考慮して、鎮痛薬の使い方を指導しましょう。
- 術式によってはからだを動かすと痛み出したり、食事の量が多いと腹痛が出たりすることもあります。運動や食事についての注意点を守ってもらうとともに、患者の生活様式に合わせた痛みの対策を考えましょう。

鎮痛薬の使い方

薬を飲まずに我慢しようとする患者もいるため、痛みがあれば我慢せず薬を飲むよう指導する。すぐに社会復帰する場合などは、痛みが出ないように服用する方法を伝えておく。

受診すべき症状を伝える

- 創部のケアについては、退院後は入浴可能であること、創部を石けんでやさしく洗うことを伝えます。できればシャワー浴・入浴の際に洗い方を指導しますが、術後は創部を見るのも怖いという患者が少なくないので、創部を、見る→触れる→洗うというように段階を踏んで援助しましょう。
- 時間の経過とともに痛みはなくなること、創部は治癒していくことを伝えます。患者が安心して退院できるようにすることが大切です。
- 在院日数が短くなっているため、退院後に縫合不全、SSI（手術部位感染）が起こるリスクもあります。受診すべき症状とそうでない症状をかならず患者・家族に伝えておきましょう。

痛みの対策
退院後すぐに仕事に復帰する場合でも、職種・仕事の内容・勤務時間などによって疼痛のリスクは異なる。患者の生活様式をふまえて、どんなときに痛みが出る可能性があるか、セルフケアの方法を指導する。

表　受診すべきおもな症状

- 創部が開いている。
- 創部からの出血、排膿がある。
- 創部の腫れ、赤みがみられる。
- いつもと違う激しい痛みがある。
- 薬を飲んでも痛みがおさまらない。
- 高熱が出ている。

ダンピング症候群
食べ物がいちどに小腸に流れ込むことで起こる全身症状。食後すぐに起こる早期ダンピング症候群と、2〜3時間後に起こる晩期ダンピング症候群がある。対策は、よく噛み、時間をかけて食べること、高タンパク、低脂肪、低炭水化物の食事を心がけること、症状が出たら横になることなどを指導する。

食事指導

- 消化器系の手術などの術後は、ダンピング症候群、腸閉塞、逆流性食道炎などの消化器系の合併症や腹痛・下痢・便秘が起こりやすくなります。食事の内容だけでなく、消化器系の症状や排便の有無・性状などに注意してもらうことが必要です。
- 消化器系の手術などでは食事制限があり、食事・栄養指導が必要になります。食事・栄養指導は食習慣や好みなど個別性が高く、介入が難しいため、管理栄養士と連携して進めていきましょう。

腸閉塞
開腹手術では腸どうし、あるいは腸と腹壁が癒着しやすく、腹部膨満、腹痛、悪心・嘔吐などの症状が現れる。消化が悪い食べ物は控えること、よく噛み食べること、症状が続くときや強い悪心・嘔吐がある場合は受診することなどを指導する。

セルフケアの指導

- 胃切除後は体重減少が続きます。不安になる患者も多いので、食事がとれていれば体重が減っても心配がないことを伝えます。
- 糖尿病患者では、食事と血糖コントロールをセットで管理できるよう指導することが必要です。
- 患者や術式によっては、元の食生活に戻すまでに1年近くかかることもあります。外来で看護師、管理栄養士が継続的にフォローすることが必要です。

リハビリテーション

- ADL（日常生活動作）が回復してから退院できれば理想的ですが、高齢化や在院日数の短縮化を背景に、退院後にリハビリテーションを継続して行わなければならないケースが増えています。
- 医師、理学療法士と情報を共有し、自宅でのリハビリテーションの計画を立てて指導します。自宅で実行できる内容は、患者の性格や意欲、日常生活自立度、家族の協力、自宅の環境なども考慮して考えなければなりません。これらの情報を収集し、チームに伝えるのは看護師の重要な役割です。
- 転倒は、大きなけがにつながるリスクがあります。転倒予防のため、退院時のADLを適切にアセスメントし、必要に応じて杖《つえ》や歩行器・歩行車などの装具の使用を検討します。「外出時には杖を使う」など、きめ細かな指導を行いましょう。
- 自宅でのリハビリは運動量・負荷の調整が困難です。高齢者では過用症候群と同時に逆に廃用症候群のリスクもあるため、運動の時間や1日の歩数の目安を明確に示し、家族に見守ってもらうなど安全に行える方法を工夫することが必要です。

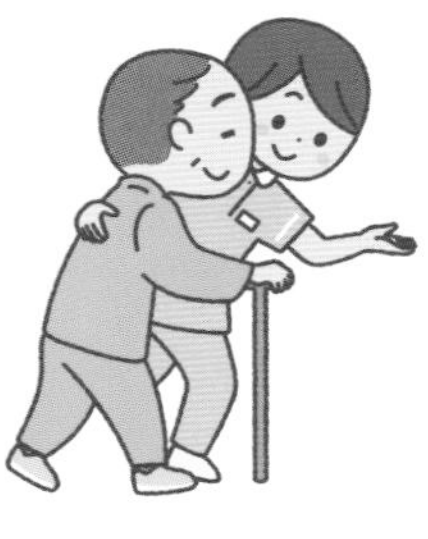

日常生活自立度
障害高齢者の日常生活の自立の程度を表すもので、寝たきり度ともよばれる。要介護認定の際に使用される。

自宅の環境
自宅の部屋や廊下の広さ、階段、段差などについて情報を得ることで、安全なリハビリの方法を立案・指導することができる。患者・家族に転倒予防（コンセント・コードの配置、照明、滑り止めマットなど）について指導・アドバイスする。

過用症候群
過度の運動・訓練により起こる運動機能の低下や障害。とくに高齢者のリハビリで注意が必要である。

ゼロからわかる 術前・術後ケア さくいん

欧文・数字・記号

欧文

数字・記号

和文

あ行

か行

さ行

た行

な行

は行

ま行

や行・ら行

本書に関する正誤等の最新情報は下記のURLでご確認下さい。

http://www.seibidoshuppan.co.jp/support

※上記URLに記載されていない箇所で正誤についてお気づきの場合は、書名・発行日・質問事項（ページ数等）・氏名・郵便番号・住所・FAX番号を明記の上、郵送かFAXで成美堂出版までお問い合わせ下さい。
※電話でのお問い合わせはお受けできません。
※ご質問到着確認後10日前後に回答を普通郵便またはFAXで発送いたします。

ゼロからわかる 術前・術後ケア

2021年1月10日発行

監　修　尾崎《おざき》 眞《まこと》

発行者　深見公子

発行所　成美堂出版
〒162-8445　東京都新宿区新小川町1-7
電話(03)5206-8151 FAX(03)5206-8159

印　刷　共同印刷株式会社

ISBN978-4-415-32923-9

別冊

術前・術後ケア

モニタリングに役立つ

検査ブック

※基準値は施設によって異なることがあります

成美堂出版

体温

周術期の体温は、中枢温で評価する。

基準値

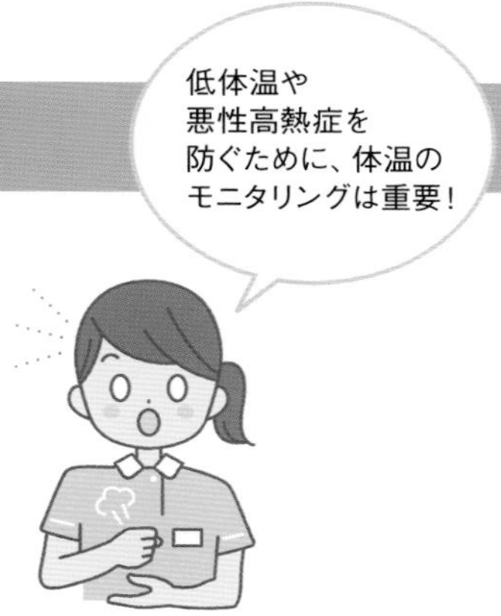

中枢温；**37**℃前後

末梢《まっしょう》温；**36**℃台

異常値

- 術前の発熱；感染症の徴候がある場合は、主治医に報告し、手術の延期を検討する。
- 術中の中枢温低下；36℃以下。出血量の増加、血液凝固系の異常、免疫能の低下、心筋虚血の発生などを考慮する。
- 術中の高熱；15分間に0.5℃上昇、1時間に2℃以上の上昇、40℃以上の発熱。悪性高熱症を考慮する。
- 術後の発熱；39℃以上。術後感染症を考慮する。

測定方法

- 体温モニタは術式や患者の状態によって、血液温、食道温、鼓膜温、膀胱《ぼうこう》温、直腸温、気管温、口腔《こうくう》温、前額深部温、腋窩《えきか》温を計測する。
- 前額深部温、口腔温、気管温、術中の直腸温では、中枢温より低く測定されることがある。
- 腋窩温の測定では、汗で体温が低くなることがあるため、事前にタオルなどで汗をふいておく。
- 麻痺《まひ》や創がある側や、クーリングを行っている側では、体温を計測しない。

心電図モニタ

心臓の動きを表す循環管理に必須の検査。

基準値

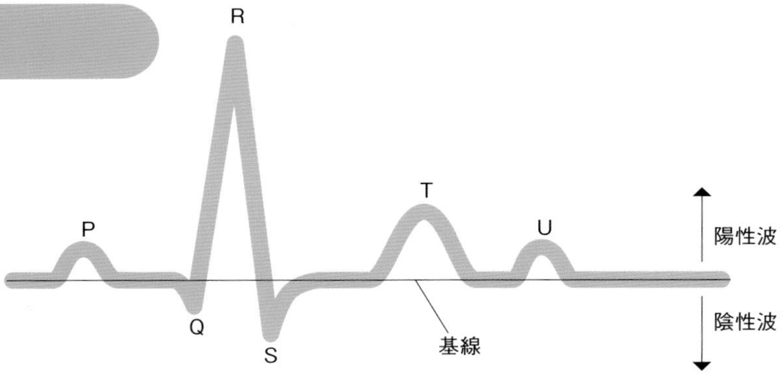

異常値

- 術後には不整脈がよくみられる。とくに危険な不整脈は以下のもの。

- P波やT波が判別できず、QRS波の異常が続く……心室頻拍

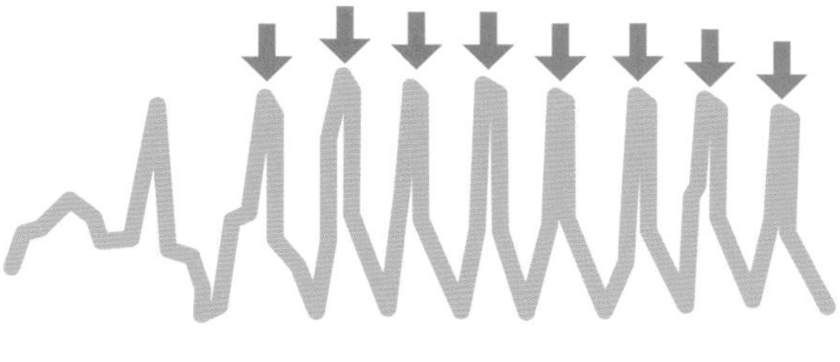

- QRS波が連続して変化する……心室頻拍、ねじれたような心室頻拍をトルサード・ド・ポアンツとよぶ。

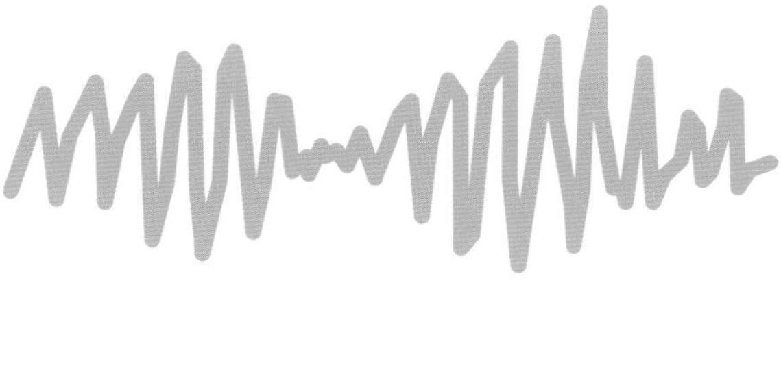

- T波にQRS波が重なる……心室期外収縮（R on T型）

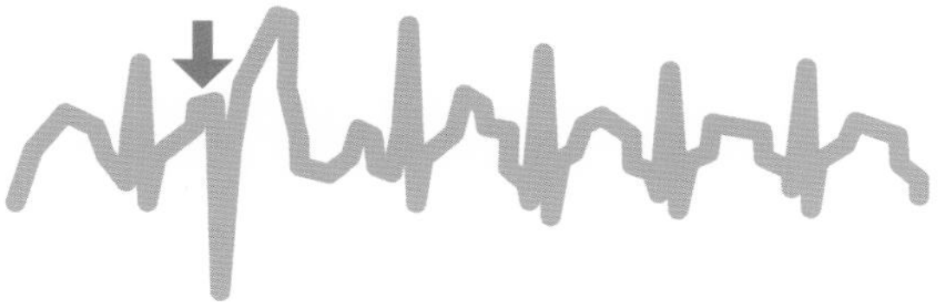

- P波が出現せずにQRS波が現れ、T波が陰性波になることが3連続する……心室期外収縮（ショートラン型）

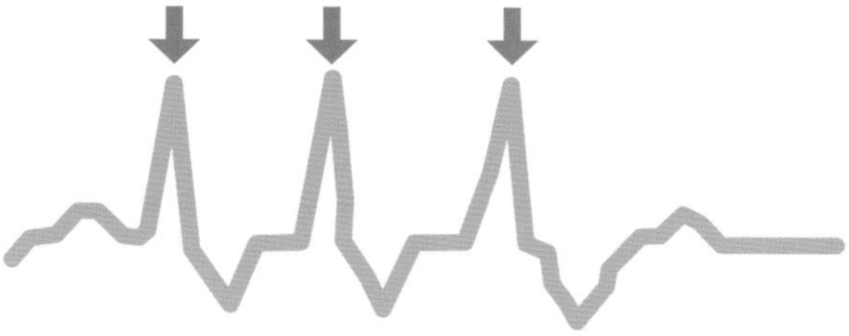

- QRS波の異なる形が現れる……多源性心室期外収縮

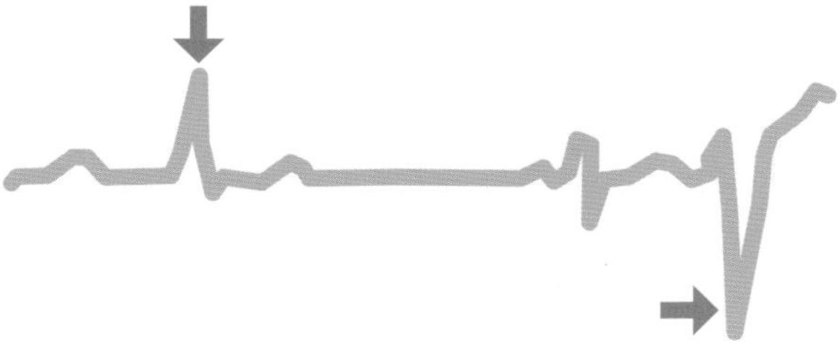

測定方法

- 心電図モニタは、術中やICU（集中治療室）、病室などで用いられ、ベッドサイドでは、3点誘導による心電図モニタが多く用いられる。
- 3点誘導では、右鎖骨下にマイナス極、左季肋部《きろくぶ》にプラス極を装着し、アース（黄）は右鎖骨下に装着する。
- 心電図モニタによって、不整脈と心筋障害の出現を監視する。

血圧

非観血的方法と観血的方法がある。

基準値

収縮期血圧；100~129mmHg

拡張期血圧；60~84mmHg

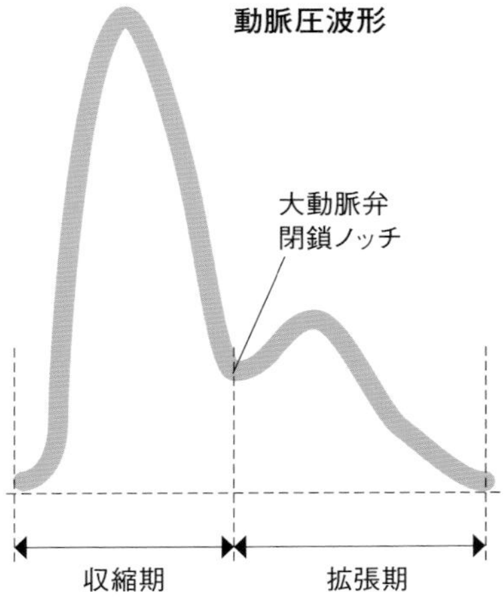

異常値

- 術直後の血圧低下；麻酔薬残存、輸液量不足、出血・ショック、心筋虚血などを考慮する。
- 術直後の血圧上昇；疼痛《とうつう》、興奮、低酸素血症、高二酸化炭素血症、輸液過剰、悪性高熱症などを考慮する。
- 術後の硬膜外麻酔でも血圧が低下することがある。
- 収縮期血圧と拡張期血圧の差（脈圧）が小さい場合は、心タンポナーデ、動脈内カテーテルの閉塞などを考慮する。

測定方法

- 周術期では、非観血的方法と観血的方法（動脈内に留置したカテーテルで血圧を圧波形として計測）がある。
- 動脈カテーテル留置での測定は、橈骨《とうこつ》動脈に行うのが一般的。
- 血圧異常が起こりやすいので、全身麻酔中は5分おきに血圧を確認する。
- 術中は、点滴ルートとは逆側の腕にマンシェットを巻く。ただし麻痺《まひ》の患側、透析のシャント側、乳がんの手術側などにあたる場合は、点滴ルートのある側にマンシェットを巻く。この場合、点滴ルートに逆流防止弁を取りつける。

スパイロメトリー

肺の換気機能を調べる。

基準値

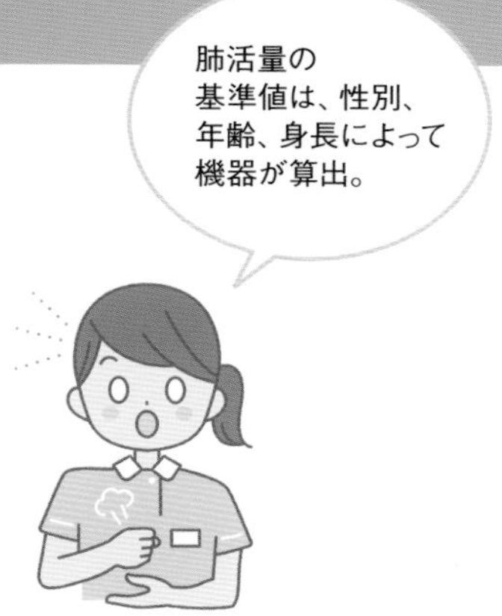

1秒率（%FEV$_1$）；**70**%以上

肺活量比（%VC）；**80**%以上

肺活量の一般的な目安は、
男性は3000～4000mL、女性は2000～3000mL。

異常値

- %FEV$_1$が<70%では、慢性閉塞性肺疾患（COPD）、気管支喘息《ぜんそく》などの閉塞性換気障害を考慮する。
- %VCが<80%では、間質性肺炎、胸膜肥厚などの拘束性換気障害を考慮する。
- %FEV$_1$が<70%かつ%VCが<80%では、肺気腫や進行した肺疾患の混合性換気障害を考慮する。

測定方法

- スパイロメータという機器を用いて測定する。
- 最大限に息を吸い、最大限まで息を吐いて肺活量を測定し、性別、年齢、身長から予測した値と肺活量との比を%肺活量として計測する。
- 勢いよく息を吐いたときの空気の量（努力肺活量）で、勢いよく息を吐いた最初の1秒間に吐いた量（1秒量）を割った値を1秒率として計測する。
- スパイロメータによって、呼気流速や呼出量をグラフ化したフローボリューム曲線も得られる。

パルスオキシメータ

経皮的酸素飽和度（SpO_2）と脈拍を測定。

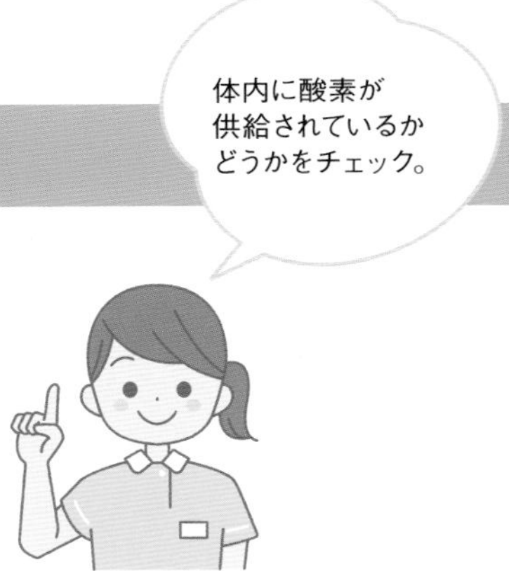

基準値

脈拍；60～90/分

SpO_2；96～99%

ただし酸素療法中では、動脈血二酸化炭素分圧（$PaCO_2$）やpHの値なども確認すること（血液ガス分析）。

異常値

- $SpO_2$90%未満；呼吸不全
- SpO_2低下；低酸素血症のほかに、痰《たん》、喫煙、体動、爪のマニュキア、爪白癬《はくせん》症、測定部位の血流低下（低体温、むくみ、末梢《まっしょう》循環不全）、電気メスの使用、強い光があたるなどで起こる。
- 入院患者でふだんの値から3～4%低下した場合は、器具の装着に問題ないか確認し、呼吸器疾患や循環器疾患の悪化を疑って、ドクターコールをする。

測定方法

- 経皮的酸素飽和度は、赤血球中のヘモグロビンが酸素とどのくらい結合しているかを、おもに指先で皮膚を通して測定する。
- 重症患者、酸素療法患者、手術のモニタリング、慢性呼吸不全の病態や経過、睡眠中や運動時などの酸素飽和度をみる。

図　ベッドサイドモニタ

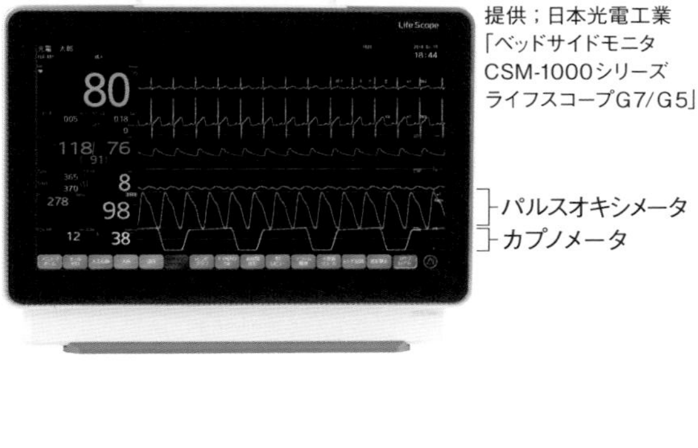

カプノメータ

麻酔下や人工呼吸器管理下の呼吸状態をみる。

基準値

呼気終末二酸化炭素分圧（$EtCO_2$）；**35～45**mmHg

正常なカプノグラム

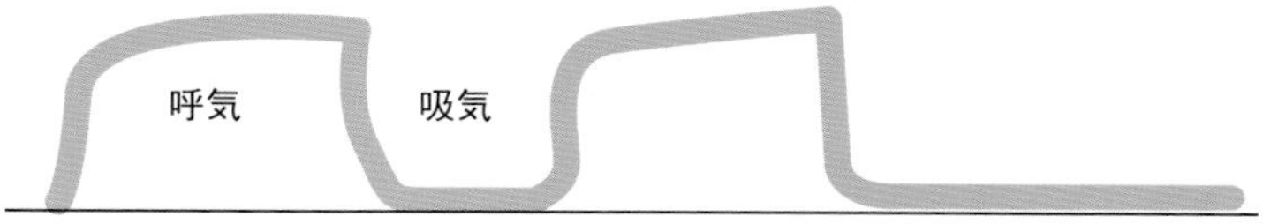

異常値

- $EtCO_2$上昇；疼痛《とうつう》、発熱、シバリング（ふるえ）、慢性閉塞性肺疾患（COPD）、肺胞低換気症候群、肥満低換気症候群など
- $EtCO_2$低下；低体温、心停止、食道挿管、過換気症候群、慢性心不全、間質性肺炎、肺高血圧症、軽度の喘息《ぜんそく》発作、肺水腫など
- カプノグラムの異常

食道挿管

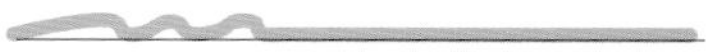

肺塞栓症

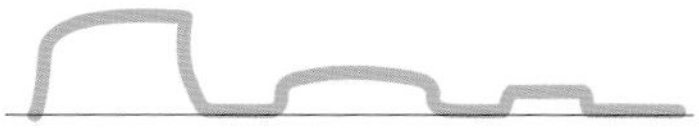

自発呼吸の出現

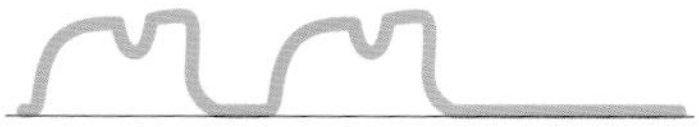

呼吸停止、
人工呼吸器回路・チューブの外れ

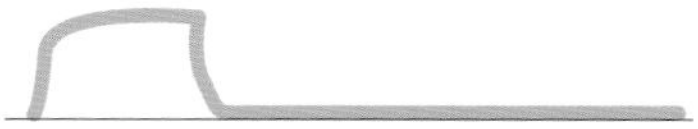

慢性閉塞性肺疾患（COPD）、
気管支喘息、チューブの閉塞

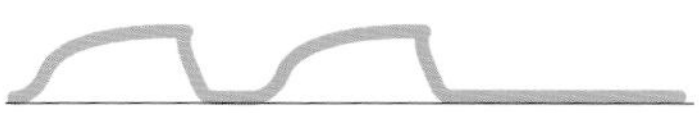

呼気の再呼吸

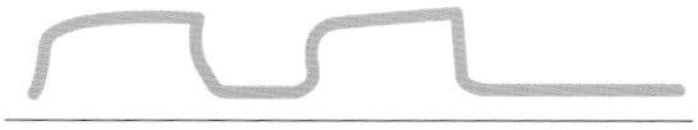

測定方法

- 気管内にチューブを挿管したり、非挿管で計測する。
- 呼気終末二酸化炭素分圧（$EtCO_2$）を測定し、相関性の高い$PaCO_2$を推測する。

血液ガス分析

動脈血の酸素化や肺胞の換気状態などを調べる。

基準値

動脈血酸素分圧（PaO_2）；**80～100** Torr

動脈血二酸化炭素分圧（$PaCO_2$）；**35～45** Torr

pH（酸塩基平衡）；**7.35～7.45**

酸素飽和度（SaO_2）；**95～97** %

重炭酸イオン濃度（HCO_3^-）；**22～26** mEq/L

塩基余剰（BE）；**−2～+2** mEq/L

異常値

- PaO_2上昇；過換気、高濃度酸素吸入などを考慮する。
- PaO_2低下；肺胞低換気、呼吸不全などを考慮する。
- $PaCO_2$上昇；肺胞低換気、呼吸不全、発熱、シバリング（ふるえ）などを考慮する。
- $PaCO_2$低下；過換気症候群、低体温、代謝性アシドーシス、人工呼吸器の換気量の過量設定などを考慮する。
- pH7.35未満；アシデミア（酸血症）、代謝性アシドーシス（ショック、循環不全、嘔吐《おうと》、腎不全など）、呼吸性アシドーシス（喘息《ぜんそく》発作、呼吸不全など）を考慮する。
- pH7.45以上；アルカレミア（アルカリ血症）、代謝性アルカローシス（低カリウム血症、嘔吐、副腎皮質刺激ホルモン分泌亢進《こうしん》など）、呼吸性アルカローシス（過呼吸、間質性肺炎など）を考慮する。
- HCO_3^-上昇；代謝性アルカローシス、低カリウム血症、高カルシウム血症、腎不全、嘔吐など。
- HCO_3^-低下；代謝性アシドーシス、肝不全、重症下痢、低アルドステロン症、尿毒症、糖尿病ケトアシドーシスなど。

表　アシドーシスとアルカローシスの判定

pH	HCO_3^-	$PaCO_2$	所見
上昇	低下	低下	呼吸性アルカローシス
上昇	上昇	上昇	代謝性アルカローシス
低下	上昇	上昇	呼吸性アシドーシス
低下	低下	低下	代謝性アシドーシス

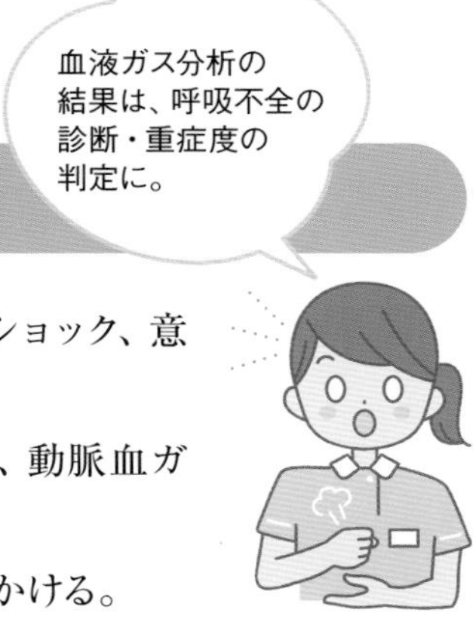

測定方法

- 手術・集中治療室でのモニタリングのほか、呼吸不全、代謝疾患、ショック、意識障害、中毒、重症の熱傷や感染症などの治療の際に行う。
- 医師が大腿《だいたい》動脈、または上腕動脈や橈骨《とうこつ》動脈から動脈血を採取し、動脈血ガス分析器にかける。
- 採取した血液は、空気に触れさせないように、ただちに分析装置にかける。

肺動脈カテーテル検査

血行動態や心機能を調べる。

基準値

中心静脈圧
（CVP）；収縮期2～10mmHg、拡張期2～10mmHg

平均圧2～8mmHg

肺動脈圧
（PAP）；収縮期15～30mmHg、拡張期3～12mmHg

平均圧10～20mmHg

心拍出量
（CO）；3.5～7.0L/分

心係数
（CI）；2.2～4.2L/分/㎡

異常値

- CVP上昇；右心不全、肺動脈塞栓症、三尖弁狭窄《さんせんべんきょうさく》などを考慮する。
- CVP低下；循環血液量の減少などを考慮する。
- PAP上昇；輸液過剰、心室中隔欠損症、肺高血圧症、肺梗塞、左心不全、僧帽弁狭窄などを考慮する。
- PAP低下；循環血液量の減少、三尖弁狭窄などを考慮する。
- CO上昇；腎機能の低下などを考慮する。
- CO低下；循環血液量の減少、心機能の低下、末梢《まっしょう》血管抵抗の増加などを考慮する。
- CI低下；末梢循環不全、肺うっ血などを考慮する。

測定方法

- 人工心肺を使う手術、大出血が予想される手術、腎不全などの場合に、医師が測定する。
- 大腿《だいたい》静脈や鎖骨下静脈、内頸《ないけい》静脈などからスワン・ガンツカテーテルを右室や肺動脈まで挿入して測定する。

尿量測定

腎機能を表し、循環管理の指標のひとつ。

基準値

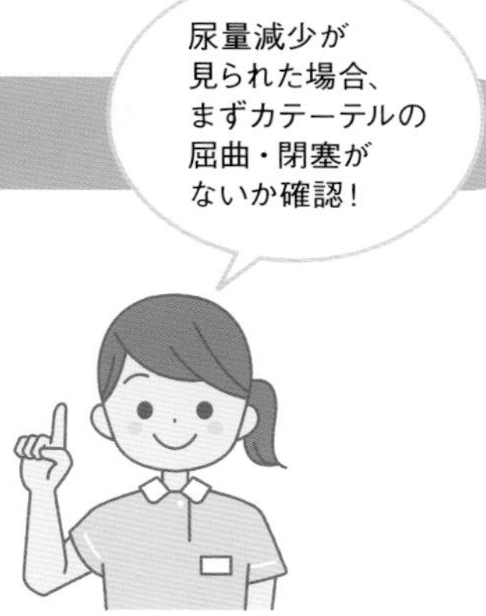

1200~1500mL/日

麻酔中；**0.5~1.0**mL/kg/時

異常値

- 多尿；2500～3000mL/日以上。糖尿病、尿崩症、慢性腎不全などを考慮する。
- 乏尿；400mL/日以下、または0.5mL/kg/時以下。腎血流量の低下、腎機能障害、尿路閉塞などを考慮する。
- 無尿；100mL/日以下。急性糸球体腎炎、ショック、腎皮質壊死《えし》などを考慮する。
- 尿量が0.5mL/kg/時未満を6時間以上続けると腎障害のリスクが高くなる。

測定方法

- カテーテルを膀胱《ぼうこう》に留置し、持続的に尿を採尿バッグに蓄える。
- カテーテルの折れやねじれに注意し、患者の自己抜去にも注意する。
- 採尿バッグは、尿の逆流や停滞を起こさないように膀胱より高い位置に置かない。また、感染防止のため、採尿バッグが床に触れないようする。
- 最低1日1回は採尿バッグを空にする。

BISモニタ

脳波から麻酔薬の効果を確かめる。

基準値

手術麻酔に適したレベル；BIS 40～60

異常値

- BIS80以上；覚醒。
- BIS60～80；浅い鎮静の状態。75以上で術中覚醒のリスクが出てくる。
- BIS40未満；深麻酔

測定方法

- BISモニタで脳波から催眠・鎮静度を推測する。ただしBISモニタのほかに、血圧計、心電図モニタ、パルスオキシメータなども装着し、総合的に全身麻酔を評価する。
- BISモニタの電極①は鼻上4～5cmで、額の中心に、④をまゆ毛の上方に、②は①と④の中間に、③はこめかみに装着する。頭部の左右はどちらでもよい。
- 患者には、電極の突起で痛みを感じることがあることを説明する。

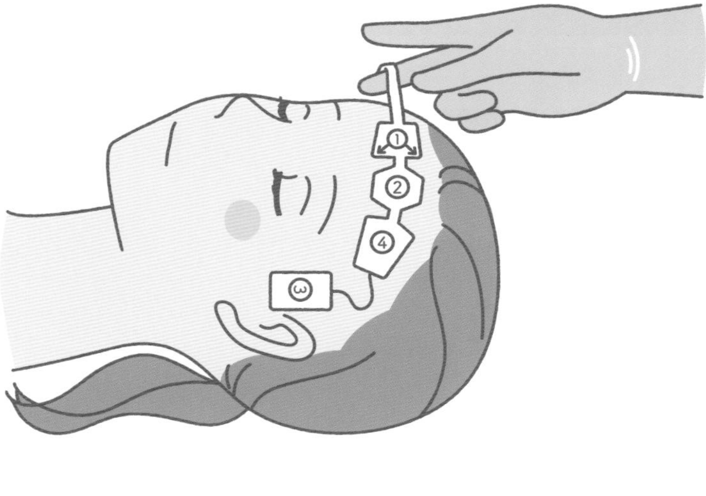

意識レベルの評価

麻酔からの覚醒を確認する。

基準値

ジャパン・コーマ・スケール（JCS）；**点数が少ないほど覚醒。**

グラスゴー・コーマ・スケール（GCS）；合計で**15**点

測定方法

- 患者を観察して、ジャパン・コーマ・スケールまたはグラスゴー・コーマ・スケールで意識レベルを判定する。

ジャパン・コーマ・スケール

Ⅰ　刺激しないでも覚醒している状態	
1	・だいたい意識清明だが、今ひとつはっきりしない
2	・見当識障害がある
3	・自分の名前、生年月日が言えない
Ⅱ　刺激すると覚醒する状態、刺激を止めると眠り込む	
10	・ふつうのよびかけで容易に開眼する
20	・大きな声または揺さぶることにより開眼する
30	・痛み刺激を加えつつ、よびかけをくり返すとかろうじて開眼する
Ⅲ　刺激をしても覚醒しない状態	
100	・痛み刺激に対し、払いのけるような動作をする
200	・痛み刺激で少し手足を動かしたり、顔をしかめる
300	・痛み刺激に反応しない
その他	
・R（不穏状態）、I（失禁）、A（自発性喪失）などの付加情報を付け加える	

グラスゴー・コーマ・スケール

E（開眼）	
4	・自発的に開眼
3	・よびかけにより開眼
2	・痛み刺激により開眼
1	・開眼なし
V（言語による最良の反応）	
5	・見当識あり
4	・混乱した会話
3	・不適当な発語
2	・理解不明の音声
1	・発声なし
M（運動による最良の反応）	
6	・指示に従うことができる
5	・痛み刺激を払いのける
4	・痛み刺激に対して手足を引っ込める（逃避屈曲）
3	・痛み刺激に対して手足の異常な屈曲反応（除皮質肢位）
2	・痛み刺激に対して手足を異常伸展させる（除脳肢位）
1	・反応なし

術前一般検査

術中・術後のトラブルや合併症予防のために行う。

尿検査

検査項目	基準値	異常所見
尿タンパク	(−)　定量；150mg/日未満	(＋)；腎疾患、糖尿病など
尿潜血	(−)	(＋)；腎・尿路の炎症、結石
尿糖	(−)　定量；100mg/日以下	(＋)；糖尿病など
尿ケトン体	(−)	(＋)；糖尿病など
尿比重	1.015〜1.025	高値；脱水、糖尿病、心不全など 低値；腎不全、尿崩症など

感染症検査

検査項目	基準値	異常所見
B型肝炎ウイルス（HBV）検査	(−)	(＋)；ウイルス性B型肝炎
C型肝炎ウイルス（HCV）検査	(−)	(＋)；ウイルス性C型肝炎
HIV検査	(−)	(＋)；HIV感染症
STS検査	(−)	(＋)；梅毒

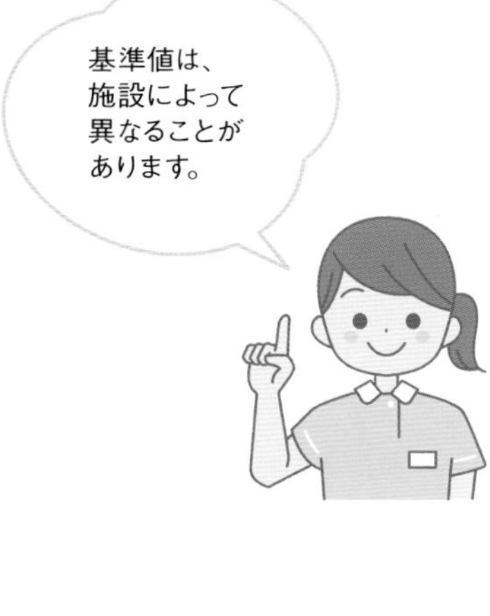

一般血液検査

検査項目	基準値	異常所見
赤血球数（RBC）	男性；400万～550万/μL 女性；350万～500万/μL	高値；脱水、多血症など 低値；貧血、肝障害など
ヘモグロビン（Hb）	男性；13～17g/dL 女性；12～16g/dL	高値；脱水、多血症など 低値；貧血、肝障害など
ヘマトクリット（Ht）	男性；40～50% 女性；35～45%	高値；脱水、多血症など 低値；貧血、肝障害など
白血球数（WBC）	3,500～9,000/μL	高値；感染症、心筋梗塞など 低値；貧血、骨髄抑制など
血小板数（PLT）	15万～35万/μL	高値；血液疾患 低値；骨髄抑制、肝硬変など
C反応性タンパク（CRP）	0.30mg/dL以下	高値；炎症、感染症など

止血・凝固検査

検査項目	基準値	異常所見
出血時間	1～3分（Duke法） 1～8分（Ivy法）	
プロトロンビン時間（PT）	9～15秒	延長；肝障害、ワルファリンカリウムなど
活性化部分トロンボプラスチン時間（APTT）	25～45秒	延長；肝障害、ヘパリンなど
フィブリノゲン	155～415mg/dL	高値；炎症、悪性腫瘍、血栓症など 低値；肝障害、大量出血など
フィブリン分解物（FDP）	5μg/mL未満	高値；血栓症、播種性血管内凝固症候群など
Dダイマー	1.0μg/mL以下（LPIA） 0.5μg/mL以下（ELISA）	高値；深部静脈血栓症、播種性血管内凝固症候群など

術前一般検査

生化学検査（代謝・内分泌、肝機能、腎機能）

検査項目	基準値	異常所見
血清総タンパク（TP）	6.7～8.3g/dL	高値；脱水、慢性肝炎など 低値；低栄養、肝障害、腎障害など
血清アルブミン（ALB）	3.8～5.3g/dL	高値；脱水、炎症など 低値；低栄養、肝障害、腎障害など
ALT （アラニンアミノトランスフェラーゼ）	5～45 IU/L	高値；肝炎、肝硬変など
AST （アスパラギン酸アミノトランスフェラーゼ）	10～40 IU/L	高値；肝障害、心筋障害、筋肉の障害など
乳酸脱水素酵素（LDH）	120～245 IU/L	高値；肝・胆道疾患、心筋梗塞など
クレアチンキナーゼ（CK）	男性；57～197 IU/L 女性；32～180 IU/L	高値；心筋梗塞、筋肉の障害、悪性高熱症など
クレアチニン（Cr）	男性；0.61～1.04mg/dL 女性；0.47～0.79mg/dL	高値；腎障害、脱水など 低値；長期臥床、筋萎縮など
血中尿素窒素（BUN）	8～20mg/dL	高値；腎障害、手術、感染症など 低値；肝障害、妊娠など
推定糸球体ろ過量（eGFR）	90mL/分/1.73m^{2}以上	高値；妊娠 低値；腎障害、脱水など
ナトリウム（Na）	137～145mEq/L	高値；脱水、下痢など 低値；多飲症、低張性脱水など
カリウム（K）	3.5～5.0mEq/L	高値；腎不全、溶血など 低値；下痢、漢方薬、利尿薬など
クロール（Cl）	98～108mEq/L	高値；下痢、嘔吐、多尿など 低値；下痢、嘔吐、腎障害など
血糖	70～109mg/dL	高値；糖尿病、肝硬変など 低値；激しい運動、胃切除後など
HbA1c	6.5%	高値；糖尿病、腎不全、アルコール中毒など 低値；貧血、大量出血など